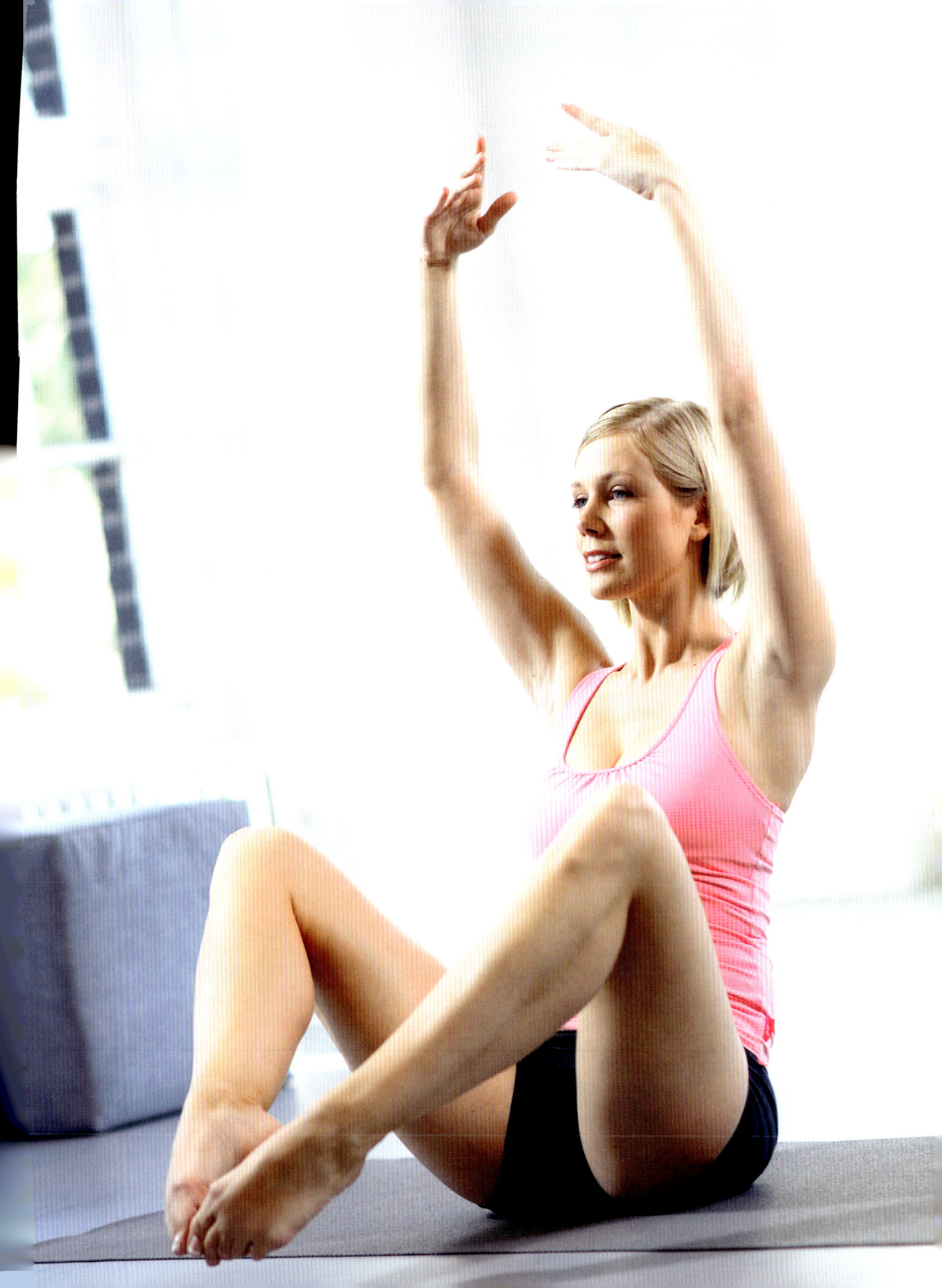

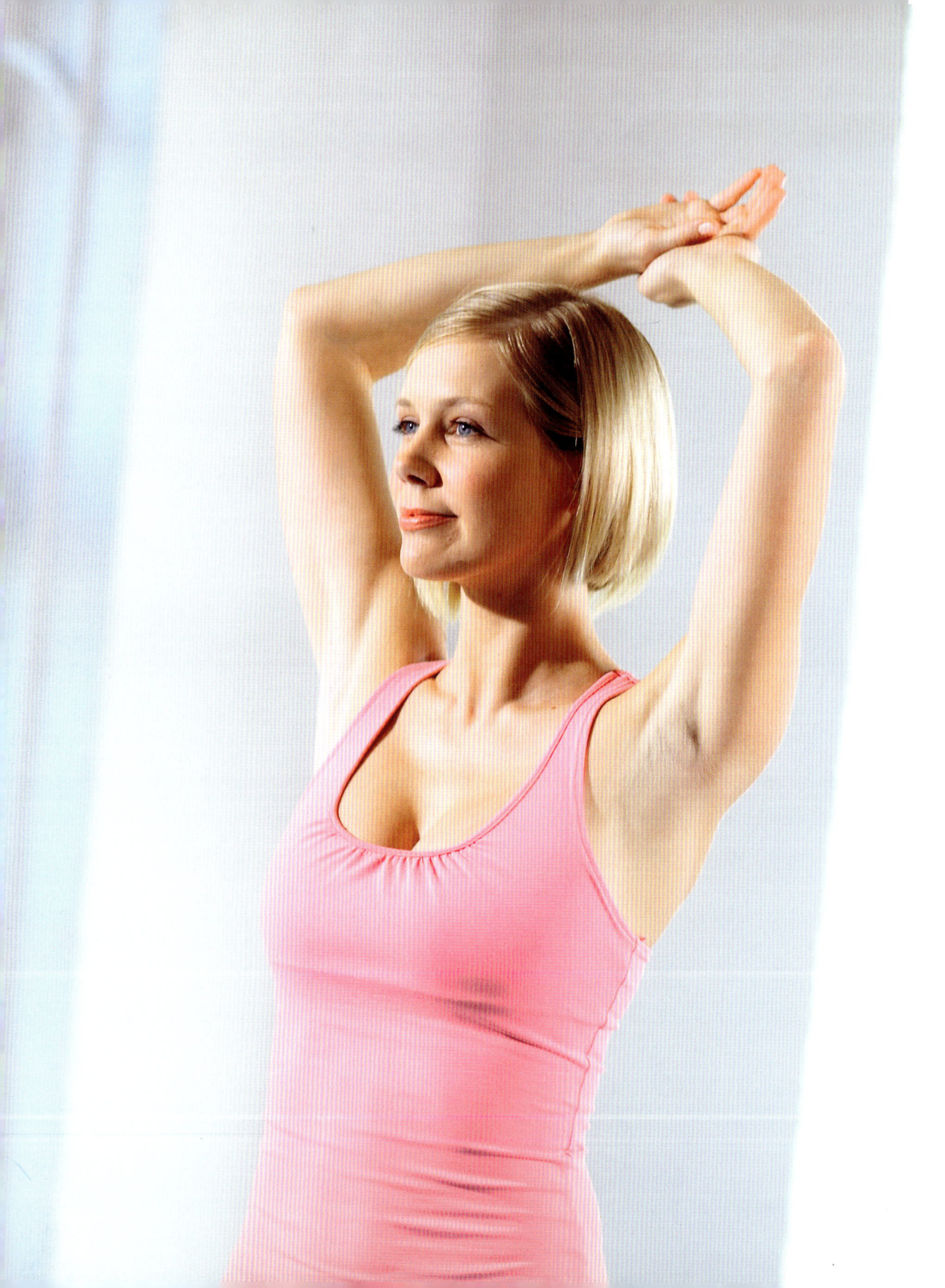

>>**15 minutes** *chaque jour*

Un dos
en pleine forme

Suzanne Martin

Le Courrier du Livre
21, rue de Seine
75006 Paris

À Michael Smuin, formidable chorégraphe et être humain.

Chef de projet éditorial Hilary Mandleberg
Directrice artistique du projet Miranda Harvey
Directrice artistique senior Peggy Sadler
Directrice éditoriale adjointe Penny Warren
Directrice artistique adjointe Marianne Markham
Directeur artistique Jeff Luff
Directrice de la publication Mary-Clare Jerram
Photographe Ruth Jenkinson
Maquettiste Sonia Charbonnier
Contrôleuses de production Rebecca Short, Sarah Sherlock
Producteur éditorial Luca Frassinetti
Concepteur de la jaquette Neal Cobourne

DVD édité par **Chrome Productions**
www.chromeproductions.com

Réalisateur Robin Schmidt
Chefs opérateurs Marcus Domleo, Matthew Cooke
Cadreurs Joe McNally, Marcus Domleo, Jonathan Iles
Directrice de production Hannah Chandler
Assistant de production Azra Gul
Machiniste Pete Nash
Chefs électriciens Paul Wilcox, Johann Cruickshank
Compositeur Chad Hobson
Coiffeuse et maquilleuse Victoria Barnes
Voix off : Dominique Dufour
Enregistrement : Studio Plasma – Vincent Cardinal
Composition multimédia : Studio Plasma – Pierre-Luc Paré

Avertissement
Si vous avez des problèmes de santé, et surtout si vous êtes enceinte, si vous avez accouché au cours des six dernières semaines ou si vous avez de l'hypertension, de l'arthrite ou de l'asthme, consultez votre médecin avant d'entreprendre une série d'exercices. Ce livre comporte des programmes permettant de renforcer le dos, mais il n'est pas destiné aux personnes souffrant de problèmes de dos. Si vous avez mal en faisant les exercices, arrêtez immédiatement.

Titre original : *15 minute better back workout – Get real results anytime, anywhere*

Traduit de l'anglais par Isabelle Leymarie

ISBN : 978-2-7029-0641-5

www.editions-tredaniel.com
info@guytredaniel.fr

Imprimé en Chine

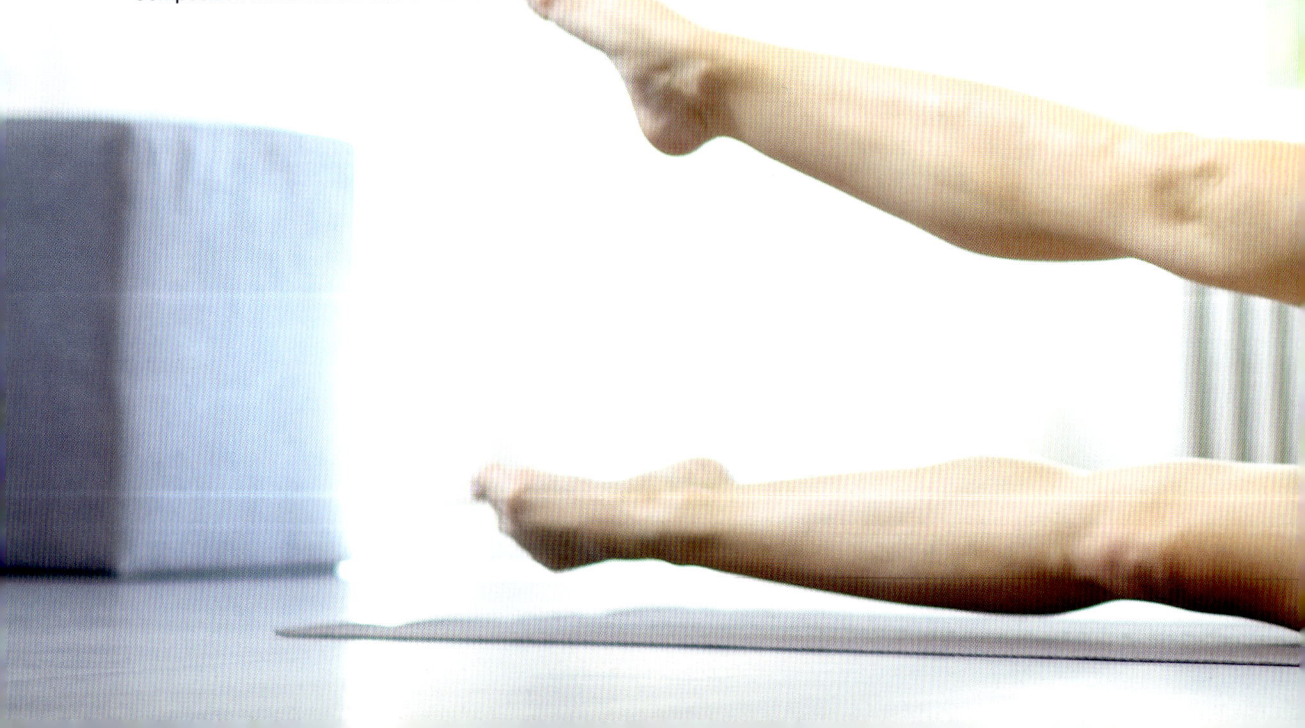

Sommaire

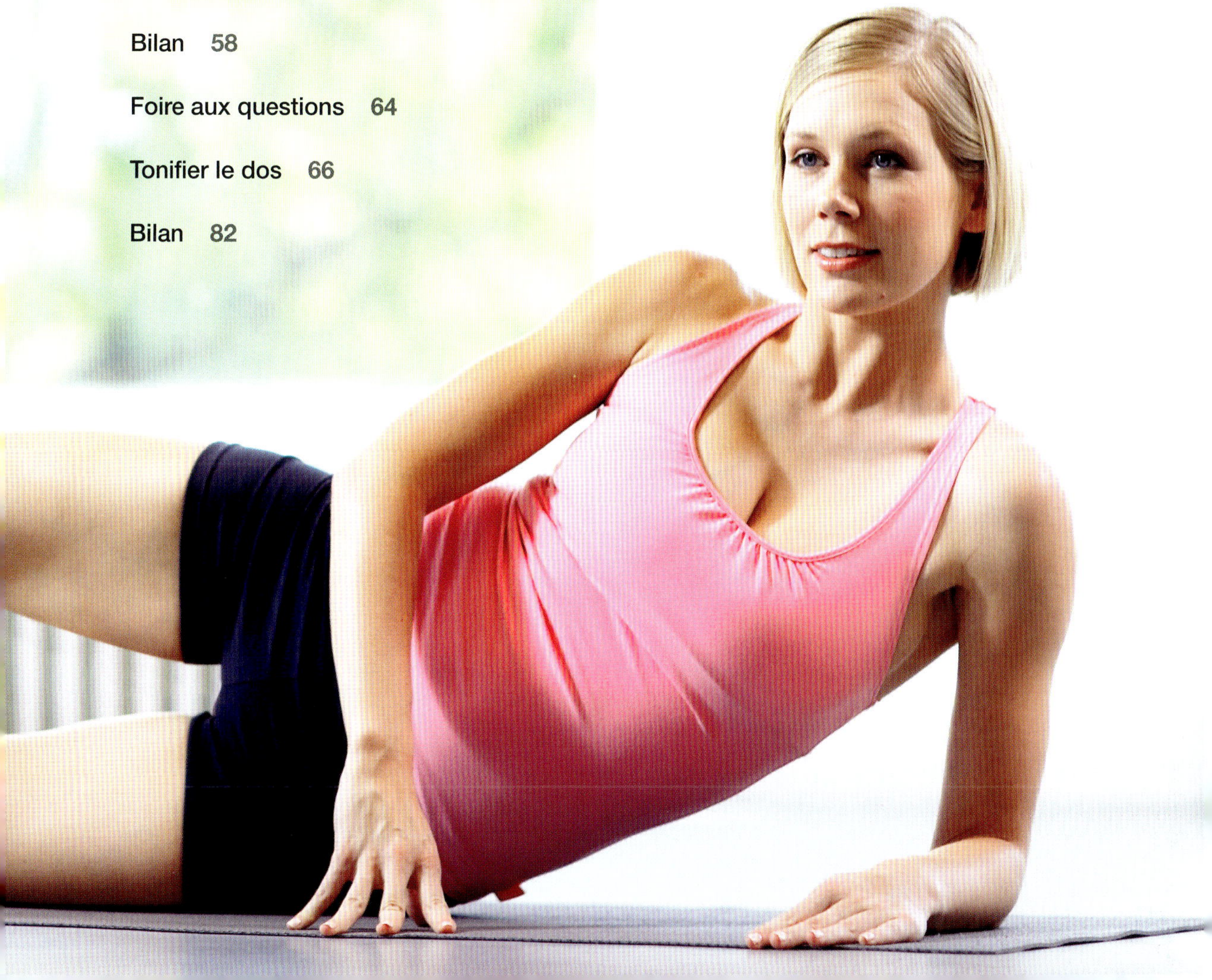

Préface de l'auteur

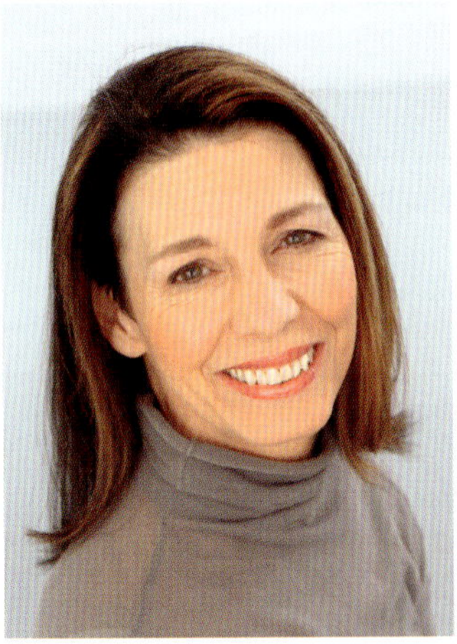

Je vous félicite d'avoir acheté ce livre et de chercher à améliorer votre dos, et je suis ravie de partager avec vous les exercices, les connaissances et les techniques qui m'ont aidée et qui ont aidé les innombrables personnes qui ont suivi mes cours collectifs et privés durant les vingt-cinq dernières années.

Nous avons tous besoin de renforcer notre dos. Durant toute ma carrière de danseuse, de professeur de danse et de culture physique, de spécialiste de Pilates et de kinésithérapeute, j'ai moi-même souffert d'une petite scoliose. Vous aussi avez sans doute besoin d'aide : les recherches montrent en effet que près de 80 % des gens auront des problèmes de dos au cours de leur vie. Ce livre propose des conseils et des exercices qui vous aideront à éviter et, le cas échéant, à soulager la plupart des troubles courants du dos.

Tout comme la vie, la nature est imparfaite. Observez les feuilles d'un arbre : chacune a une forme différente et d'innombrables imperfections de texture et de forme. Notre corps est le reflet de ces imperfections de la nature : chacun d'entre nous possède ses caractéristiques physiques propres, y compris en ce qui concerne le dos. Les contraintes que subit quotidiennement cette partie du corps nous obligent à la renforcer. Porter des enfants ou des paquets, faire du jardinage, courir, grimper, rester trop longtemps assis, même, tout cela peut provoquer des douleurs. Apprendre à vous tenir correctement et à faire les exercices préventifs de ce livre améliorera la qualité de votre existence, ce qui, maintenant que nous vivons plus longtemps, est plus important que jamais.

Faire de l'exercice physique et apprendre de nouvelles techniques et de nouveaux concepts nous donne une perception plus aiguë de notre corps et nous permet de mieux le contrôler. On connaît les liens entre le physique et le mental. Effectivement, être en forme permet de mieux faire face à toutes les difficultés de la vie : renforcer le cou rend la voix plus belle, muscler le haut et le milieu du dos fortifie le cœur, tandis que tonifier les lombaires accroît la détermination. Avoir confiance en son corps et se savoir résistant est excellent pour le moral. Suivre les conseils contenus dans cet ouvrage ne pourra qu'avoir des résultats bénéfiques. Alors au travail, et courage !

Suzanne Martin

Préface de sweatyBetty

Je crois que l'on peut avoir une vie saine, s'amuser, aimer les religieuses au chocolat et trouver qu'un survêtement est sexy !

Lorsque j'ai ouvert ma première boutique dans le quartier branché de Notting Hill à Londres, je n'avais pas beaucoup d'engagements. En dehors de mes horaires de travail, tout mon temps libre m'était consacré, et je pouvais facilement faire du sport, rester en forme et m'amuser. Aujourd'hui, avec un mari, trois enfants et une chaîne de boutiques à gérer, j'ai peu de temps pour moi.

Je suis la première à admettre que trouver un moment pour s'entraîner est souvent difficile, mais c'est essentiel si, comme moi, vous devez conjuguer vie professionnelle et vie familiale. Et, même s'il est peu probable que je coure un marathon, traverse la Manche à la nage ou escalade l'Everest un jour, je peux cependant faire en sorte de rester active et en forme.

Nous disposons tous de 15 minutes, plusieurs fois par semaine, confortablement installés dans nos maisons pour garder le contrôle de notre corps et de notre bien-être. Je vous encourage donc à abandonner votre canapé pour un peu d'action. Les bienfaits obtenus seront à la hauteur de vos efforts…

Tamara Hill-Norton

Fondatrice de sweatyBetty,
premier fournisseur de vêtements de sport pour femmes au Royaume-Uni.

>> **Comment utiliser** ce livre

Avec ce livre, votre dos ira bien mieux. Promis ! Toutefois, prenez d'abord le temps d'étudier les différentes étapes de chaque exercice et de vous familiariser avec ce que vous devrez effectuer. Chaque exercice se suffit à lui-même, mais faire une séance correcte aura des effets magiques. Avant de passer à la pratique, laissez-moi vous donner quelques indications d'ordre général.

Chacun de mes programmes expose une façon différente de faire travailler le dos. Le DVD qui accompagne ce livre est conçu pour compléter les exercices montrés ici ; en le visionnant vous verrez sur l'écran les références aux pages du livre. Reportez-vous-y pour des informations plus détaillées. Dans le livre, les exercices comportent tous une position de départ, montrée sur la petite photo figurant en haut des pages, et deux parties successives. Les notes expliquent la position correcte, et les mentions « zone de travail » attirent l'attention sur certains endroits du corps. Toutes les photos n'en comportent pas, car certains exercices sollicitent le corps dans son ensemble.

Certains exercices sont plus difficiles que d'autres. L'intensité des programmes augmente puis décroît de façon progressive. Les premiers exercices de chaque programme consistent en des échauffements et des assouplissements. Ils sont souvent suivis d'étirements et d'un travail des abdominaux. Viennent alors la partie la plus ardue et les mouvements pour tout le corps, puis la séance se termine en douceur. Même les débutants devraient être capables de faire la plupart des exercices. Pour des conseils sur la fréquence des séances et sur la façon de modifier éventuellement les exercices et de les combiner pour s'entraîner plus longtemps, voir pages 116-117.

Les encarts à volet

Les encarts à volet vous aident à visualiser entièrement le programme de chaque séance d'exercices. Une fois que vous aurez regardé le DVD et étudié chaque exercice, servez-vous de ces illustrations comme référence rapide pour ramener votre temps d'entraînement à seulement 15 minutes.

Attention !

Avant de vous lancer dans un programme d'exercice, assurez-vous de bien avoir l'accord de votre médecin. Les conseils et les mouvements proposés ici ne doivent pas se substituer à un traitement médical. Votre spécialiste peut vous recommander des exercices préparatoires spécialement conçus pour vous.

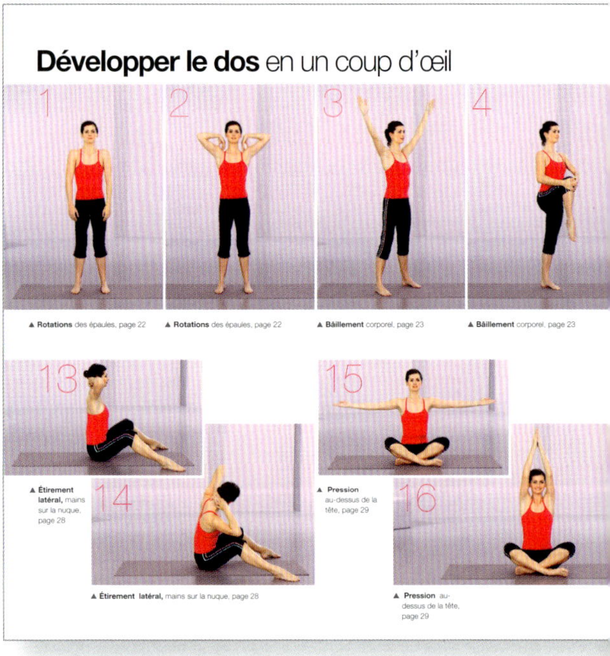

Encarts à volet Ils montrent tout le programme en un coup d'œil, ce qui facilite votre séance et permet de la terminer rapidement.

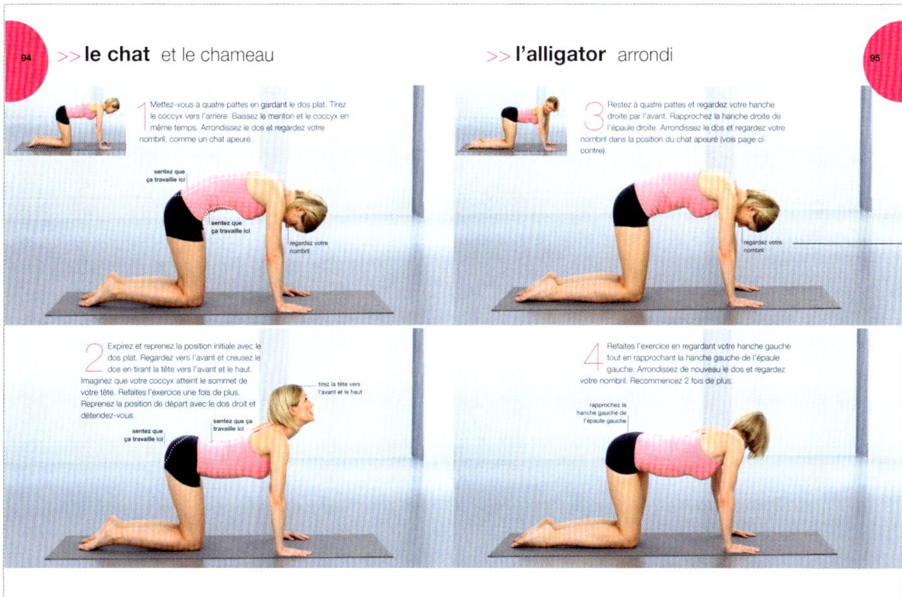
94 >> **le chat** et le chameau

1 Mettez-vous à quatre pattes en gardant le dos plat. Tirez le coccyx vers l'arrière. Baissez le menton et le coccyx en même temps. Arrondissez le dos et regardez votre nombril, comme un chat apeuré.

sentez que ça travaille ici

sentez que ça travaille ici

regardez votre nombril

2 Expirez et reprenez la position initiale avec le dos plat. Regardez vers l'avant et creusez le dos en tirant la tête vers l'avant et le haut. Imaginez que votre coccyx atteint le sommet de votre tête. Refaites l'exercice une fois de plus. Reprenez la position de départ avec le dos droit et détendez-vous.

tirez la tête vers l'avant et le haut

sentez que ça travaille ici

sentez que ça travaille ici

>> **l'alligator** arrondi 95

3 Restez à quatre pattes et regardez votre hanche droite par l'avant. Rapprochez la hanche droite de l'épaule droite. Arrondissez le dos et regardez votre nombril dans la position du chat apeuré (vois page ci-contre).

regardez votre nombril

4 Refaites l'exercice en regardant votre hanche gauche tout en rapprochant la hanche gauche de l'épaule gauche. Arrondissez de nouveau le dos et regardez votre nombril. Recommencez 2 fois de plus.

rapprochez la hanche gauche de l'épaule gauche

Des notes donnent des conseils et des directives supplémentaires.

Les pages, pas à pas La petite photo située en haut à gauche indique la position de départ. Les deux photos suivantes montrent les mouvements nécessaires pour effectuer l'exercice.

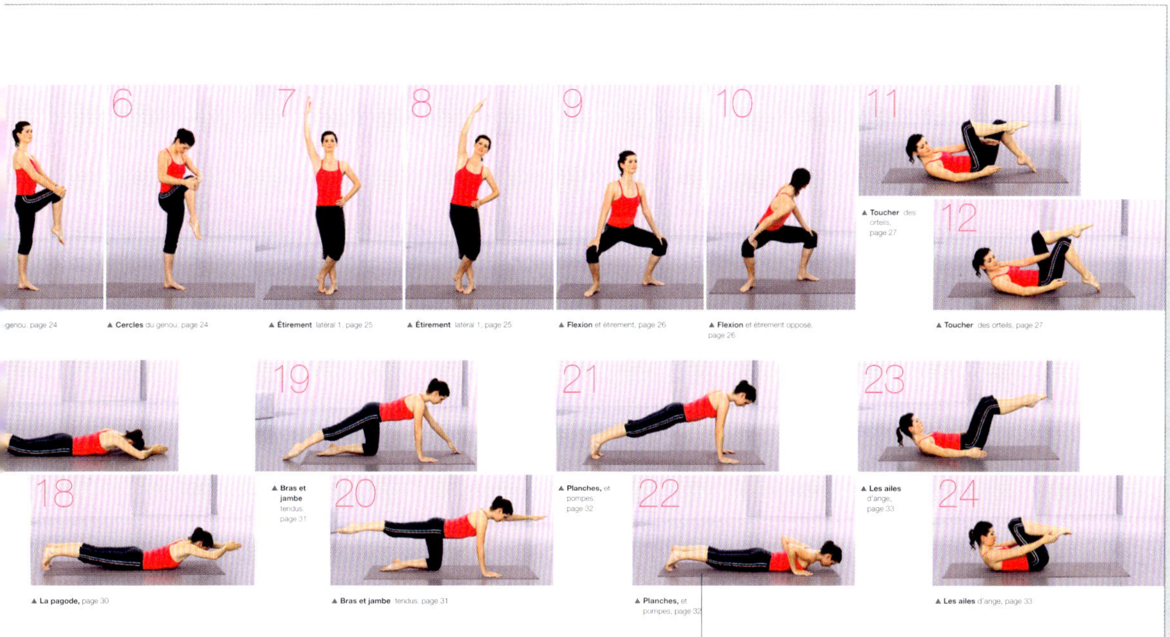

Les photos de l'encart à volet montrent toutes les principales étapes du programme.

>> Les différentes parties du dos

Prenons maintenant un moment pour passer en revue les diverses parties du dos. Chacune joue un rôle différent dans l'exécution de nos tâches journalières. Avoir une idée claire des quatre principales parties de votre dos vous aidera à rendre vos exercices plus efficaces. Regardez-vous dans un miroir et suivez.

Techniquement, lorsqu'on parle du « dos », on parle de la « colonne vertébrale », qui est constituée de différents segments. Vue de profil, elle forme un long « S » et elle se compose de quatre courbes : cervicale, thoracique, lombaire et le sacrum/coccyx (tous deux sont soudés). Ces courbes n'existent pas à la naissance : elles n'apparaissent que lorsque l'enfant commence à se mettre debout et à marcher. C'est la force de la gravité qui donne sa forme à la colonne vertébrale, et chaque courbe joue un rôle très important pour la santé du dos et le maintien de la position debout.

>> Les quatre principales parties du dos

- **La colonne cervicale,** ou cou, comporte sept vertèbres. Elle va de la base du crâne aux épaules.
- **La colonne thoracique,** située dans le haut et le milieu du dos, comprend douze vertèbres. Elle va des épaules à la taille.
- **La colonne lombaire,** située dans le bas du dos, comprend cinq vertèbres et elle correspond à la taille. Comme elle ne possède pas de soutien osseux, elle est vulnérable.
- **Le sacrum** est formé par la soudure des cinq vertèbres sacrées. Il est articulé avec le coccyx, qui est un appendice caudal.

La colonne cervicale

La colonne cervicale correspond à la nuque : elle commence à la base du crâne. C'est elle qui permet de lever et de baisser le menton. Sa partie supérieure inclut aussi les muscles oculaires. Si vous placez vos doigts à la base du crâne et que vous faites rapidement bouger vos yeux, vous remarquerez les mouvements de ces petits muscles.

La colonne cervicale inférieure est convexe. On peut généralement sentir la saillie de la vertèbre inférieure là où celle-ci se rattache aux épaules. Le cou est l'élément le plus mobile de la colonne vertébrale : il pivote tel un télescope, permettant de regarder presque complètement derrière soi.

La colonne thoracique

Elle est concave et rattachée à la cage thoracique. Vous pouvez en sentir les saillies en faisant glisser vos pouces de vos épaules jusqu'au sommet de votre taille. Elle est chroniquement raide, car sous-tendue par la cage thoracique, et l'assouplir exige de la patience.

La colonne lombaire

Pour trouver la colonne lombaire, mettez les mains autour de votre taille. Cette partie de la colonne vertébrale est particulièrement fragile car elle équilibre le tronc et les jambes, qui sont des membres pesants. Grâce à sa forme convexe, elle joue un rôle d'amortisseur pour le reste de la colonne vertébrale, adoucissant les chocs de la marche.

Le dos n'est pas monolithique : il se divise en effet en quatre principales parties. Les exercices de cet ouvrage vous aideront à toutes les renforcer.

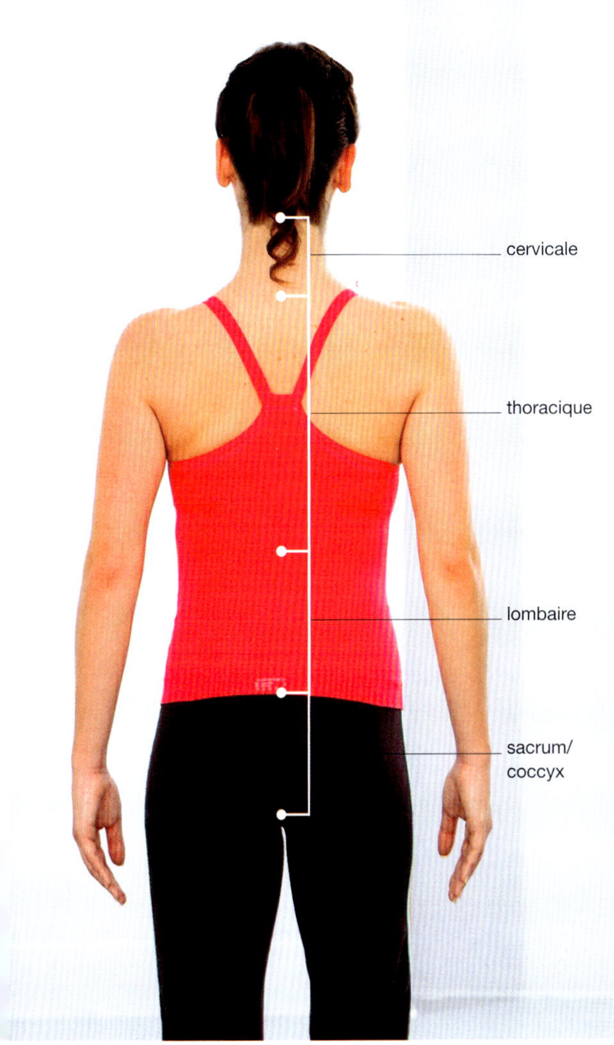

C'est cette forme de « S » qui confère sa souplesse au dos, et il est primordial de la conserver.

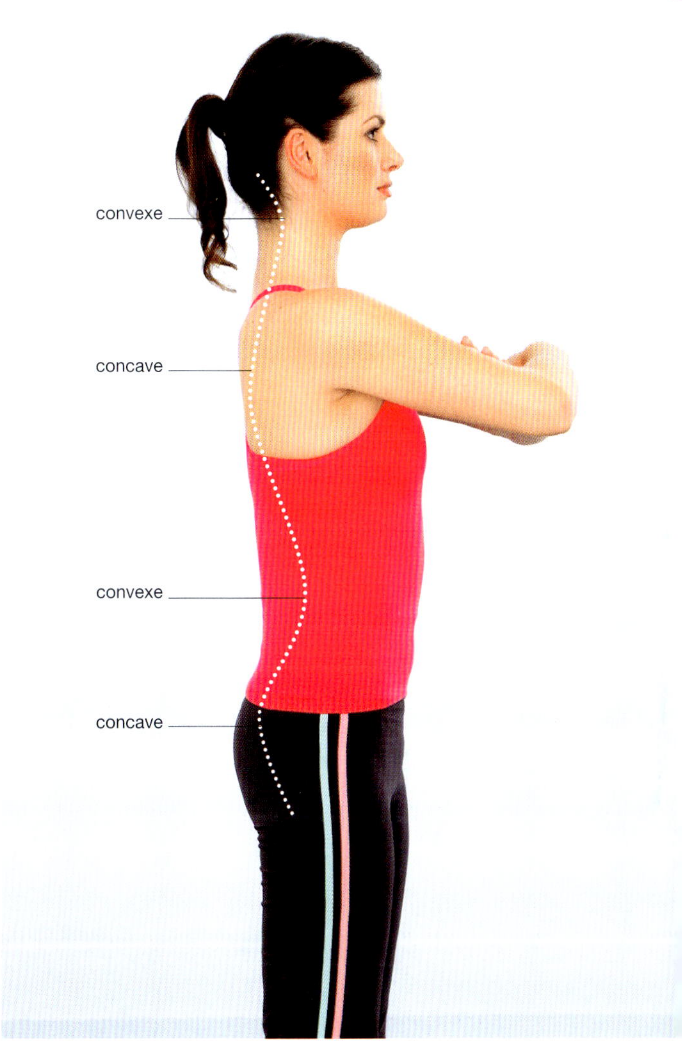

Le sacrum

Mettez les mains sur les hanches : vos pouces se trouveront alors sur les vertèbres sacrées, qui sont soudées. Comme des forces importantes convergent aux articulations sacro-iliaques, points de rencontre des lombaires et du sacrum, celles-ci sont très fragiles. Pour éviter les problèmes, il est important d'avoir une bonne posture et d'effectuer des mouvements corrects. Le coccyx est situé sous le sacrum.

Les disques intervertébraux

Ces morceaux de cartilage, durs à l'extérieur et mous au centre, jouent le rôle de coussins intervertébraux, mais surtout ils permettent de se pencher et de se tourner. Il est essentiel de les protéger afin de préserver la colonne vertébrale. Pour cela, il faut absolument renforcer les muscles du dos et se tenir correctement.

>> La posture et le dos

Une bonne posture est importante, à la fois pour renforcer le dos et pour la silhouette : vous tenir mal peut vous faire paraître fatigué et vieux, alors que vous tenir bien peut vous donner l'air d'être élancé et d'avoir confiance en vous. Heureusement, la posture n'est pas toujours héréditaire. On peut considérablement l'améliorer et lutter contre les effets de la gravité.

Le dos voûté

La tête est trop en avant, les épaules sont arrondies et le bassin est avachi. Cette posture, disgracieuse, abîme aussi beaucoup les disques intervertébraux.

La bascule vers l'arrière

Lors des défilés, les mannequins adoptent souvent cette posture, considérée comme chic. Les épaules sont en avant, le bas de la colonne vertébrale est comprimé et le thorax est en position inversée. Ne la copiez surtout pas : il faut se tenir droit !

L'hyperlordose

Il s'agit d'une courbure exagérée des lombaires qui raccourcit les muscles stabilisant le bassin, empêchant le bas du dos de bien jouer son rôle d'amortisseur. Elle affecte notamment les femmes enceintes, les personnes au corps en forme de pomme, et souvent certains athlètes susceptibles d'avoir des hanches raides.

Ci-dessous de gauche à droite Le dos voûté, la bascule vers l'arrière et l'hyperlordose, qui sont trois mauvaises postures caractéristiques. Tôt ou tard, chacune finira par causer des problèmes.

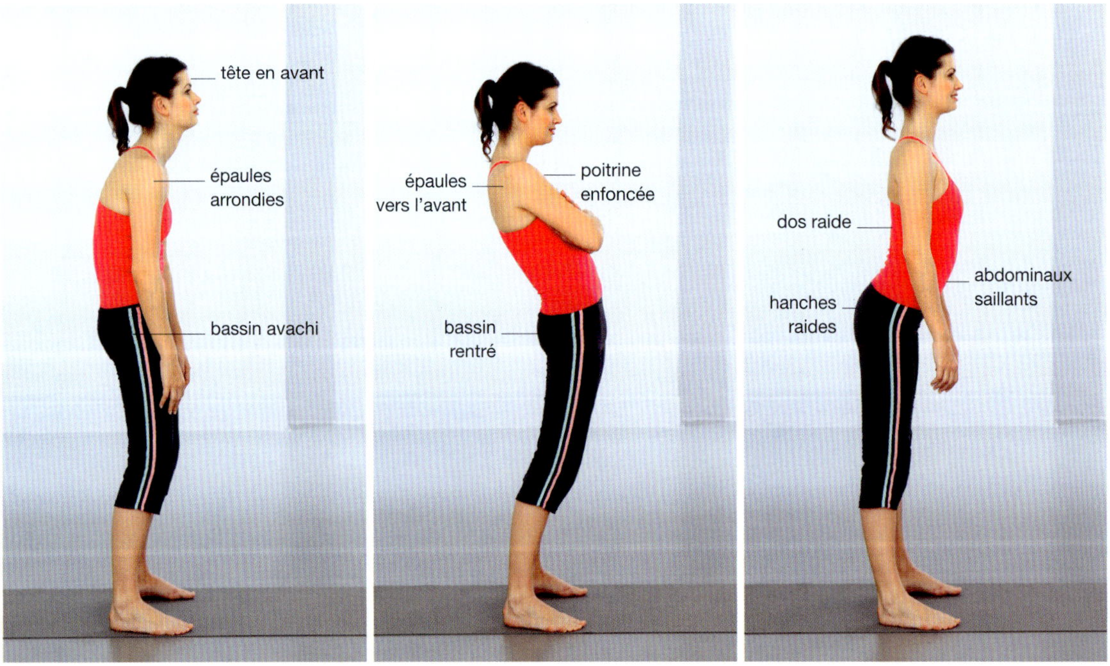

Notez la différence entre une mauvaise et une bonne posture. À gauche, cette mauvaise posture provoquera immanquablement des douleurs. À droite, cette bonne posture donne l'impression d'être saine, et elle l'est effectivement.

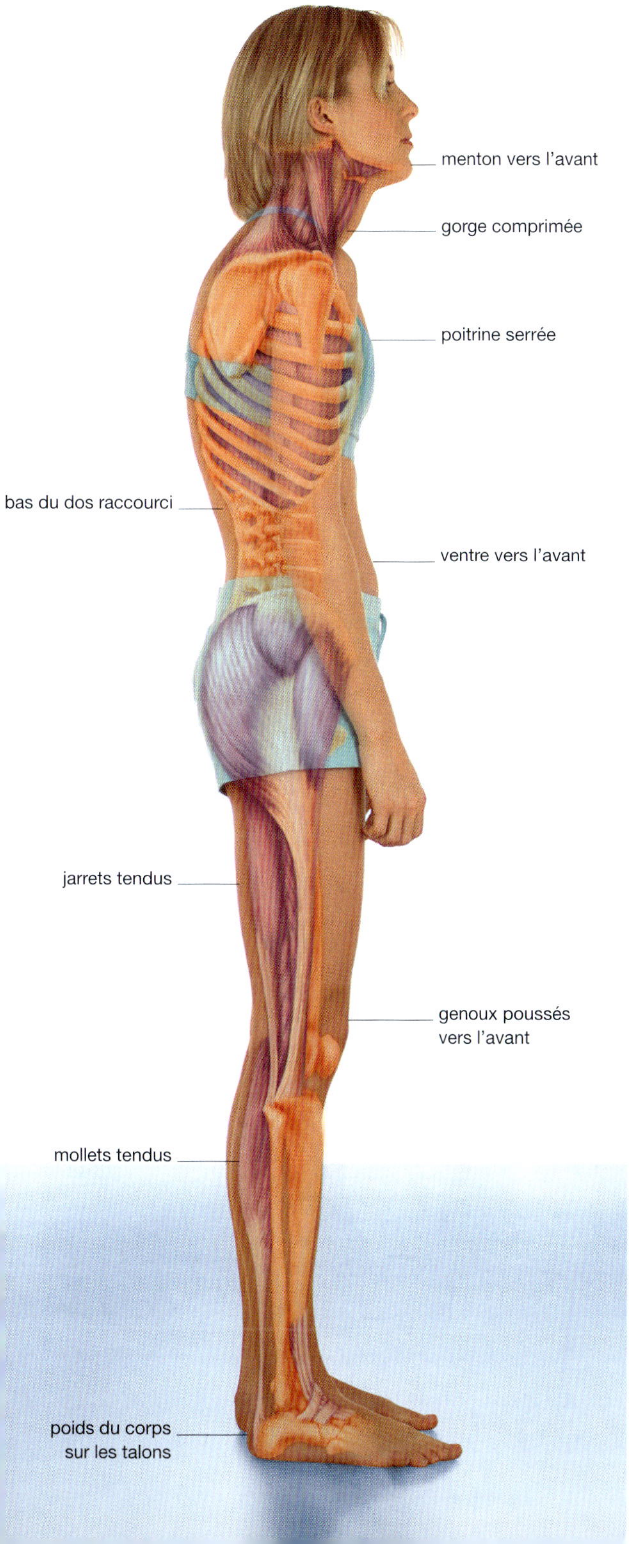

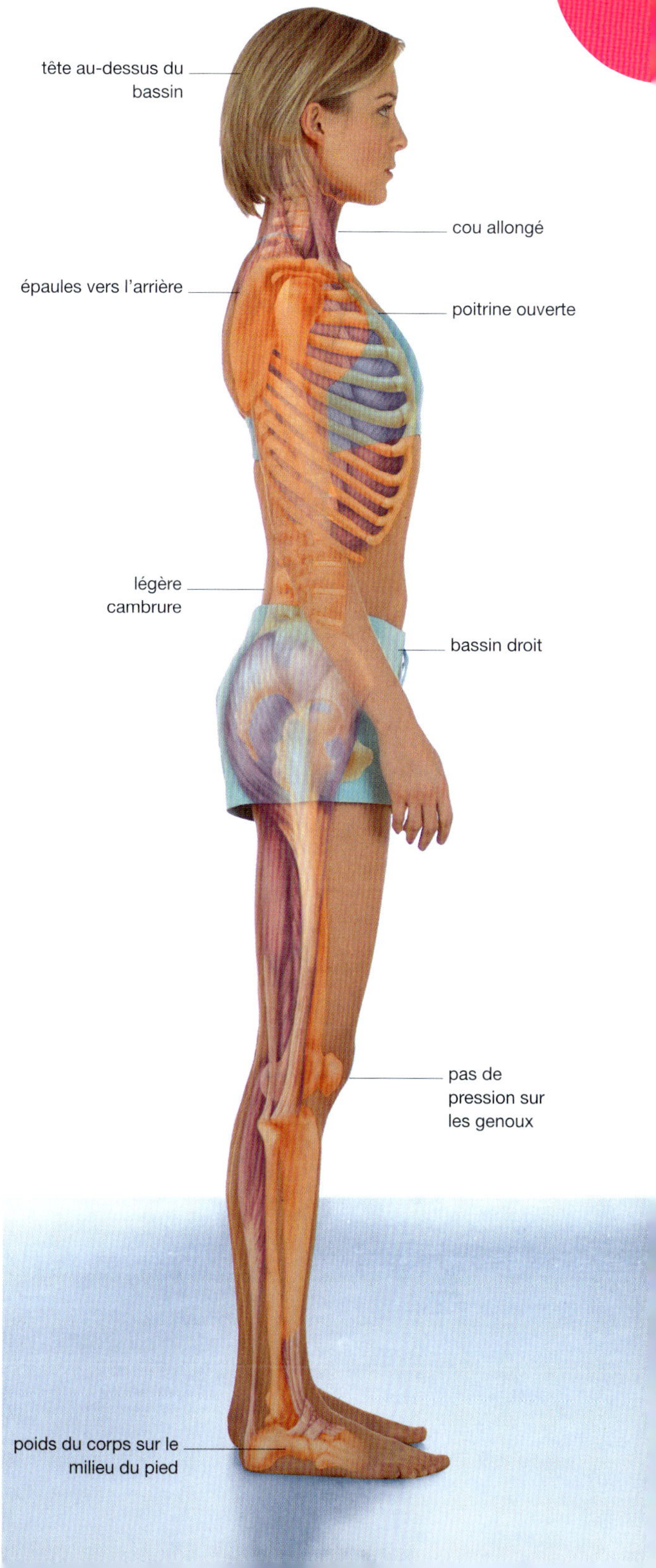

>> **Protéger** le dos

Le dos a besoin d'être très protégé car il est composé de nombreuses parties toutes liées les unes aux autres. Chaque jour nous faisons des mouvements qui le mettent à contribution ; les effectuer correctement, comme ici, peut considérablement aider à protéger la colonne vertébrale.

La première position parallèle consiste à placer les pieds sous le bassin. C'est la meilleure position pour les jambes, et c'est celle qui soutient le mieux la colonne vertébrale.

L' « œuf » est le nom donné à cette position fléchie. Sur le plan ergonomique, c'est la meilleure pour les disques lombaires, qui peuvent être gravement et irrémédiablement endommagés quand on se penche, surtout si on soulève une personne ou un objet tout en effectuant un mouvement de torsion. Elle est très simple : pensez seulement à vous pencher à partir des hanches, à tirer les fesses vers l'arrière et à pousser sur vos jambes pour vous redresser.

La roulade est particulièrement utile pour se mettre au lit et pour en sortir, ou pour s'allonger par terre et se relever, surtout si vous souffrez du dos. Elle est expliquée sur la page suivante en quatre points faciles à saisir.

Ci-dessous à gauche Pour la première position parallèle, mettez les pieds à environ 10 cm l'un de l'autre, le deuxième orteil aligné avec le genou et le milieu du pli de l'aine.

Ci-dessous Quand vous vous penchez, faites-le à partir des hanches et gardez le dos droit. Pour soulever des objets, pensez toujours à l' « œuf » (sortez les fesses et poussez sur les jambes).

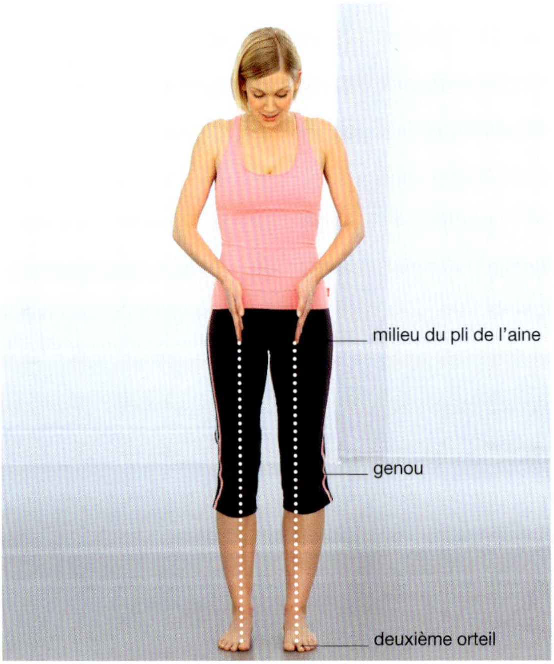

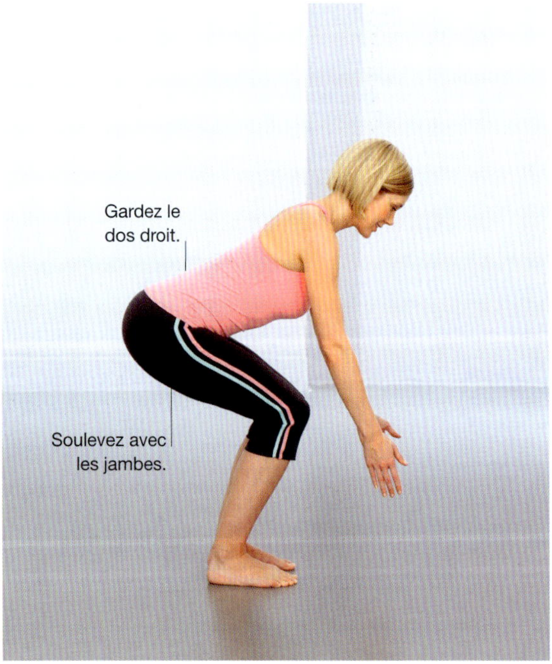

Roulade pour se relever correctement

1 Allongez-vous sur le dos, rentrez le ventre, gardez le dos droit comme pour l' « œuf » (voir page ci-contre) et pliez les jambes.

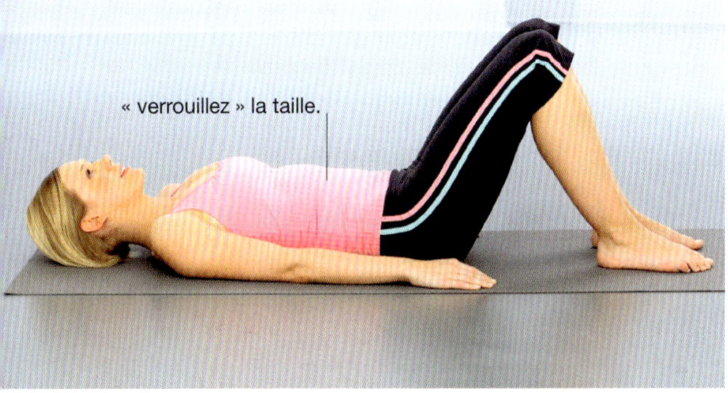

2 Roulez sur le côté en un seul bloc avec les épaules et les hanches, sans tordre la taille. Quand vous vous levez du lit, laissez les pieds sur le côté.

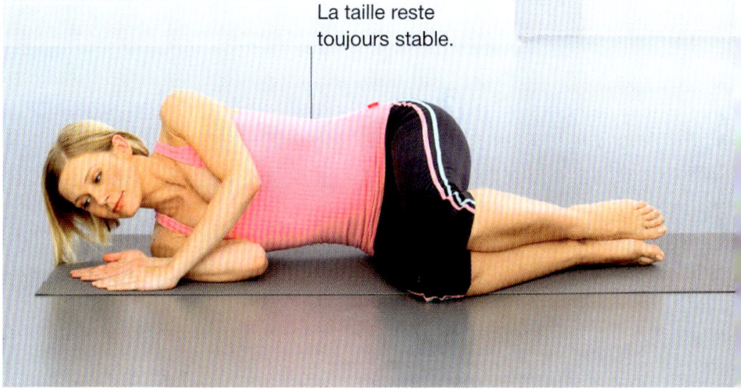

3 Pour vous asseoir, servez-vous de vos bras, pas de votre dos. Quand vous sortez du lit, laissez les pieds pendre dès que possible.

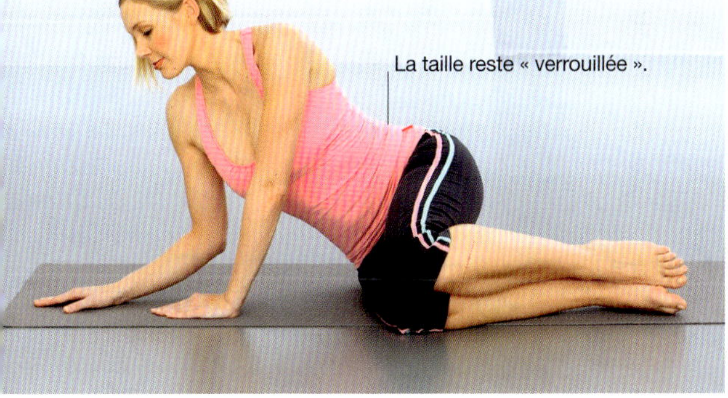

4 Asseyez-vous droit, levez le sternum et alignez la tête et le bassin. Appuyez sur les ischions et étirez le dos. Imaginez que votre colonne vertébrale est aspirée vers votre tête par une paille.

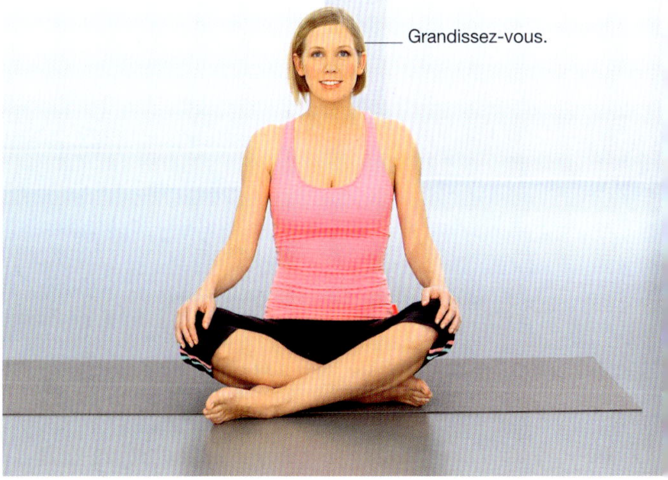

>> Images et indications

Quand j'enseigne, j'aime me servir d'images et donner certaines indications : elles aident à exécuter les mouvements et à mieux faire les exercices. Voici quelques explications concernant ces images. Apprenez à les connaître afin d'accroître l'efficacité et la précision de vos mouvements.

Lorsque vous effectuez un exercice, retenez les images que j'utilise. Les acteurs ont aussi recours à la visualisation pour mieux jouer. Les petites phrases ou les indications précisent comment et quand faire le mouvement. Vous vous familiariserez très rapidement avec elles, et vous verrez qu'elles favorisent la concentration ainsi que la subtilité et l'efficacité.

Suivez les indications

Faites des « sourires » consiste à serrer les fesses et à basculer le bassin vers l'avant ; on peut alors voir deux arcs semblables à des « sourires » en haut des jambes, entre les fessiers et les jarrets.

Plaquez le dos par terre : quand vous êtes couché sur le dos, après avoir décollé le bassin du sol, redescendez vertèbre après vertèbre en imaginant que votre dos s'enfonce dans le sol comme dans du sable meuble. Cela vous aide à adopter une bonne posture.

Alignez la tête et le bassin aide à prendre une bonne position en évitant de s'avachir et de laisser la tête partir vers l'avant.

Ci-dessous à gauche Les « sourires » délimitent les fesses des jarrets. **Au milieu** « Imaginez que vous plaquez le nombril contre la colonne vertébrale » indique de contracter fermement les abdominaux. **Ci-dessous à droite** « Remontez la fermeture Éclair du jean » aide à lever les abdominaux.

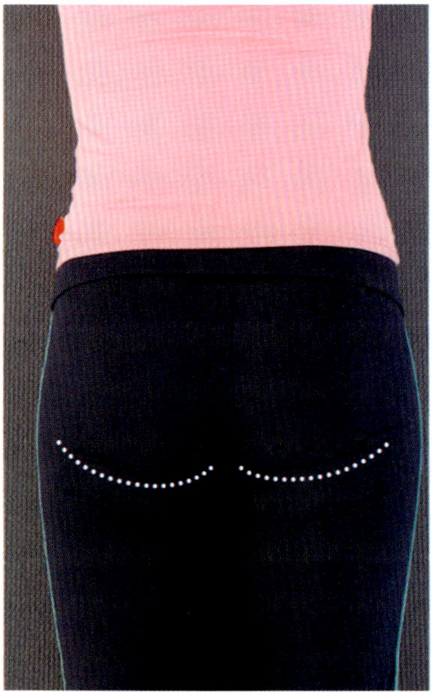

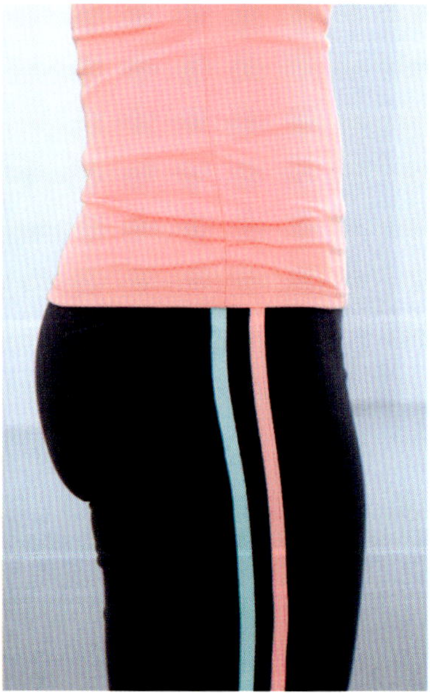

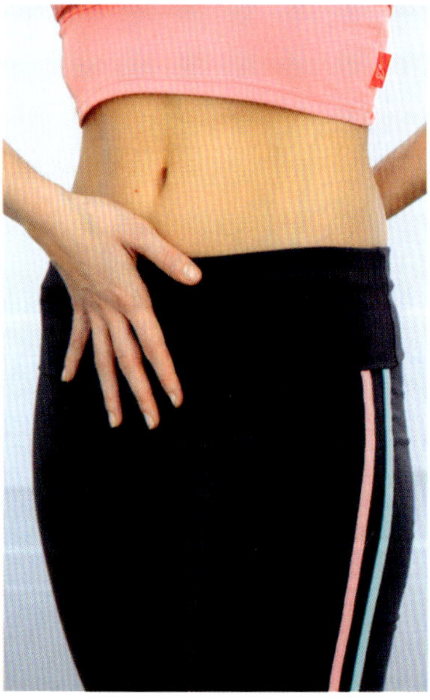

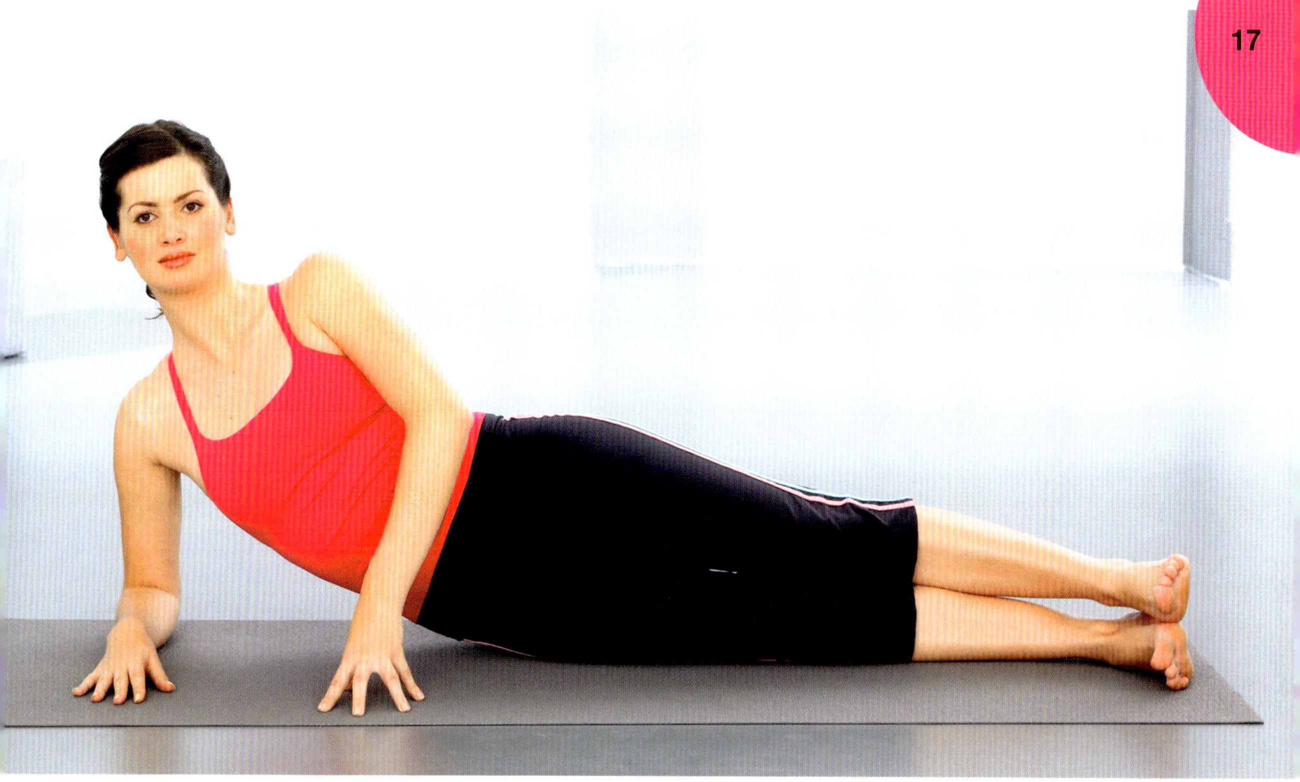

Ci-dessus Dans cet exercice, l'un des secrets pour avoir une bonne position, c'est de bien contracter les abdominaux, comme si vous cherchiez à plaquer votre nombril contre votre colonne vertébrale.

Imaginez que des mains vous prennent en sandwich favorise la coordination entre la tension du ventre et celle du dos, et permet au tronc de rester plus tendu et plus droit.

Imaginez l'eau d'une piscine est utilisé quand vous êtes à plat ventre, pour vous faire penser que de l'eau pousse votre ventre vers le haut. Cela vous aide à contracter les abdominaux.

Levez le bassin vous aide à contracter les muscles du périnée (sphincter urinaire et sphincter anal). Imaginez que vous tirez ces muscles vers votre tête.

Baissez les côtes vous aide à mieux tendre le haut du corps. On « dégonfle » d'abord le sternum, c'est-à-dire qu'on le comprime en l'abaissant. Puis, lorsqu'on commence à courber les épaules vers le sol, on tire littéralement les côtes vers le bassin au lieu de les laisser au niveau de la taille.

Imaginez que vous plaquez le nombril contre la colonne vertébrale indique de bien contracter les abdominaux en rentrant le ventre le plus possible.

Remontez la fermeture Éclair du jean signifie tirer les abdominaux vers le nombril. C'est le mouvement qu'on effectue quand on remonte la fermeture Éclair d'un jean serré.

Position du chiot : elle consiste à être couché sur le dos avec les jambes et les bras fléchis en l'air, ce qui fait travailler les muscles profonds du ventre.

15 minutes

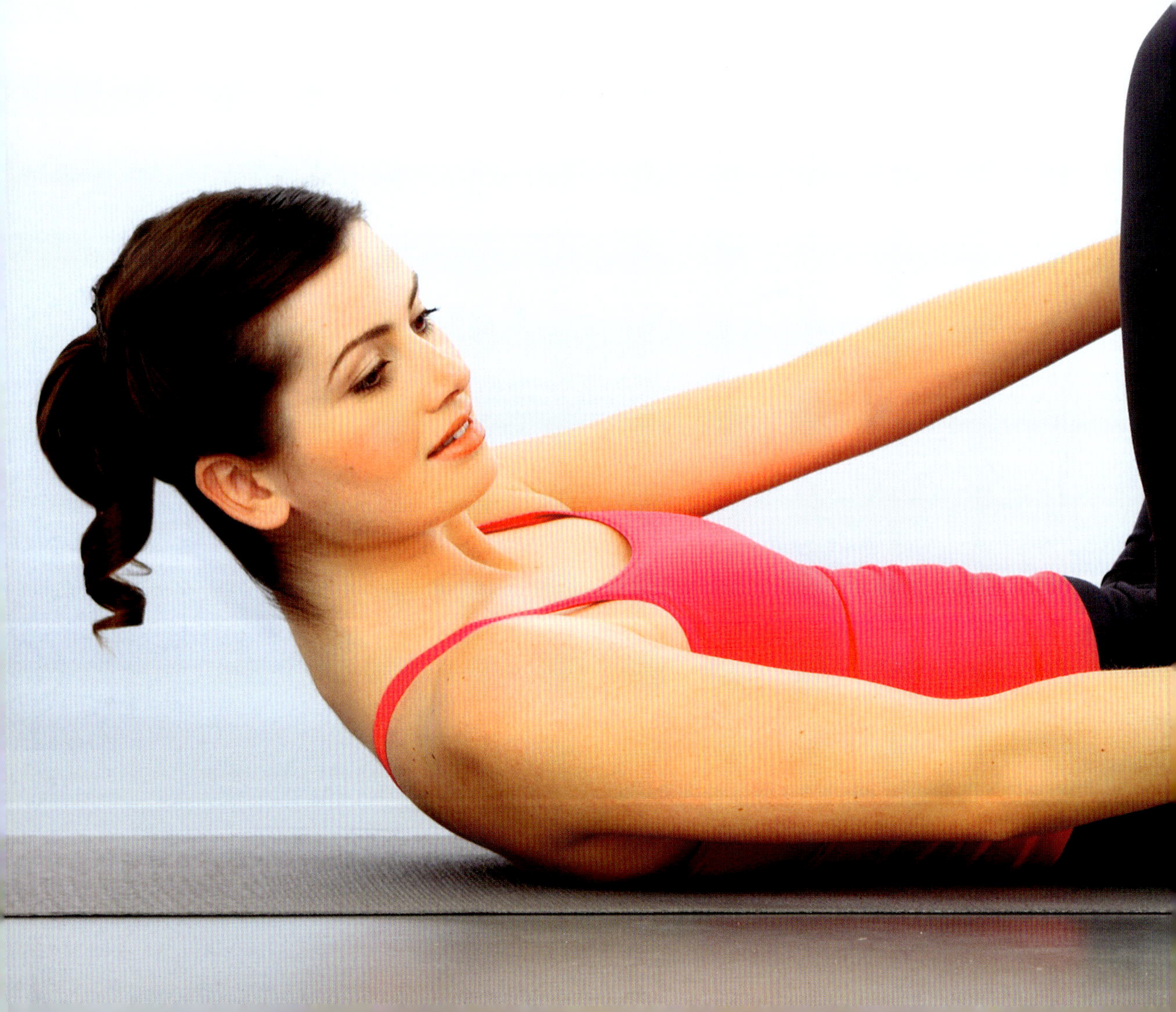

Veillez à ce que chaque répétition compte. Efforcez-vous de bien sentir ce que votre corps fait. Tirez le maximum de chaque exercice.

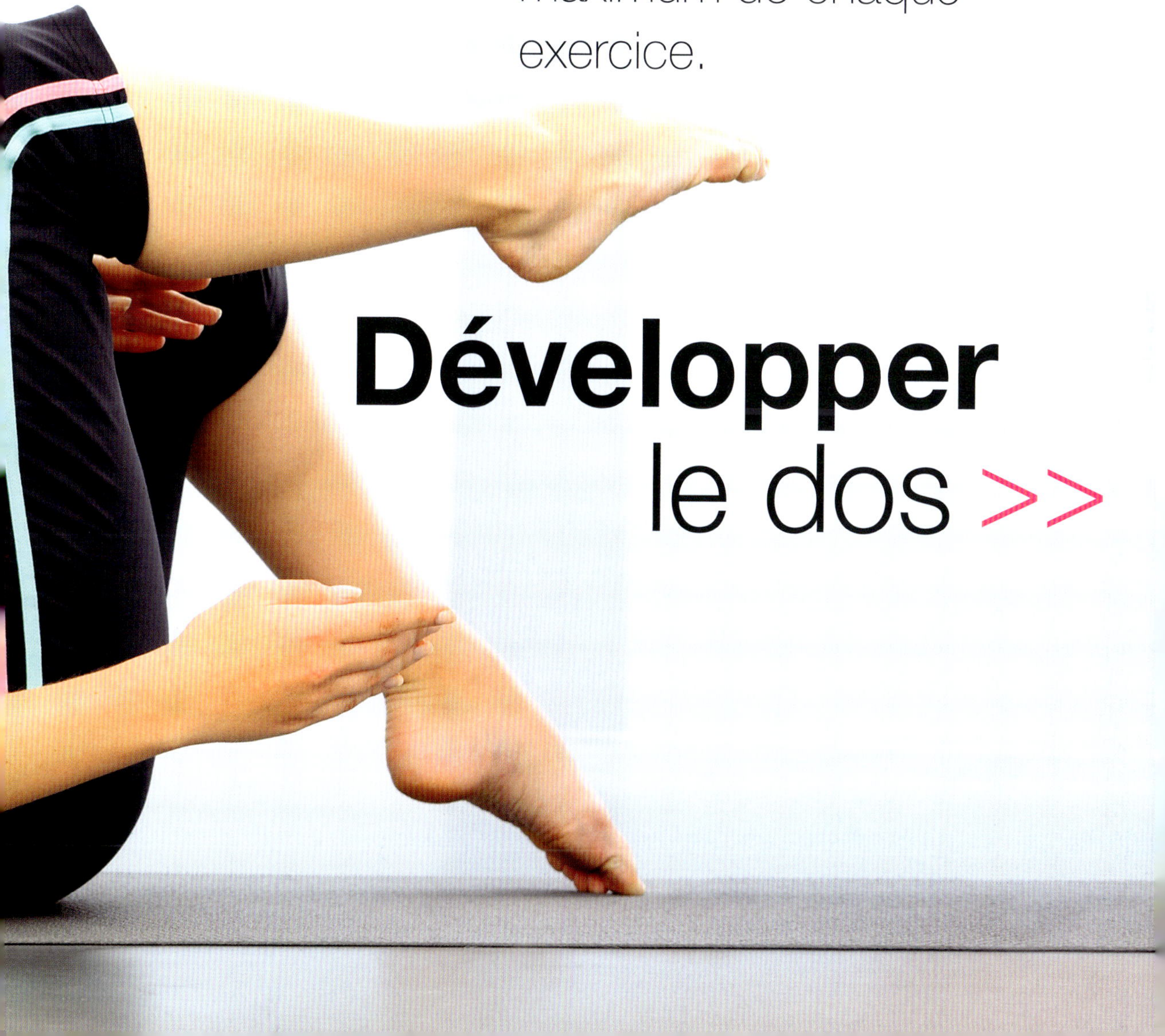

Développer le dos >>

>> **Développer** le dos

Pour bien développer son dos, il faut le renforcer avec chaque exercice. Faites en sorte que chaque répétition compte. Pendant l'entraînement, concentrez-vous sur la force et la beauté de votre dos. Imaginez qu'il devient de plus en plus vigoureux, comme un arbuste qui croît.

Notre corps, qui est très efficace, emprunte toujours le chemin de la moindre résistance. Le faire travailler un peu plus peut être difficile et exiger de la discipline. Ce programme vous donne une idée des efforts qui vous seront demandés. En apprenant à vous concentrer sur les détails, vous encouragez votre corps à en faire plus. Étirez-vous un peu plus, penchez-vous un peu plus en avant, levez les bras un peu plus haut. Effectuez consciencieusement chaque exercice, et, la fois suivante, allez un peu plus loin. Sachez que vous pouvez toujours faire mieux. N'arrêtez surtout pas parce que vous vous croyez incapable de progresser. Si vous étiez parfait dès le début, vos efforts ne vous donneraient aucune satisfaction. 50 % du succès consiste à faire les exercices et 50 %, à améliorer chacun d'entre eux.

>> **Conseils pour** développer le dos

- **Dans tous les exercices, veillez à ce que chaque répétition compte** en faisant constamment attention aux détails.
- **Remarquez quelles sont les parties du corps qui bougent** et efforcez-vous de bien sentir le mouvement.
- **Ne vous laissez pas aller à la facilité.** Concentrez-vous sur les détails et essayez de tirer le maximum de chaque exercice.
- **Lors de vos séances, ayez recours aux modifications (voir ci-dessous).** Chaque fois que vous répéterez l'exercice, vous serez agréablement surpris de constater que vous êtes capable d'en faire un peu plus.

Les exercices

Quand vous faites le Bâillement corporel et les Cercles des genoux, pensez à bien vous étirer, et intensifiez cet allongement dans l'Étirement latéral 1. Les flexions et étirements opposés peuvent paraître difficiles, mais ils aident à bien sentir la séparation entre le tronc et les jambes, ce qui permet de prendre conscience de l'ensemble du dos. Vous pouvez faire cet exercice en descendant un peu moins. Si, dans Toucher des orteils, votre cou devient trop raide, gardez la tête inclinée vers le bas. Dans l'Étirement latéral, mains sur la nuque, ne vous avachissez pas quand vous vous penchez sur le côté, et, pour garder l'intensité de la Pression au-dessus de la tête, maintenez la tension de haut en bas. Les planches sont toujours les exercices les plus ardus. Si cela est plus aisé pour vous, modifiez les Planches et pompes en commençant avec les genoux par terre. Vous remarquerez bientôt que vos épaules sont capables de supporter plus de poids. Allez plus loin avec les exercices qui vous semblent faciles, mais souvenez-vous qu'il est normal de se sentir maladroit avec des mouvements inhabituels ou d'avoir un peu mal la première fois. Bientôt, vous deviendrez un vrai pro !

Développer le dos prend du temps et exige de la patience et de la discipline. Faites bien attention aux détails, et vous progresserez peu à peu.

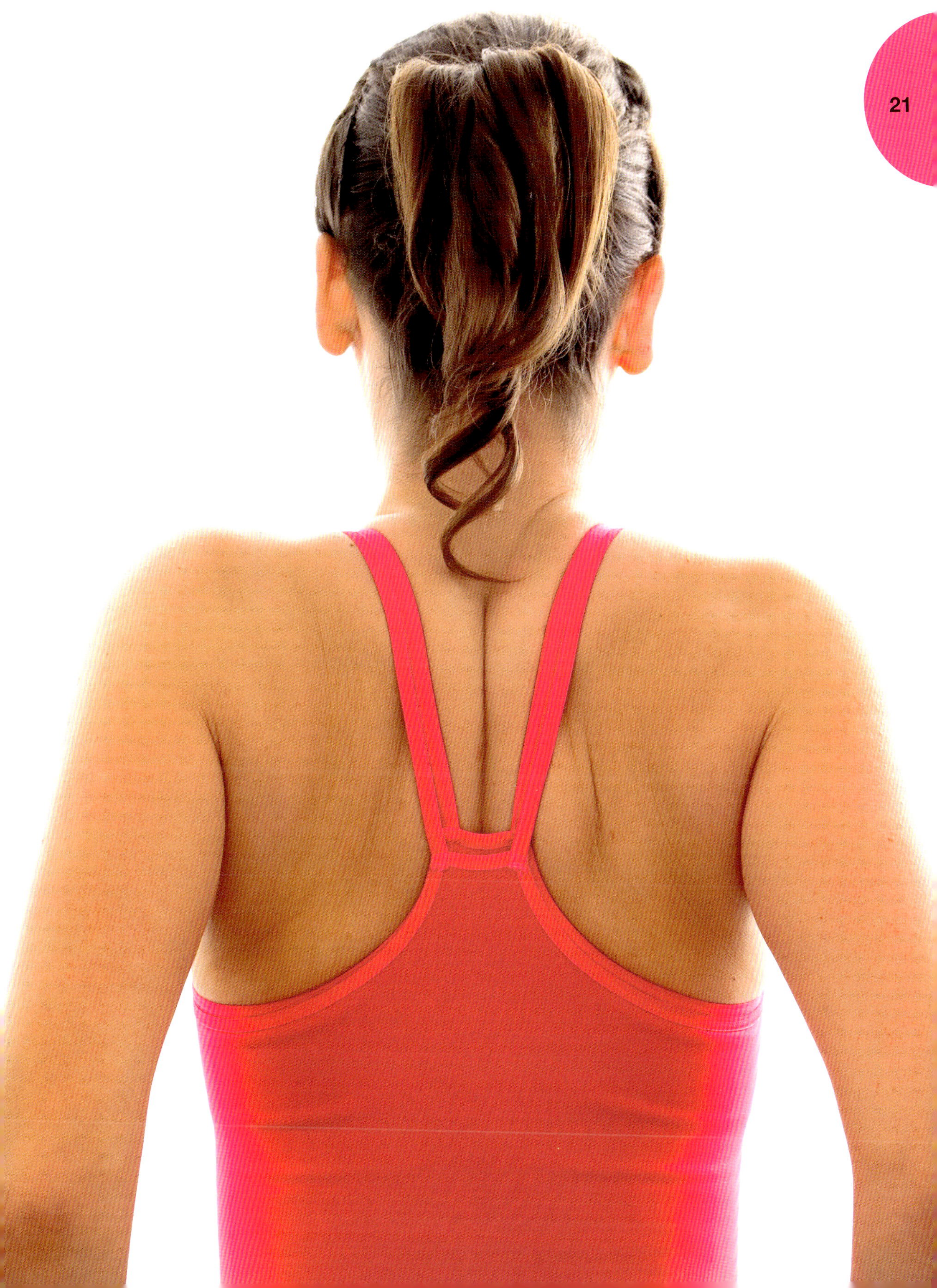

>> **Rotations** des épaules

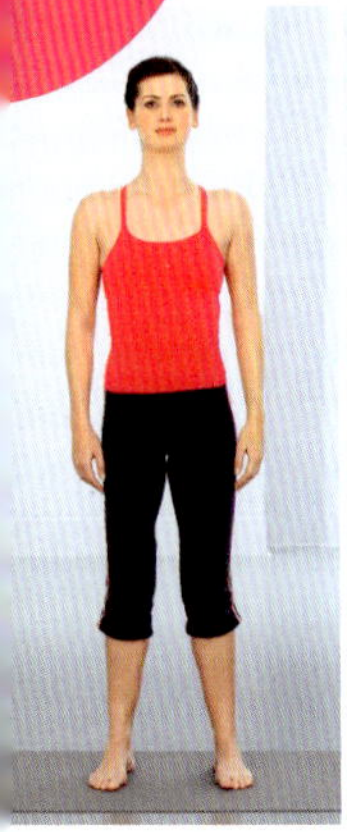

1 Tenez-vous droit, les pieds écartés de la largeur des épaules. Remontez la fermeture Éclair du jean (voir p. 17) devant et derrière. Ouvrez la poitrine, alignez la tête et le bassin (voir p. 17). Respirez en comptant jusqu'à 8 tout en effectuant de lentes rotations des épaules vers l'arrière.

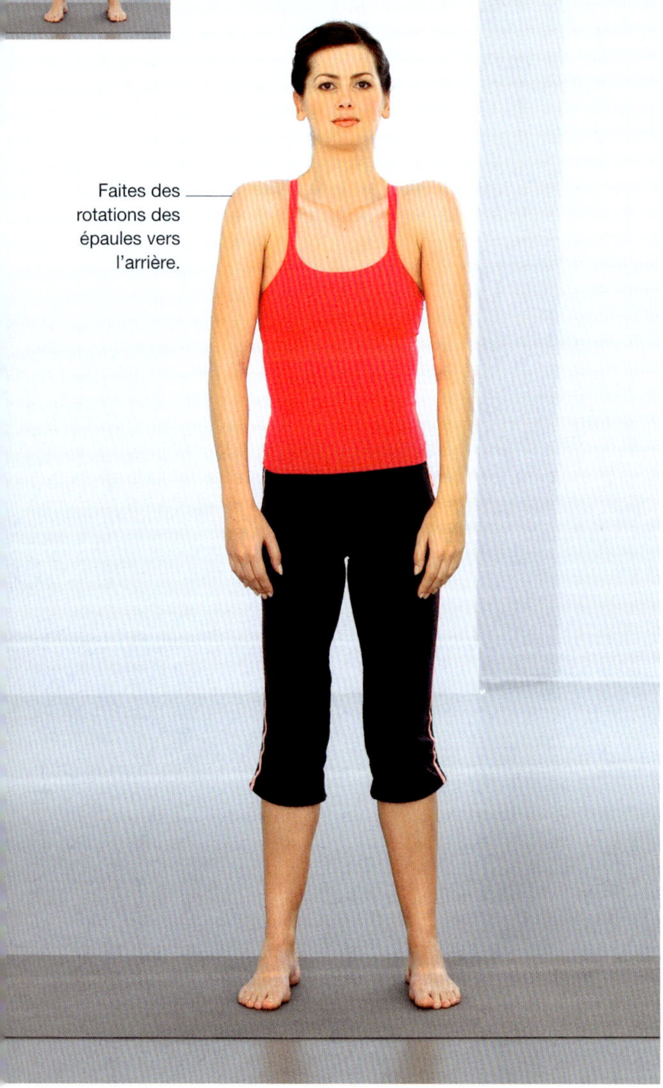

2 « Verrouillez » la taille. Pliez les coudes et posez les doigts sur les épaules. Décrivez environ 5 cercles complets et fluides avec les coudes, puis refaites 5 cercles dans le sens opposé.

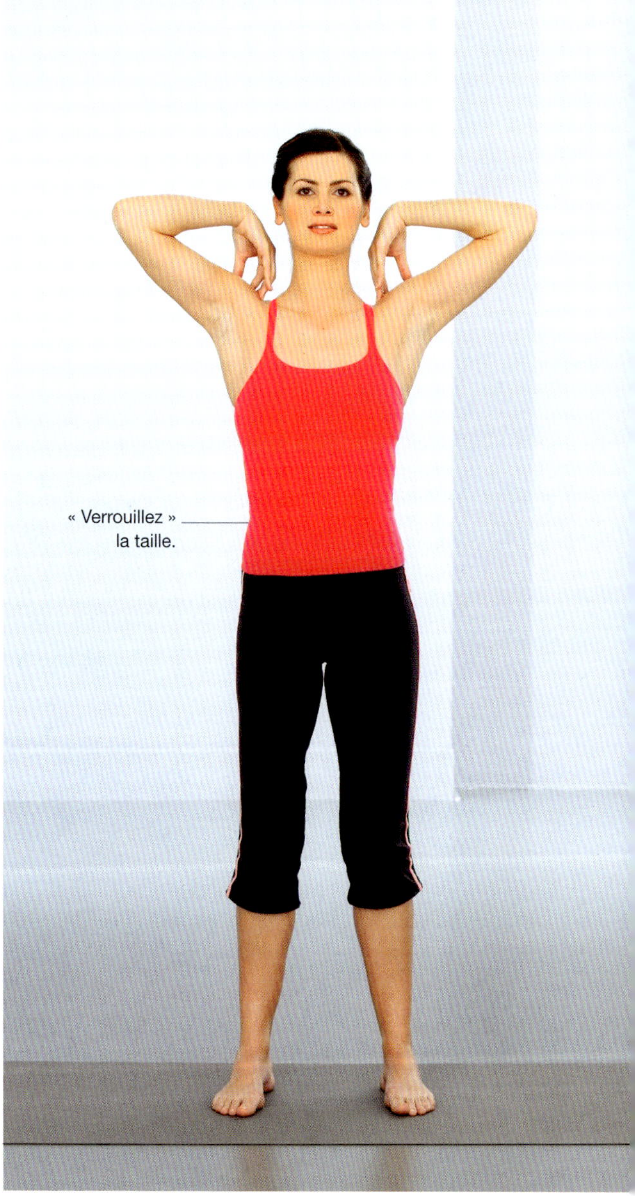

>> **Bâillement** corporel

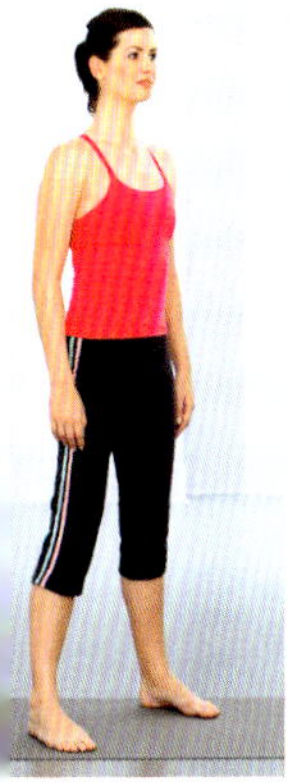

3 Tenez-vous debout, les pieds écartés d'un peu plus que la largeur des épaules. Levez les bras en « V », les paumes vers l'avant. Tirez bien en les écartant, et ouvrez la bouche et les yeux.

4 Tenez-vous sur la jambe gauche, expirez, levez le genou droit et amenez-le avec vos mains vers la poitrine. Cherchez votre équilibre, puis reprenez la position initiale en levant les bras. Tenez-vous sur la jambe droite et amenez le genou gauche vers la poitrine. Faites l'exercice 4 fois.

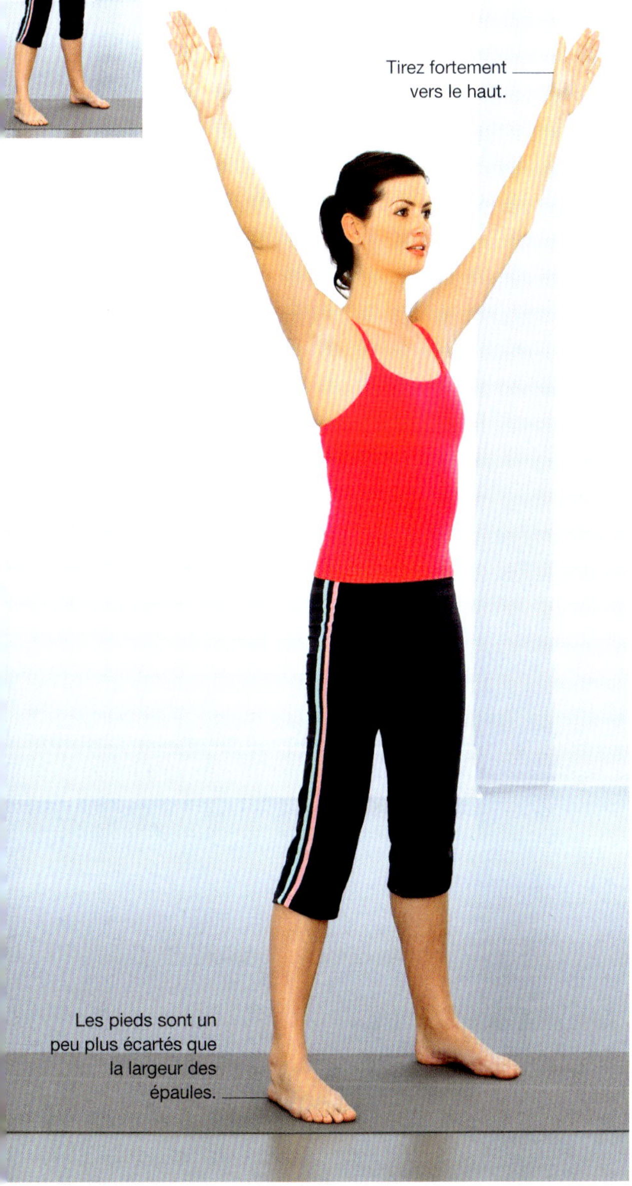
Tirez fortement vers le haut.
Les pieds sont un peu plus écartés que la largeur des épaules.

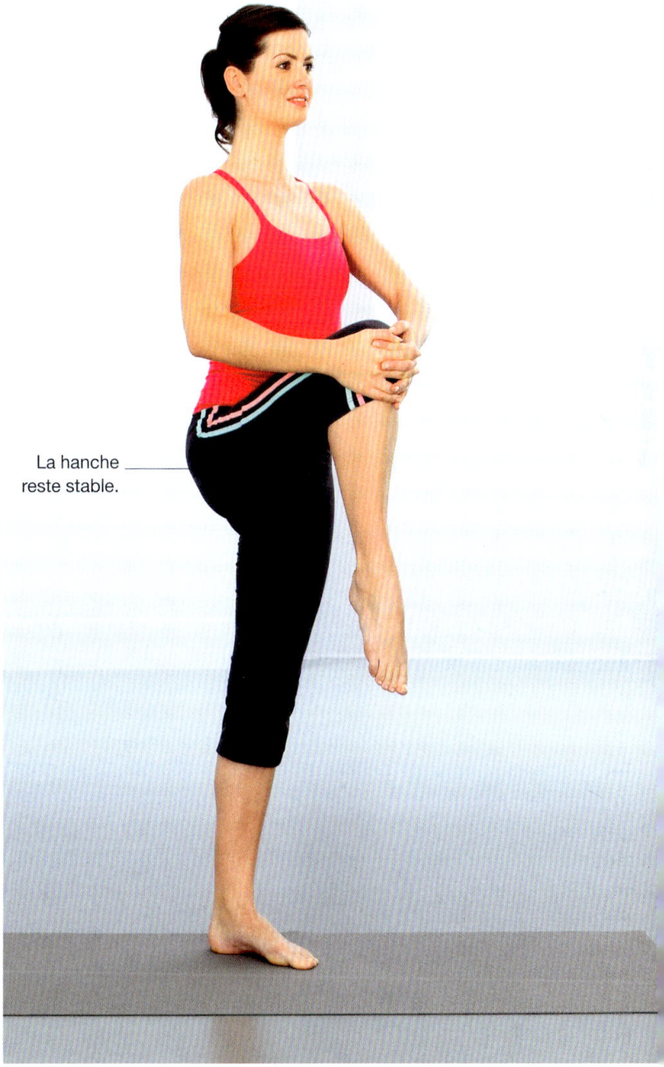
La hanche reste stable.

>> **Cercles** du genou

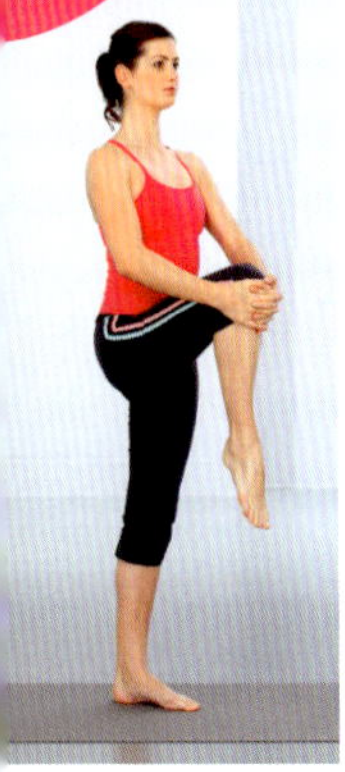

5 Tenez-vous sur la jambe gauche et gardez l'équilibre. Contractez les abdominaux et, avec les deux mains, maintenez le genou droit à la hauteur de la taille. Laissez les épaules en arrière. Si vous n'arrivez pas à garder l'équilibre, tenez-vous à un meuble. Faites 3 cercles avec le genou.

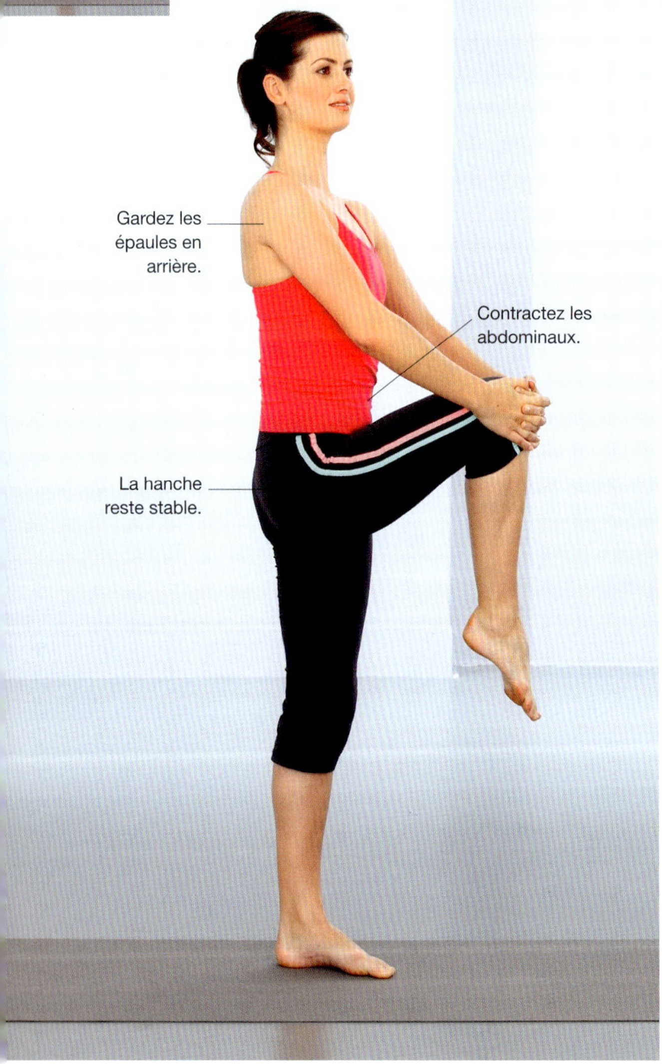
Gardez les épaules en arrière.
Contractez les abdominaux.
La hanche reste stable.

6 Expirez, penchez la tête vers le genou droit et sentez l'étirement du dos. Relâchez. Tenez-vous en équilibre sur la jambe droite et refaites les cercles. Terminez en vous penchant vers le genou gauche.

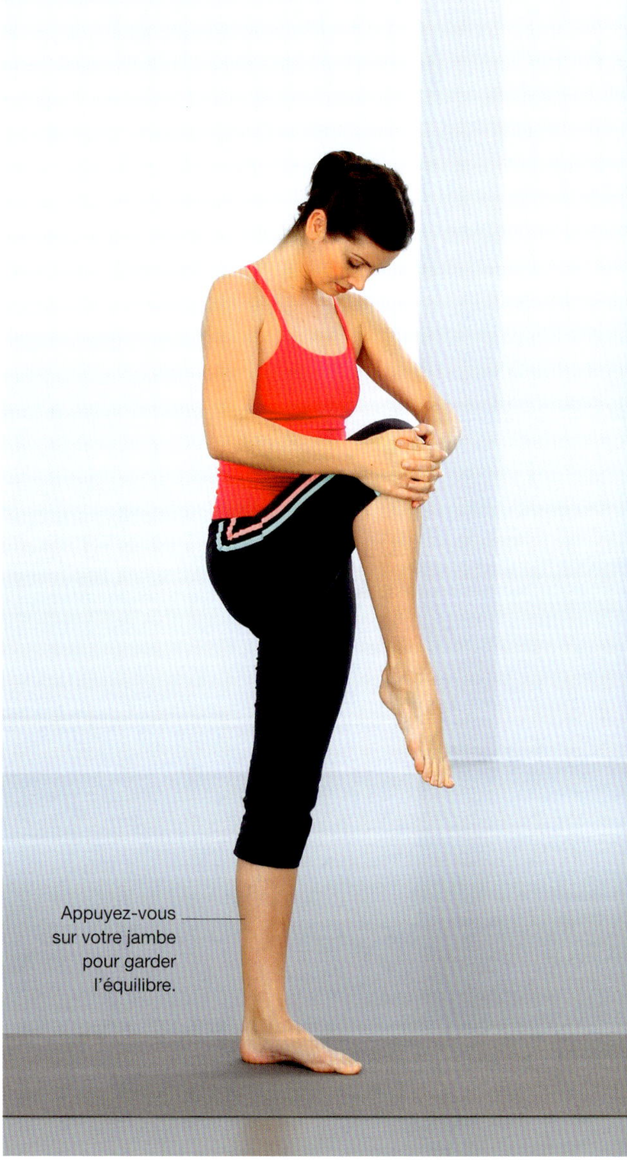
Appuyez-vous sur votre jambe pour garder l'équilibre.

>> **Étirement** latéral 1

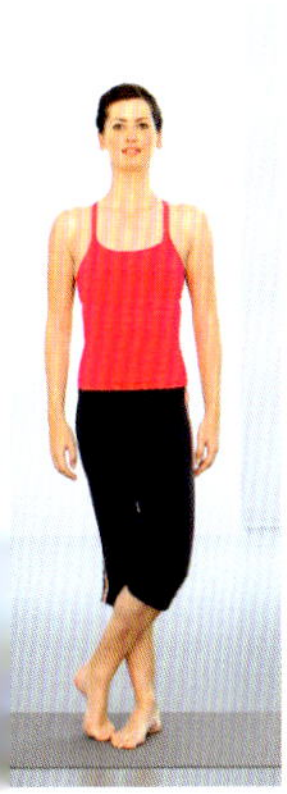

7 Tenez-vous en équilibre sur la jambe droite. Croisez le pied gauche devant la cheville droite. Levez le bras droit au-dessus de la tête, paume vers la gauche.

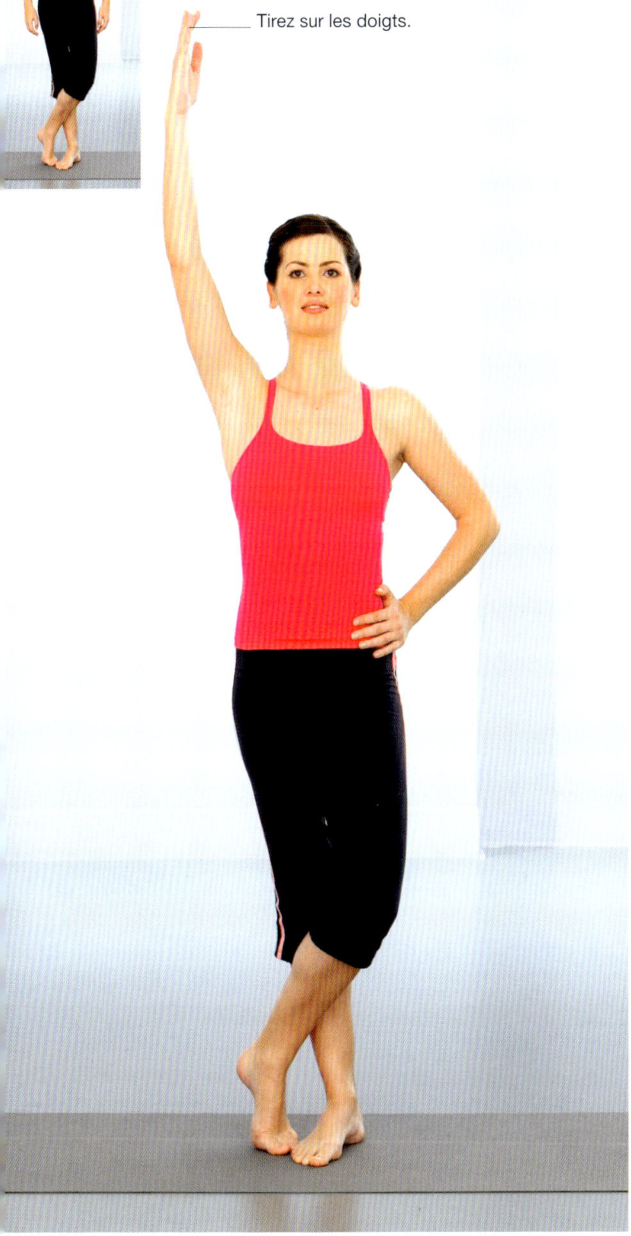
Tirez sur les doigts.

8 Remontez la fermeture Éclair du jean (voir p. 17), et poussez fermement la hanche gauche de la même main en un mouvement horizontal de façon à pencher vers la gauche. Respirez 4 fois et revenez au milieu. Décroisez la jambe et recommencez pour étirer le côté gauche.

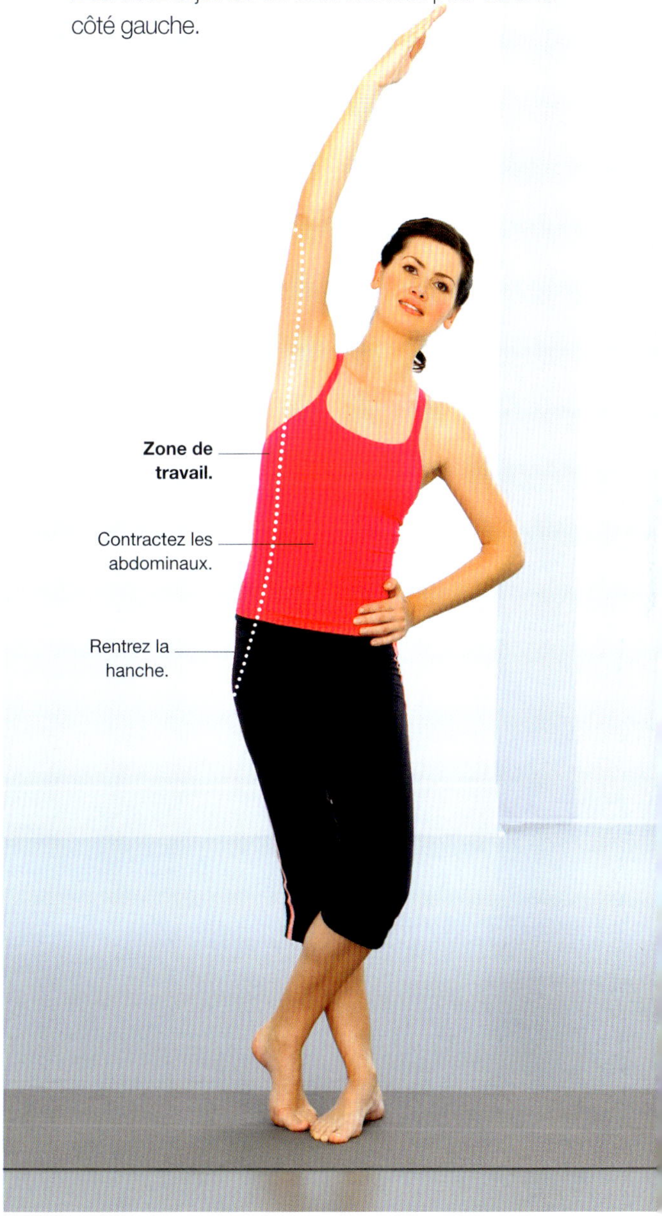
Zone de travail.
Contractez les abdominaux.
Rentrez la hanche.

>> **Flexion** et étirement

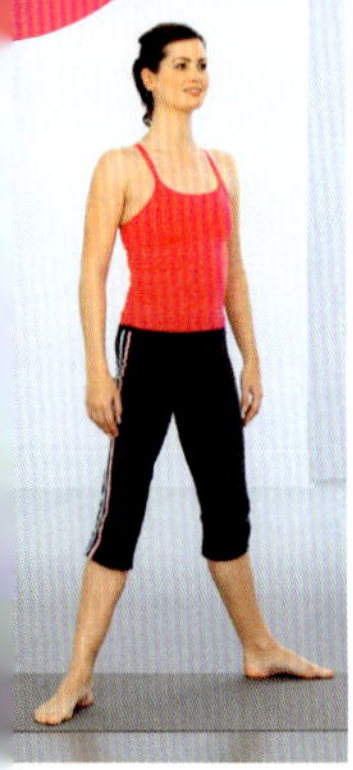

9 Écartez les jambes d'un peu plus que la largeur des épaules et tournez légèrement les orteils vers l'extérieur. « Verrouillez » la taille et serrez les fesses. Asseyez-vous droit en descendant, à la façon d'un cavalier, et mettez les mains sur les genoux.

10 Levez le bassin (voir p. 17) et allongez la colonne vertébrale. Inspirez, appuyez sur le genou droit avec la main droite, expirez et tournez les épaules pour regarder en haut à gauche en diagonale. Respirez 3 fois. Revenez au centre, redressez-vous, puis recommencez à vous étirer de l'autre côté.

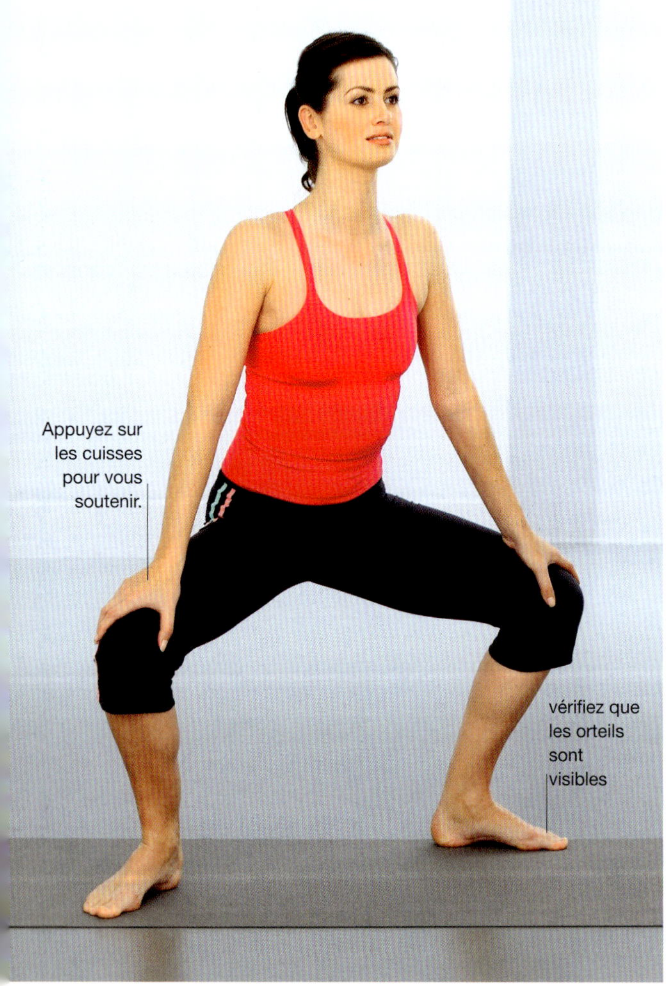
Appuyez sur les cuisses pour vous soutenir.
vérifiez que les orteils sont visibles

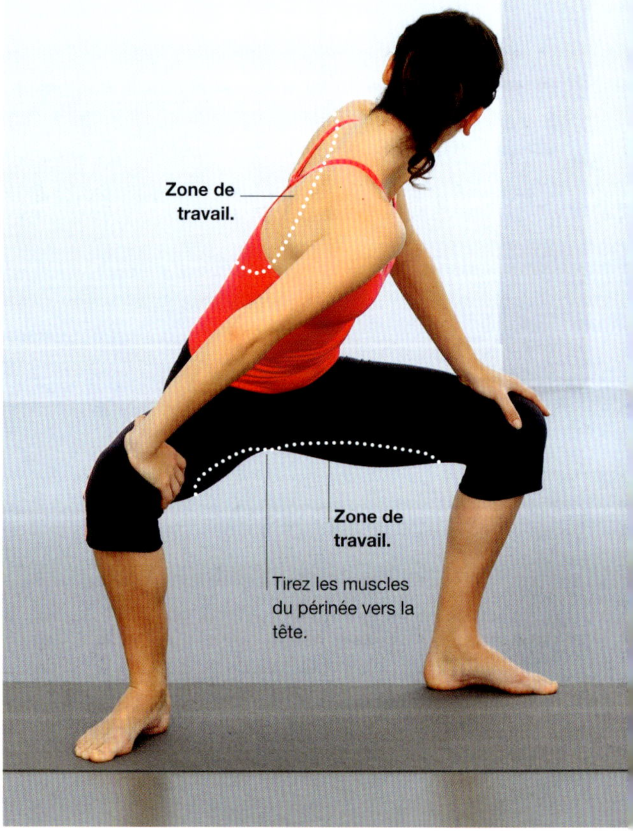
Zone de travail.
Zone de travail.
Tirez les muscles du périnée vers la tête.

>> **Toucher** des orteils

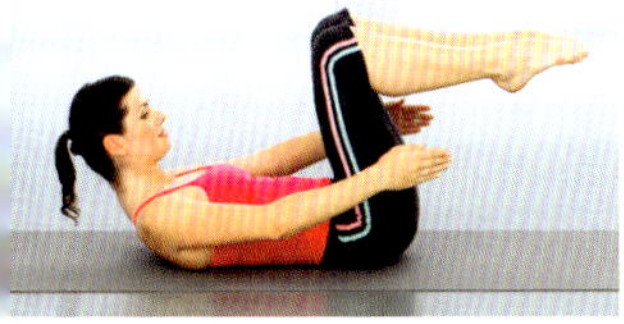

11 Allongez-vous sur le dos, les genoux fléchis. Expirez, décollez le haut du dos, tendez les bras au-delà des cuisses et soulevez les pieds. Regardez votre corps. Mettez les bras de chaque côté de la jambe droite en tendant les médius et amenez la tête vers l'aine. Touchez légèrement le sol avec la pointe de votre pied gauche.

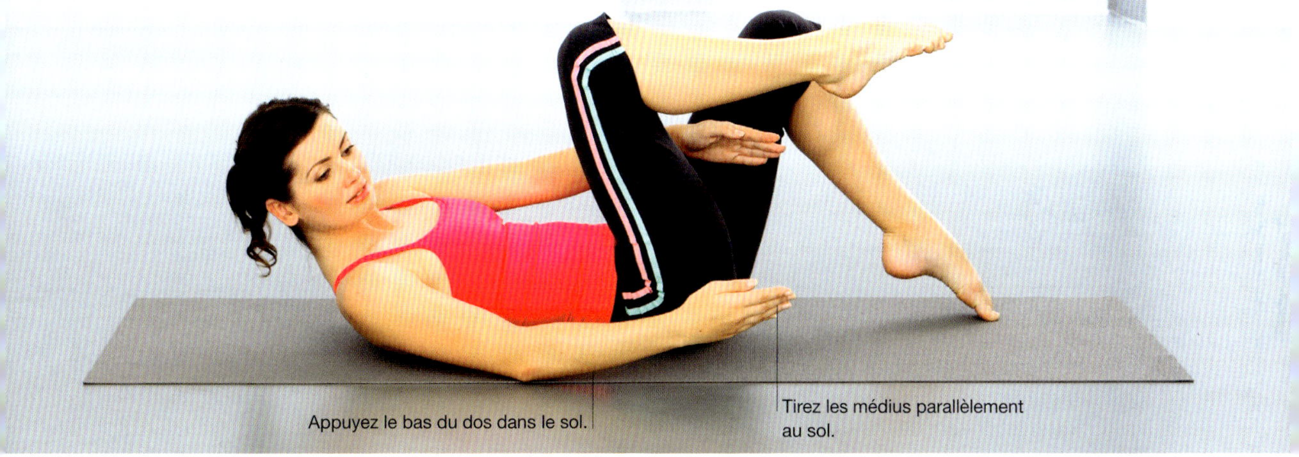

12 Pendant que vous levez le pied gauche, posez la pointe du pied droit par terre. Alternez 16 fois les deux pieds. Mettez les bras de chaque côté de la jambe et posez 16 fois la pointe du pied par terre en alternant les pieds. Pour finir, maintenez les deux jambes et les deux bras en l'air, et tirez encore plus sur les médius.

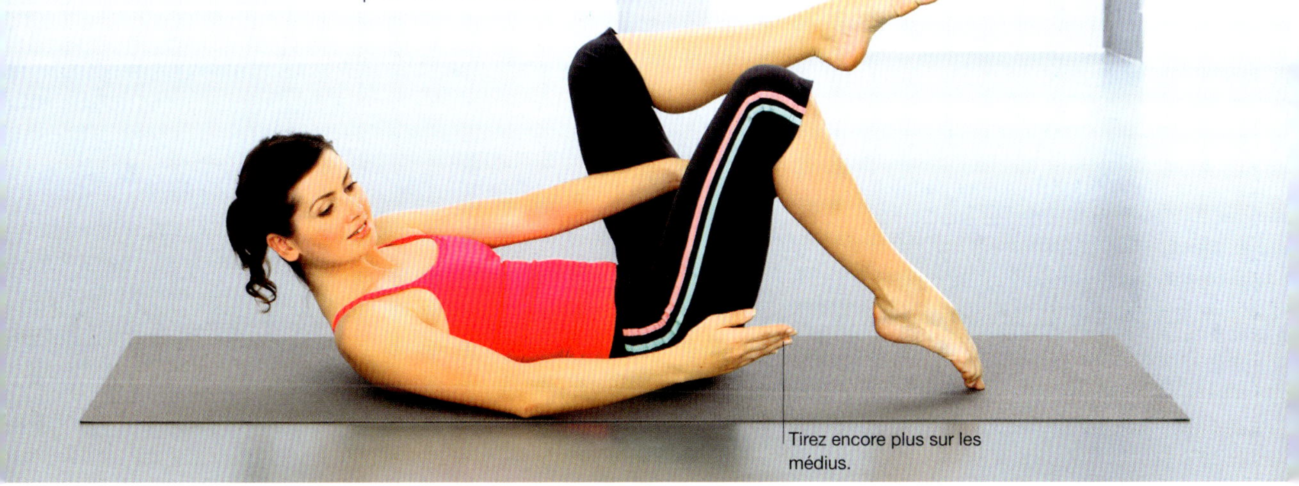

>> Étirement latéral, mains sur la nuque

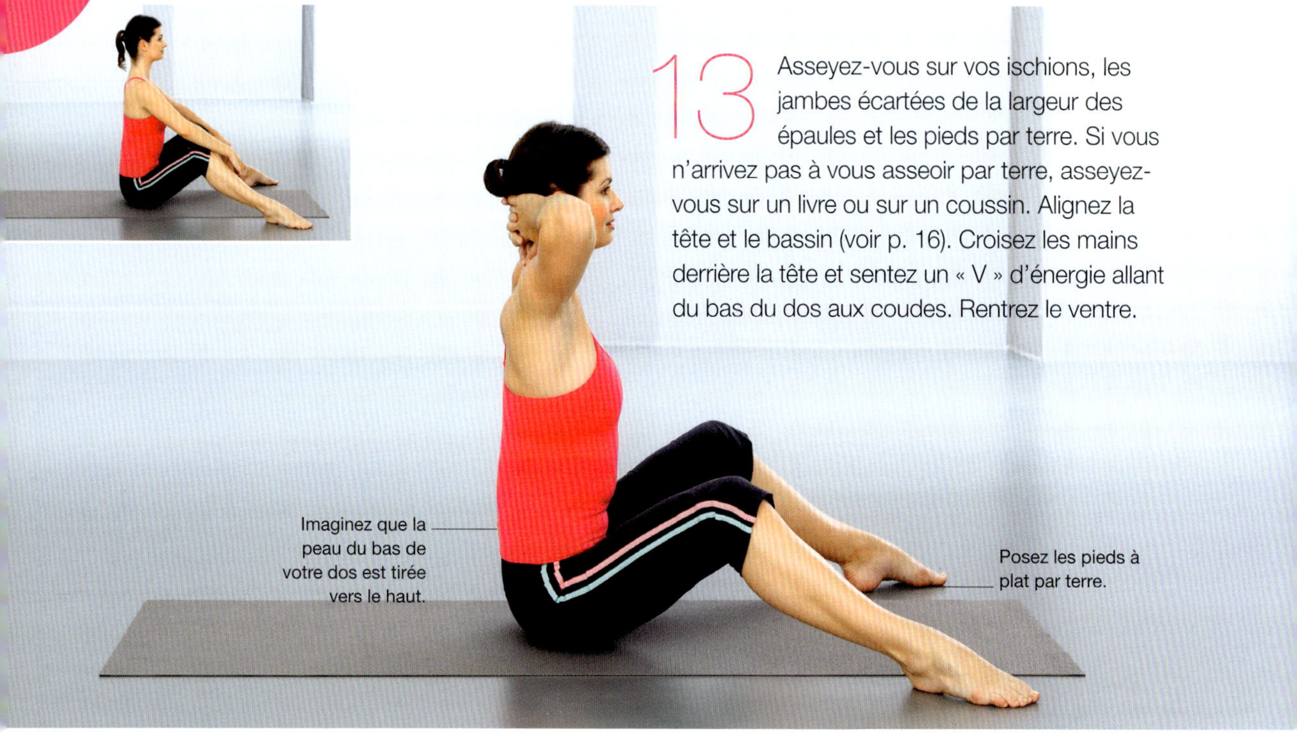
Imaginez que la peau du bas de votre dos est tirée vers le haut.
Posez les pieds à plat par terre.

13 Asseyez-vous sur vos ischions, les jambes écartées de la largeur des épaules et les pieds par terre. Si vous n'arrivez pas à vous asseoir par terre, asseyez-vous sur un livre ou sur un coussin. Alignez la tête et le bassin (voir p. 16). Croisez les mains derrière la tête et sentez un « V » d'énergie allant du bas du dos aux coudes. Rentrez le ventre.

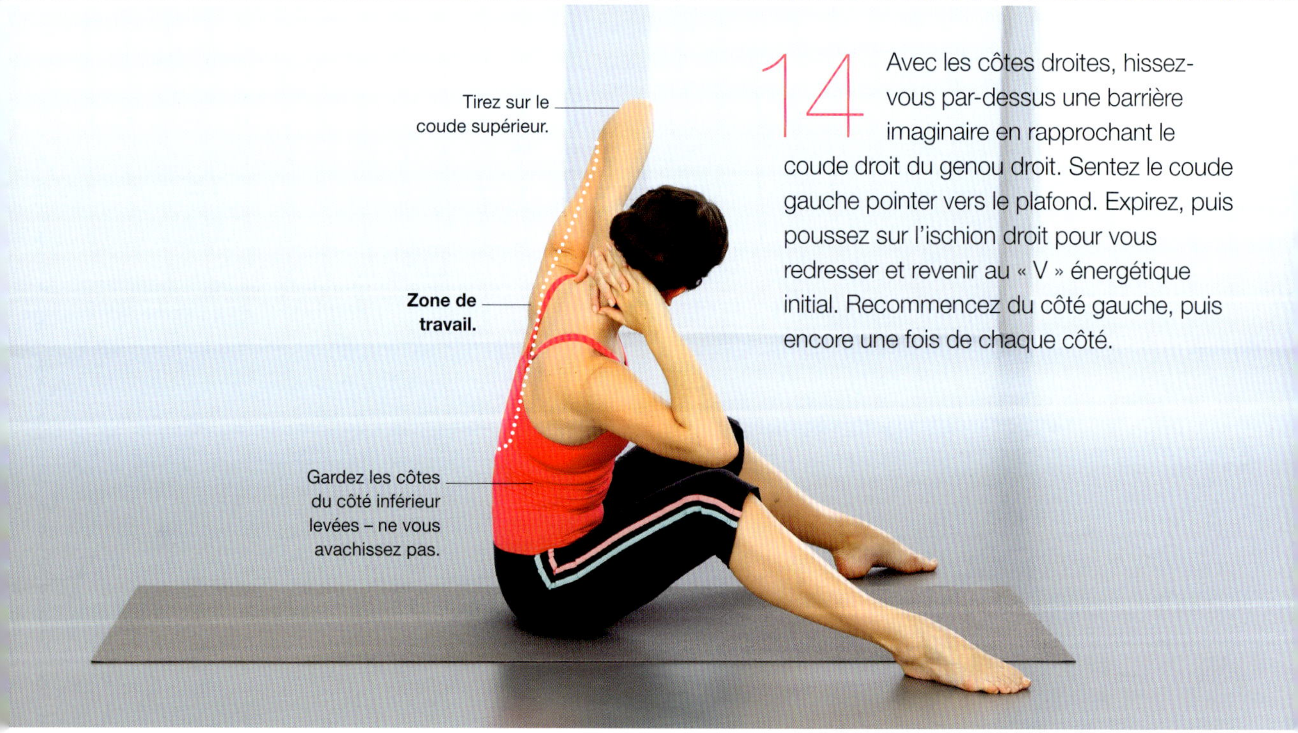
Tirez sur le coude supérieur.
Zone de travail.
Gardez les côtes du côté inférieur levées – ne vous avachissez pas.

14 Avec les côtes droites, hissez-vous par-dessus une barrière imaginaire en rapprochant le coude droit du genou droit. Sentez le coude gauche pointer vers le plafond. Expirez, puis poussez sur l'ischion droit pour vous redresser et revenir au « V » énergétique initial. Recommencez du côté gauche, puis encore une fois de chaque côté.

>> **Pression** au-dessus de la tête

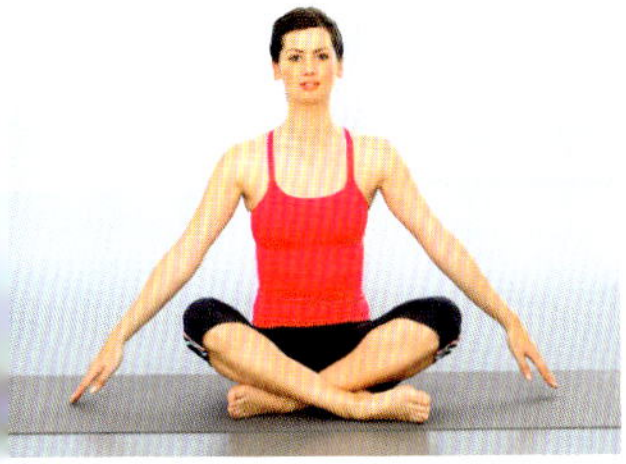

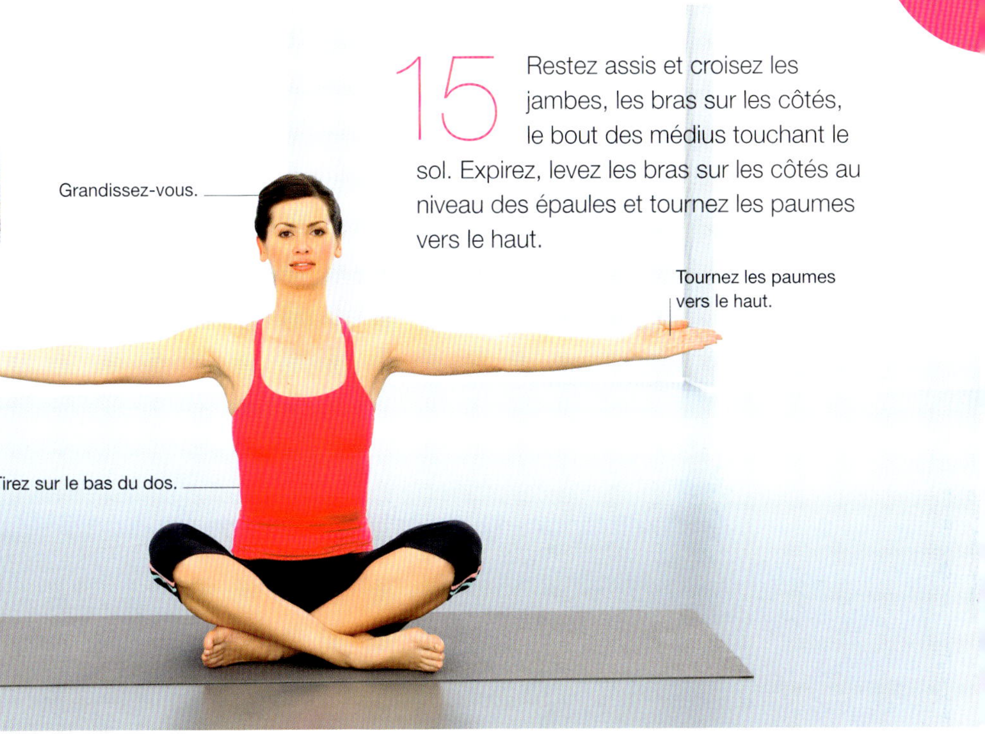
Grandissez-vous.
Tournez les paumes vers le haut.
Tirez sur le bas du dos.

15 Restez assis et croisez les jambes, les bras sur les côtés, le bout des médius touchant le sol. Expirez, levez les bras sur les côtés au niveau des épaules et tournez les paumes vers le haut.

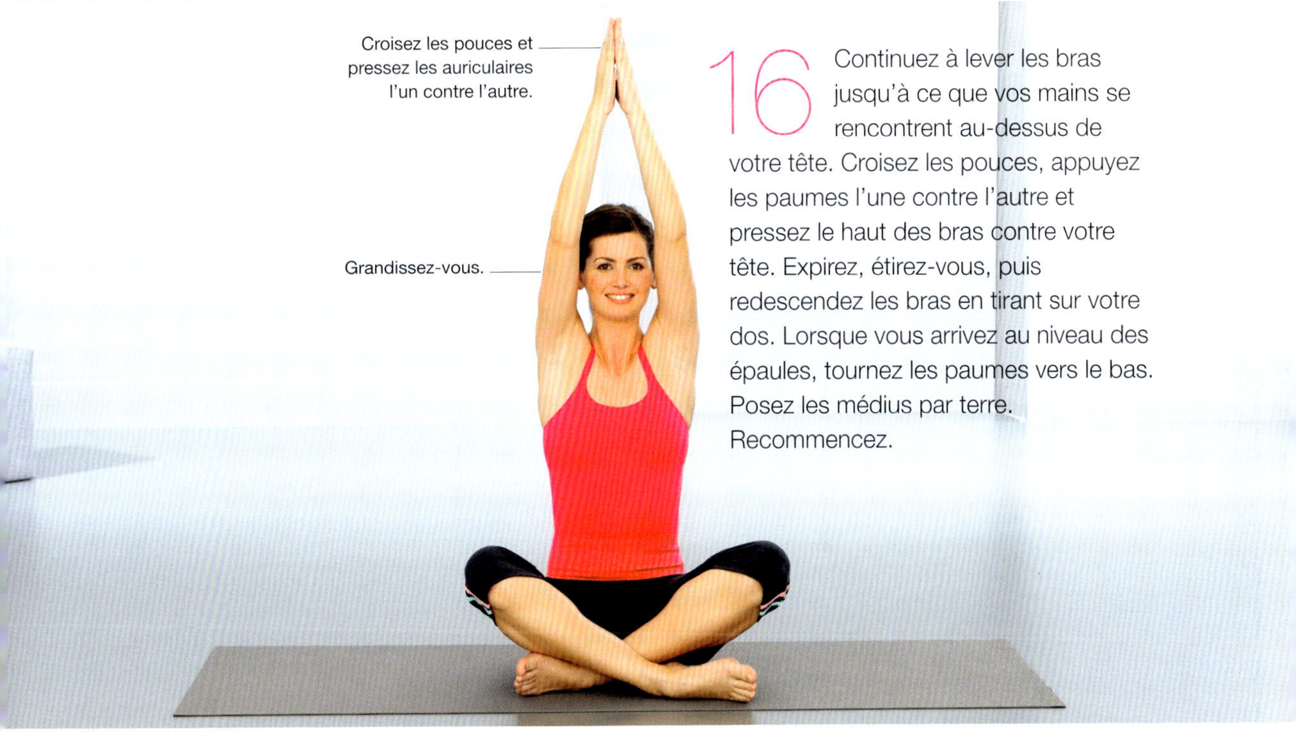
Croisez les pouces et pressez les auriculaires l'un contre l'autre.
Grandissez-vous.

16 Continuez à lever les bras jusqu'à ce que vos mains se rencontrent au-dessus de votre tête. Croisez les pouces, appuyez les paumes l'une contre l'autre et pressez le haut des bras contre votre tête. Expirez, étirez-vous, puis redescendez les bras en tirant sur votre dos. Lorsque vous arrivez au niveau des épaules, tournez les paumes vers le bas. Posez les médius par terre. Recommencez.

>> La pagode

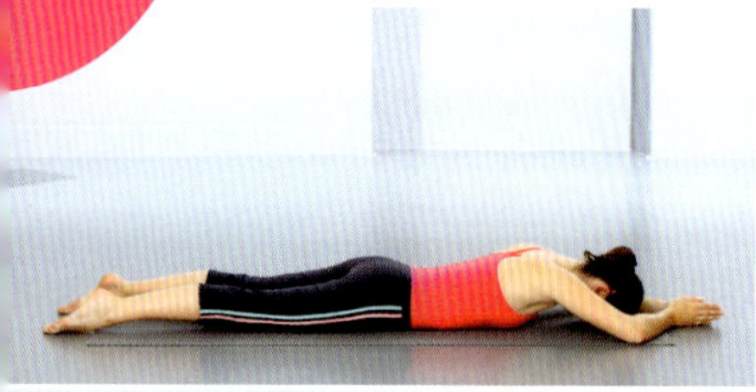

17 Allongez-vous à plat ventre. Imaginez l'eau d'une piscine (voir p. 17). Joignez les mains au-dessus de votre tête, au sol, les coudes fléchis. Serrez les côtes de façon à solliciter le plexus solaire. Fléchissez sur le bout des orteils. Faites des « sourires » (voir p. 16).

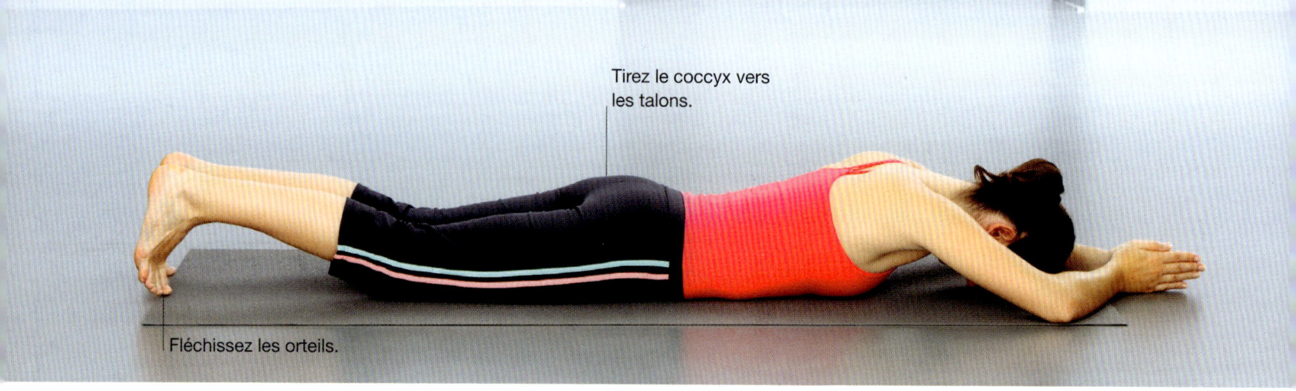

18 Inspirez, puis expirez en levant les mains et les épaules, tout en tendant les jambes pour décoller les genoux du sol. Gardez la position pendant 2 respirations, puis expirez et relâchez les bras et les jambes. Recommencez.

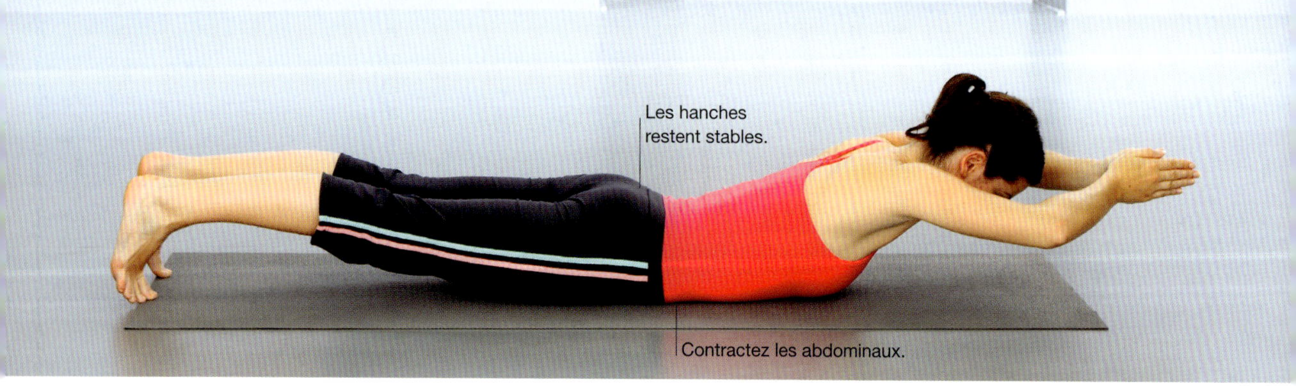

>> **Bras et jambes** tendus

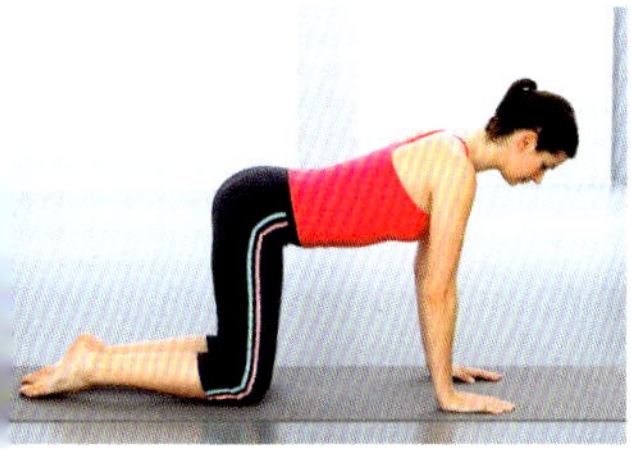

19 Mettez-vous à quatre pattes. Imaginez l'eau d'une piscine (voir p. 17). Gardez les coudes légèrement fléchis. Expirez et faites glisser le deuxième orteil du pied droit derrière vous jusqu'à ce que la jambe soit tendue. En même temps, faites glisser en avant le médius gauche sur le sol jusqu'à ce que le bras soit tendu.

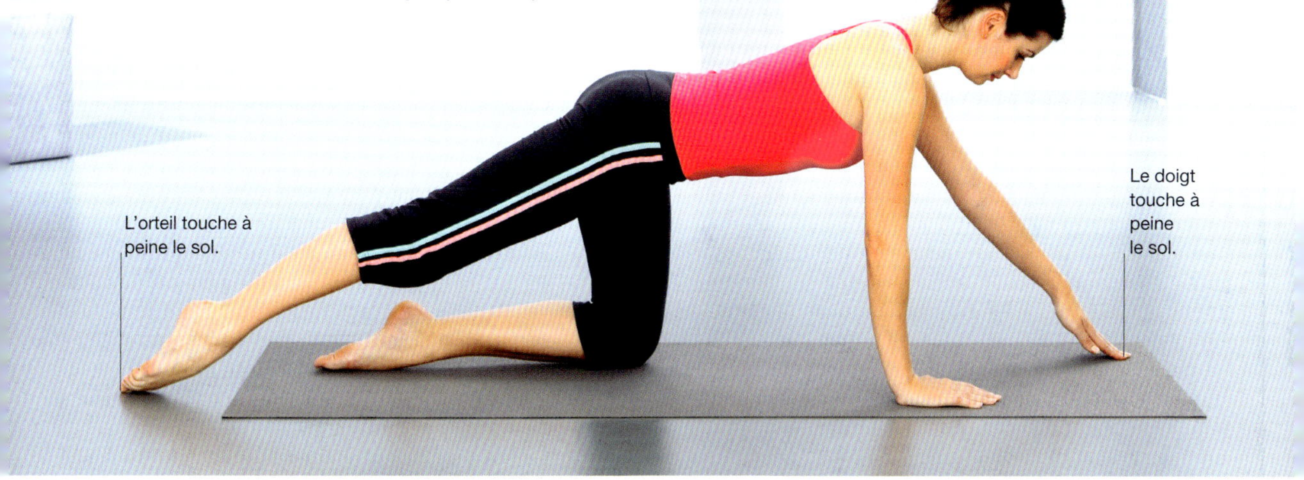

20 Expirez et levez la jambe droite et le bras gauche à l'horizontale. Gardez la position, inspirez, puis expirez en ramenant le bout du doigt et de l'orteil vers le sol. Tirez bien sur le bras et la jambe et recommencez. Respirez et baissez le bras et la jambe. Recommencez de l'autre côté.

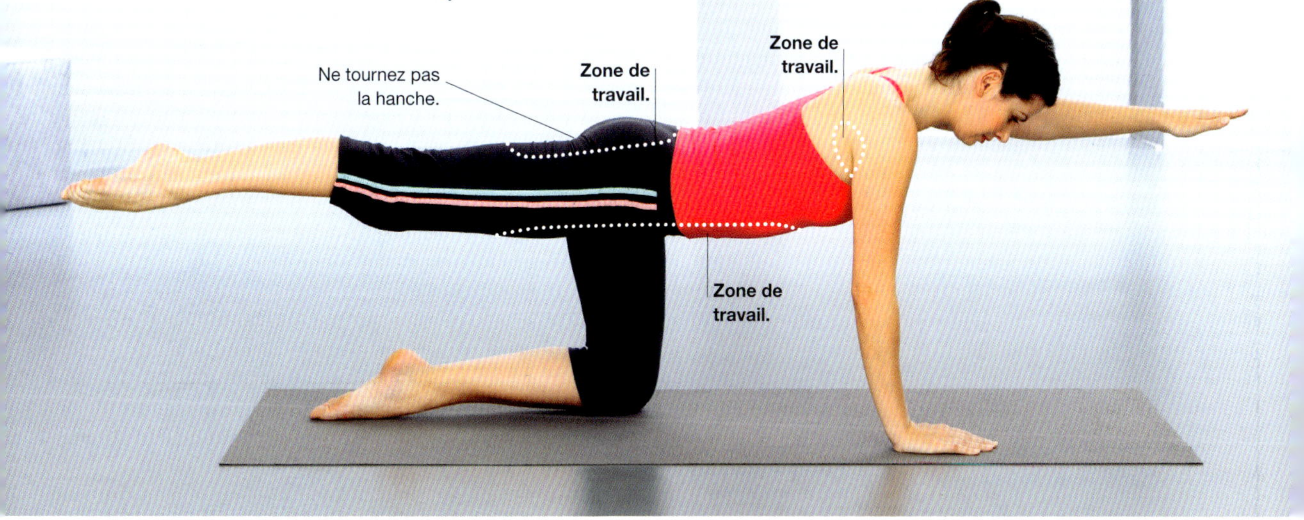

Planches et pompes

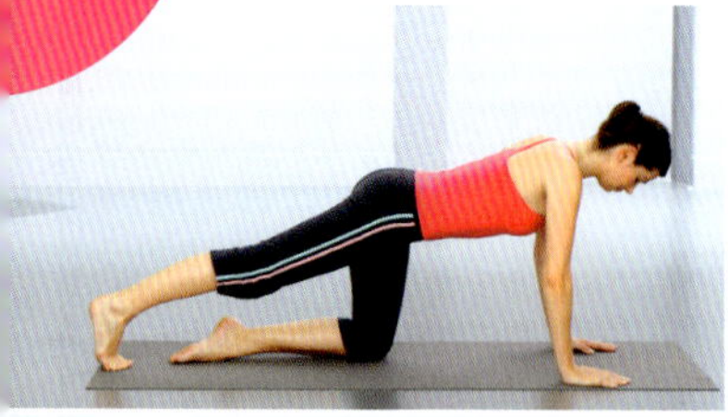

21 Restez à quatre pattes. Imaginez l'eau d'une piscine et imaginez que des mains vous prennent en sandwich (voir p. 17). Expirez, tendez la jambe droite derrière vous et tenez-vous sur la pointe du pied de façon que tout votre dos soit droit. Expirez et tendez la jambe gauche derrière vous. Vous êtes en planche.

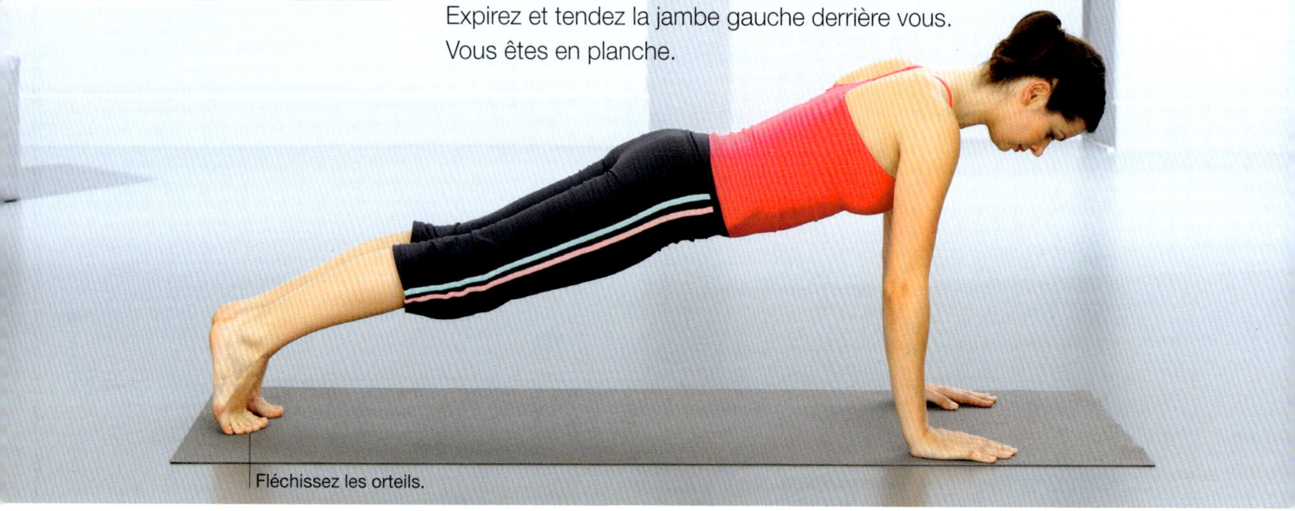

22 Inspirez, pliez les coudes et descendez en pompes. Faites des « sourires » (voir p. 16). Expirez en gardant la position, inspirez, expirez puis remontez. Sentez que ce sont vos abdominaux qui vous ont soulevé. Revenez à quatre pattes en commençant par remonter les hanches. Refaites l'exercice.

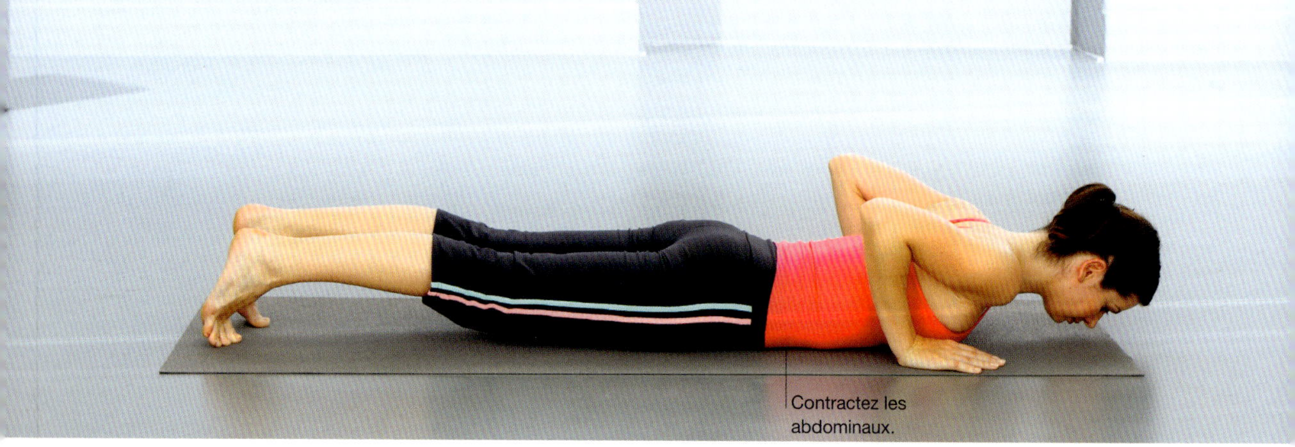

Développer le dos

>>

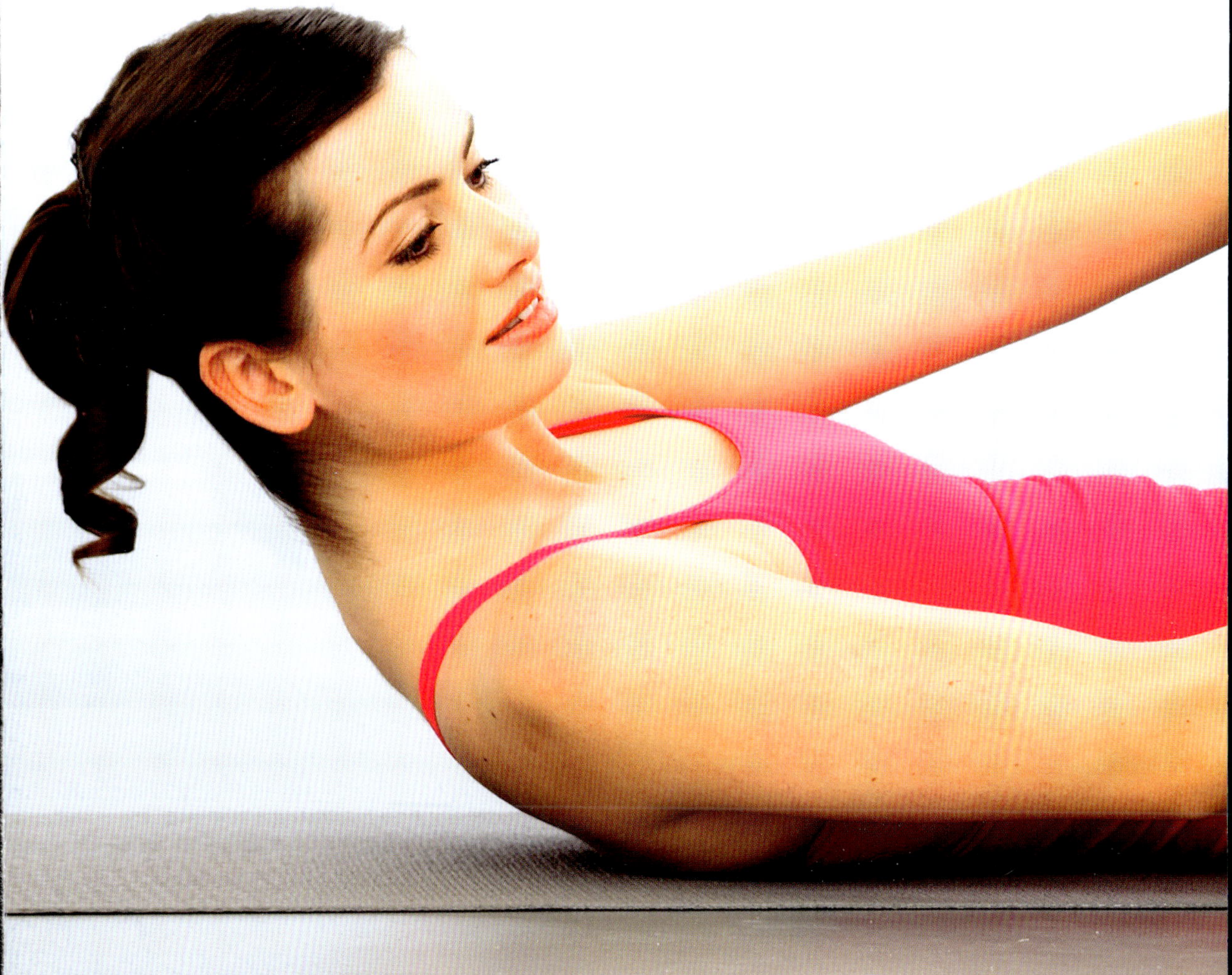

Développer le dos en un coup d'œil

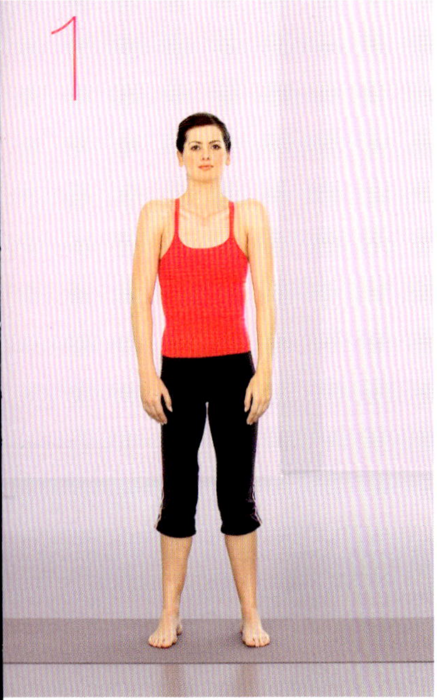

▲ **Rotations** des épaules, page 22

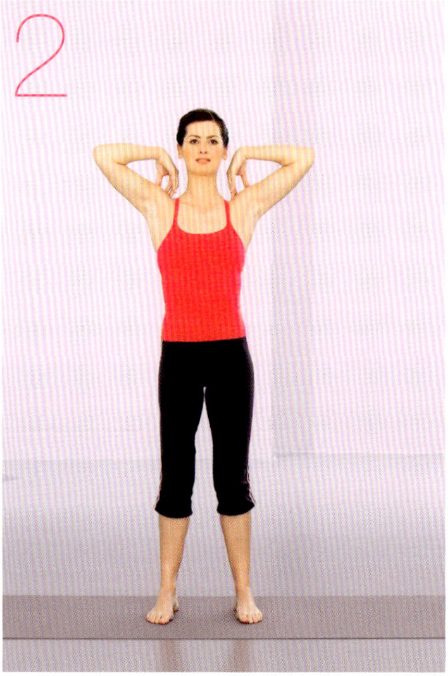

▲ **Rotations** des épaules, page 22

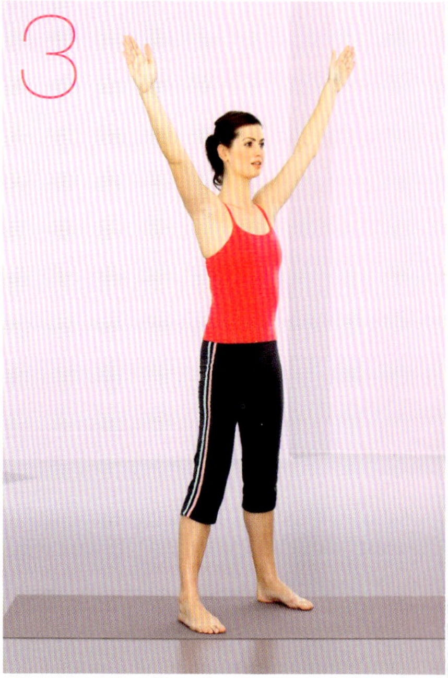

▲ **Bâillement** corporel, page 23

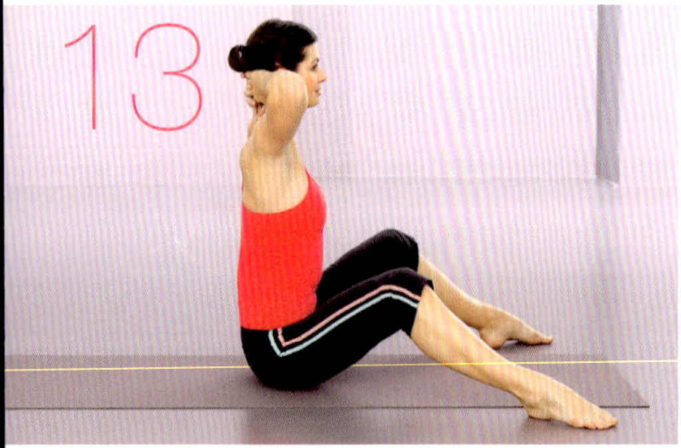

▲ **Étirement latéral,** mains sur la nuque, page 28

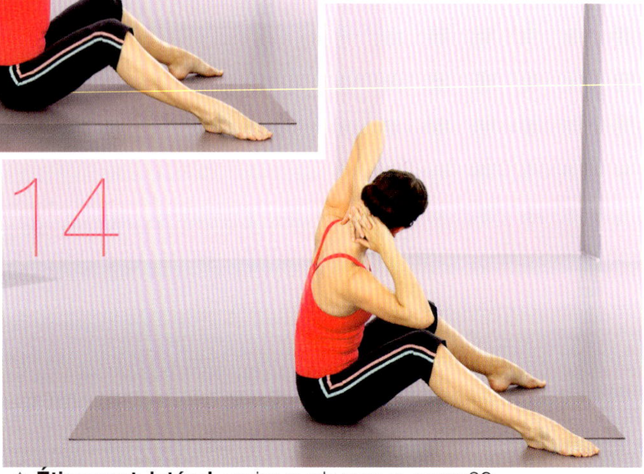

▲ **Étirement latéral,** mains sur la nuque, page 28

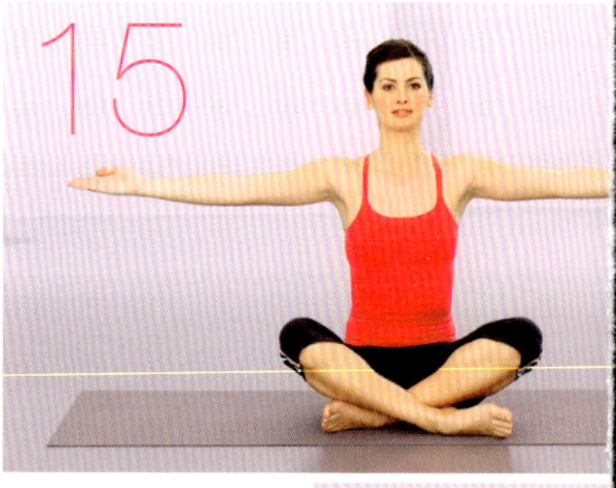

▲ **Pression** au-dessus de la tête, page 29

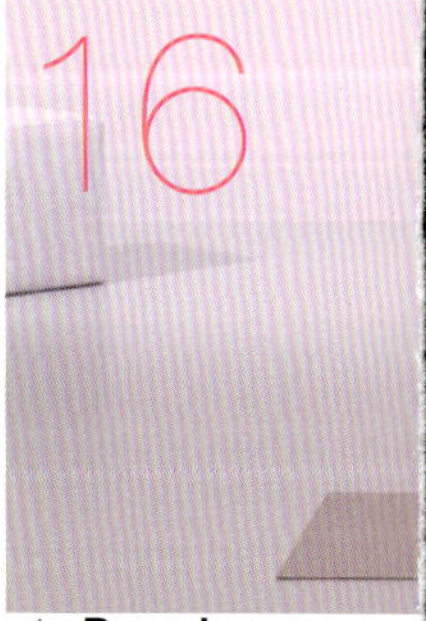

▲ **Pression** au-dessus de la tête, page 29

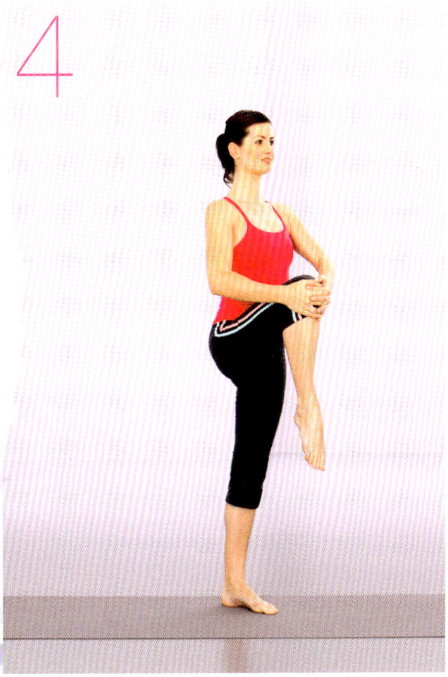

▲ **Bâillement** corporel, page 23

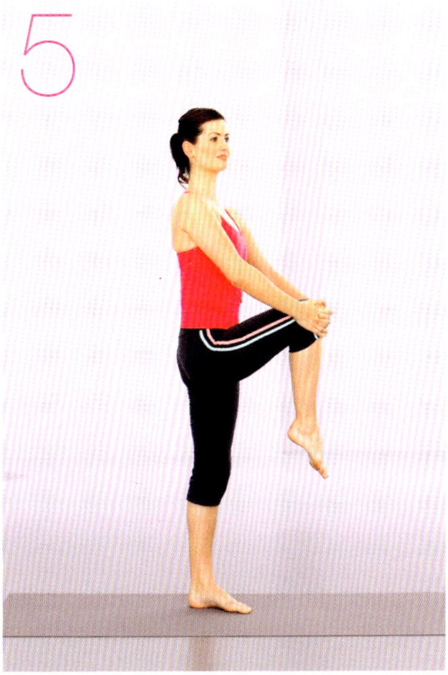

▲ **Cercles** du genou, page 24

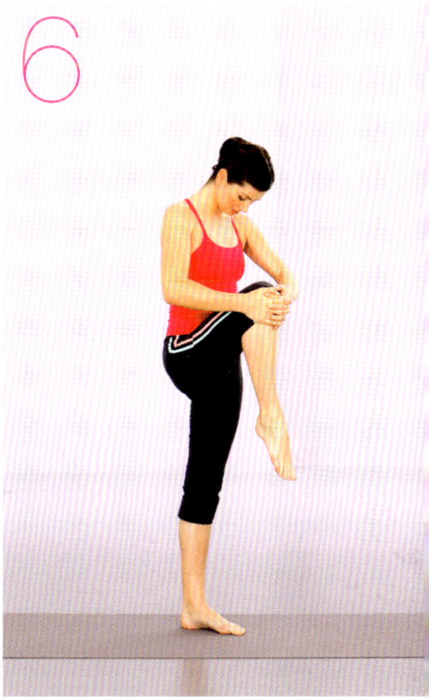

▲ **Cercles** du genou, page 24

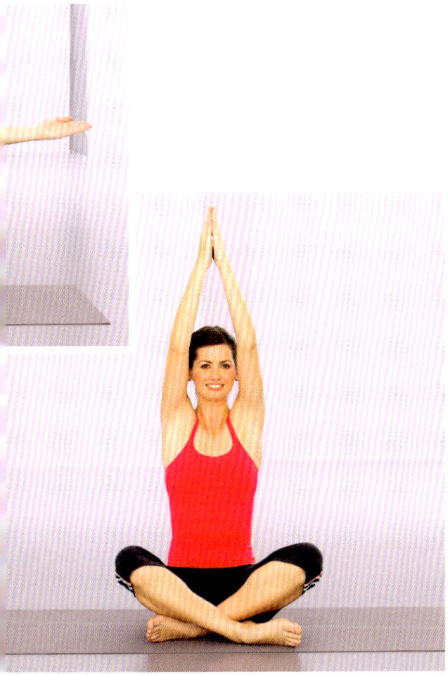

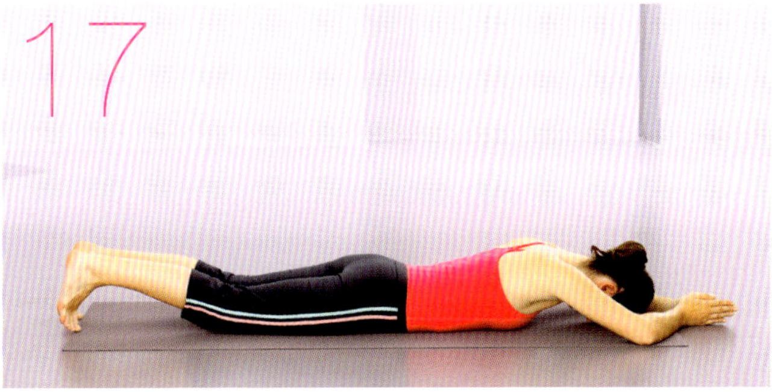

▲ **La pagode,** page 30

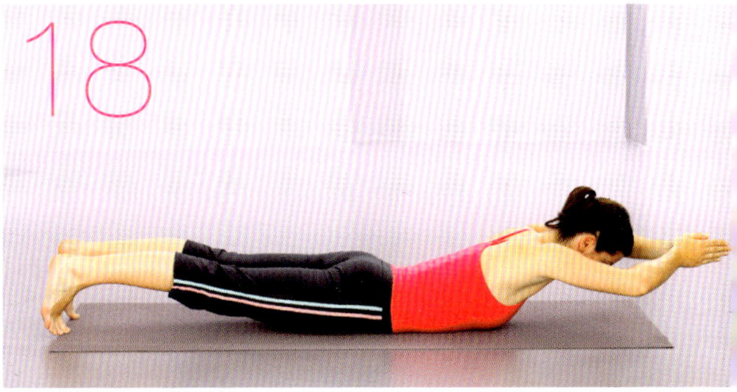

▲ **La pagode,** page 30

>> **Les ailes** d'ange

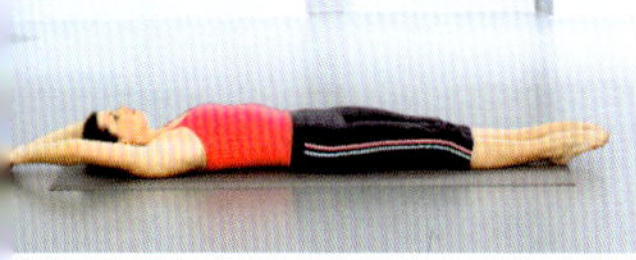

23 Allongez-vous sur le dos, bras au-dessus de votre tête, au sol. Quand vous inspirez, sentez l'air emplir vos poumons. Éloignez vos chevilles de votre tête et étirez-vous. Expirez et faites des ailes d'ange avec les bras en glissant les mains vers les hanches. Fléchissez les genoux, levez les pieds et ramenez-les vers les hanches.

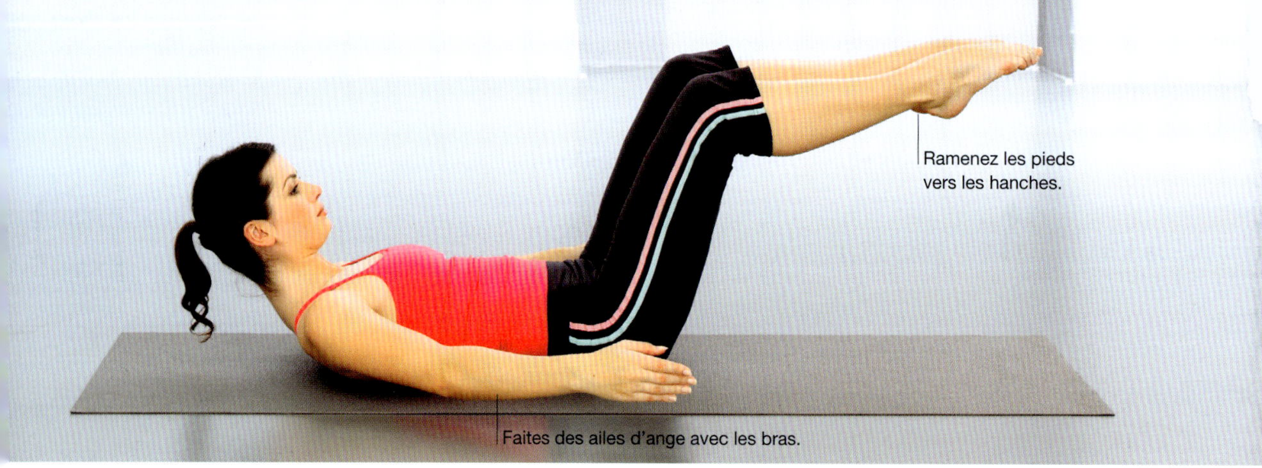
Ramenez les pieds vers les hanches.
Faites des ailes d'ange avec les bras.

24 Attrapez vos talons en vous roulant en boule. Inspirez, reposez les hanches et les jambes par terre, et recommencez 3 fois. Gardez et intensifiez la position en boule en contractant les abdominaux, puis relâchez au sol.

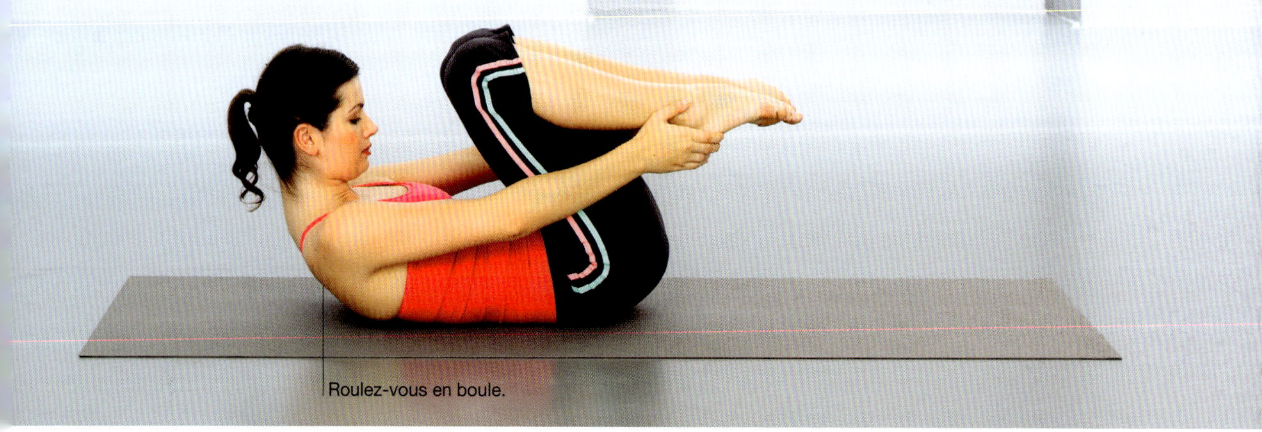
Roulez-vous en boule.

15 minutes **Bilan**

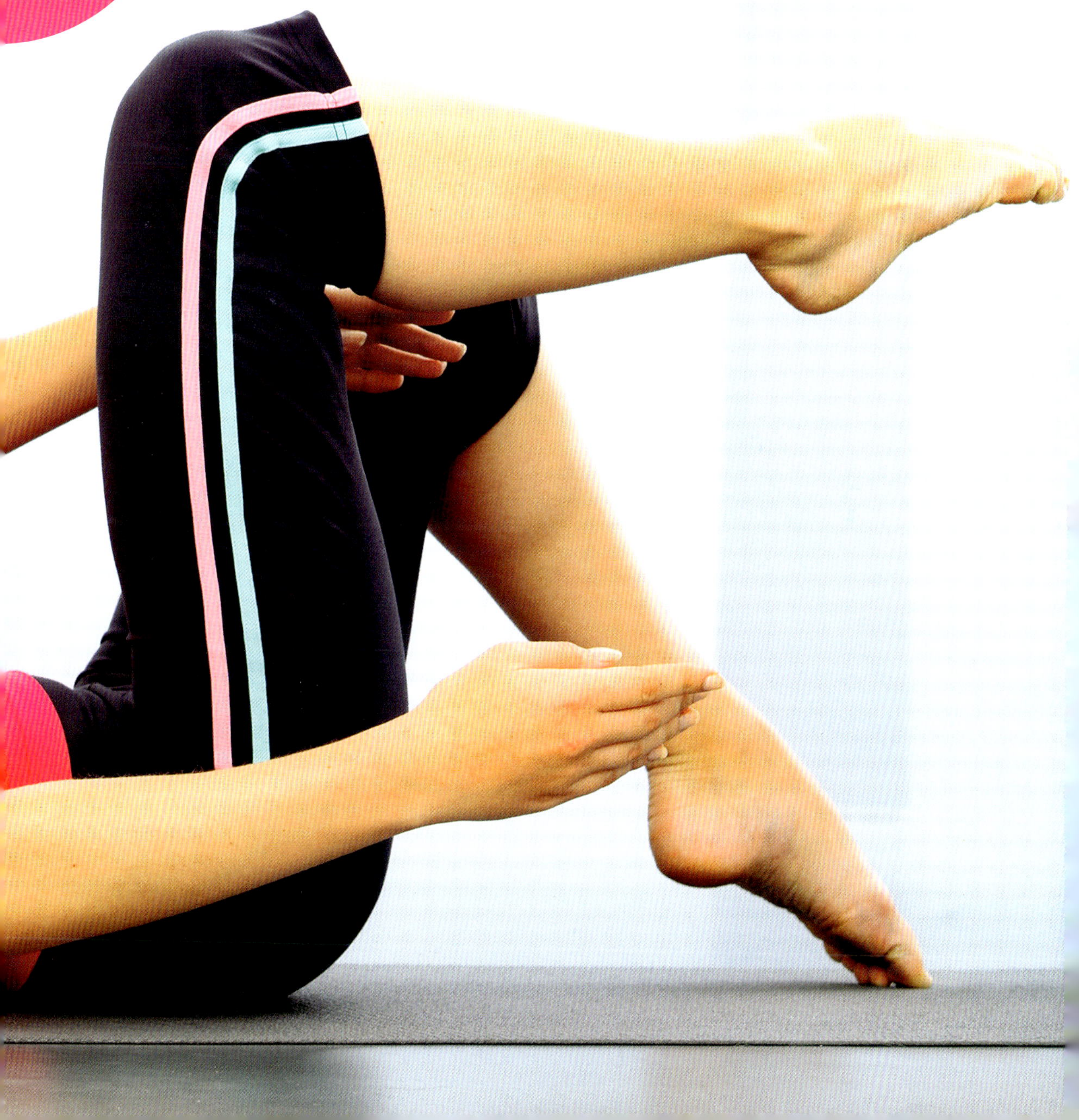

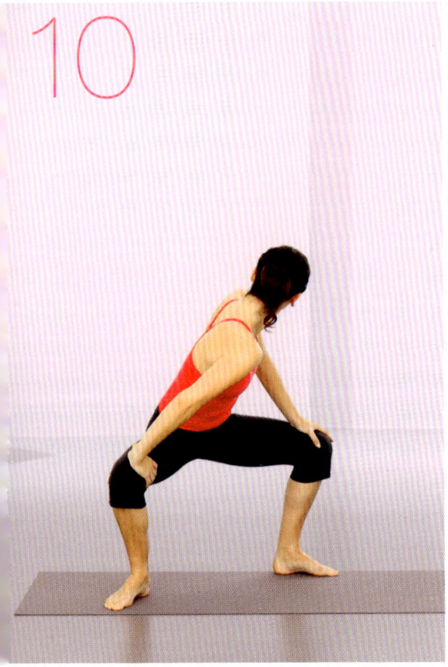

▲ **Flexion** et étirement opposé, page 26

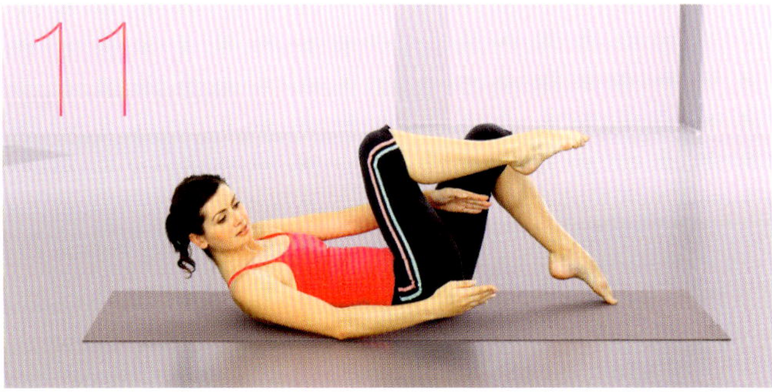

▲ **Toucher** des orteils, page 27

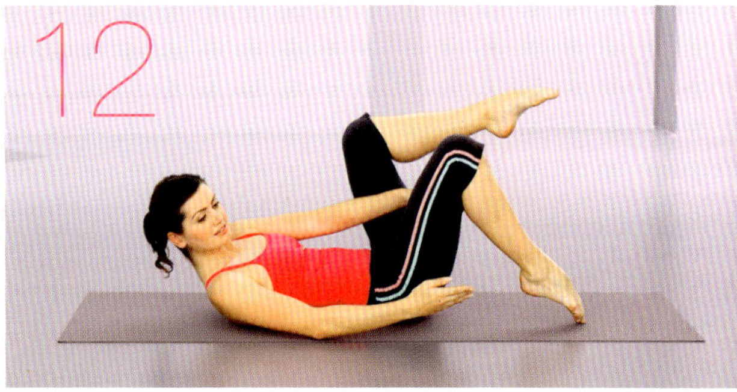

▲ **Toucher** des orteils, page 27

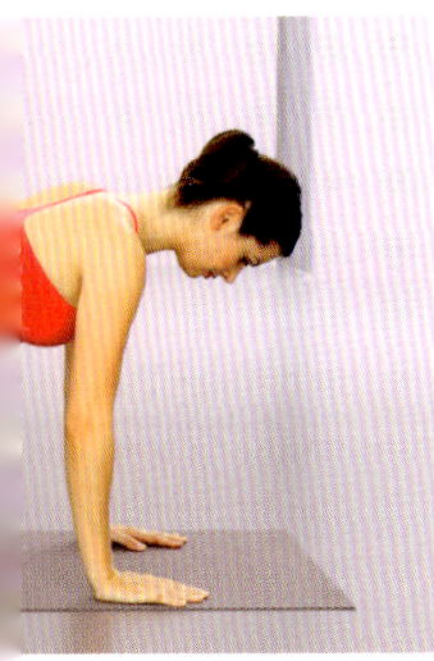

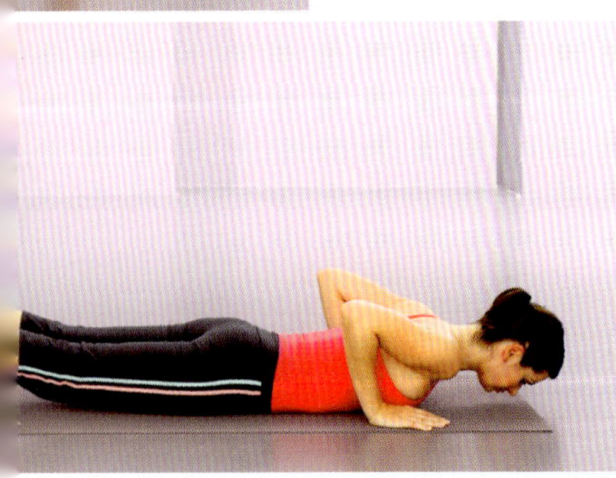

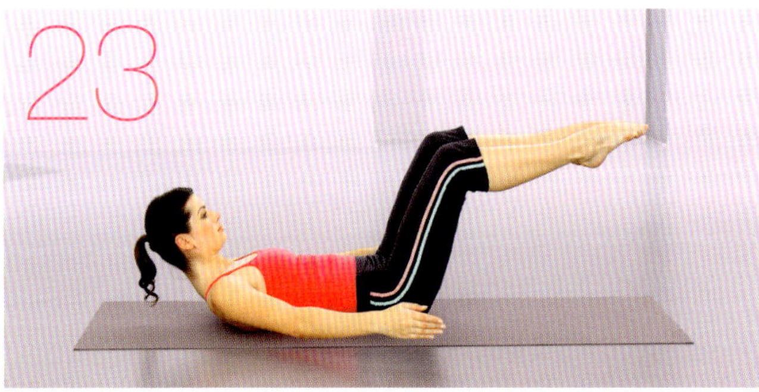

▲ **Les ailes** d'ange, page 33

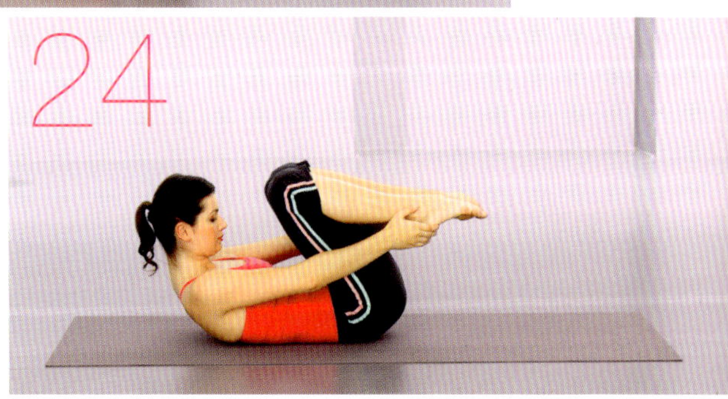

▲ **Les ailes** d'ange, page 33

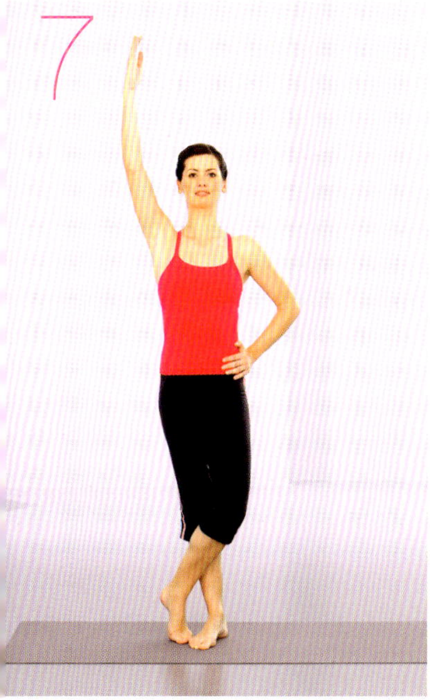

▲ **Étirement** latéral 1, page 25

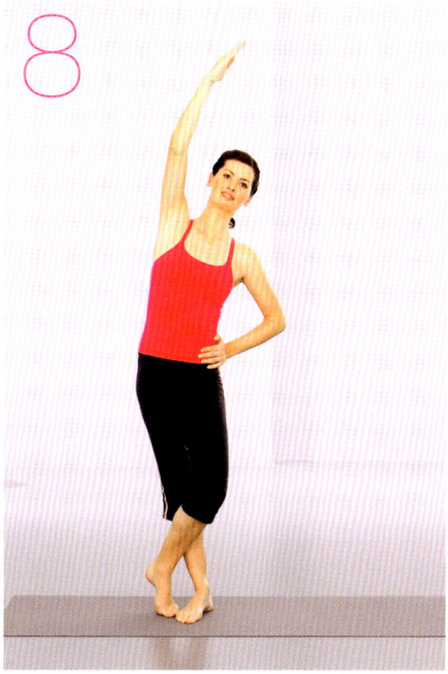

▲ **Étirement** latéral 1, page 25

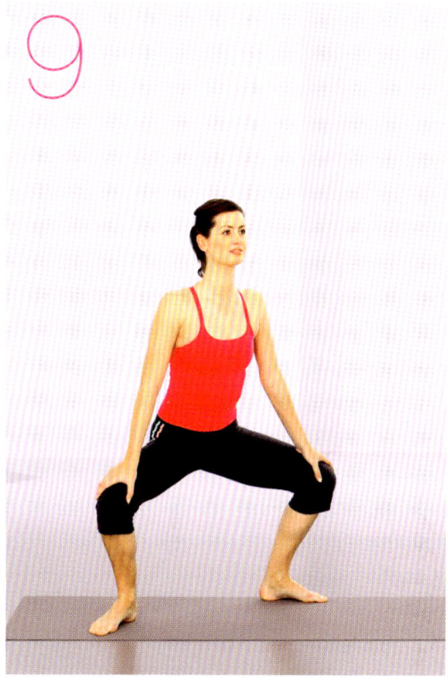

▲ **Flexion** et étirement, page 26

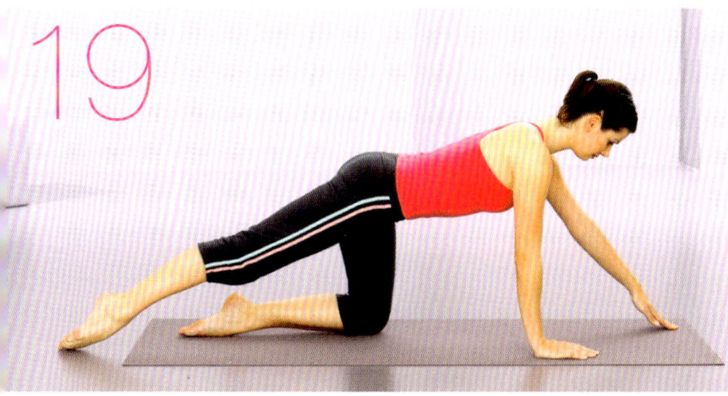

▲ **Bras et jambes** tendus, page 31

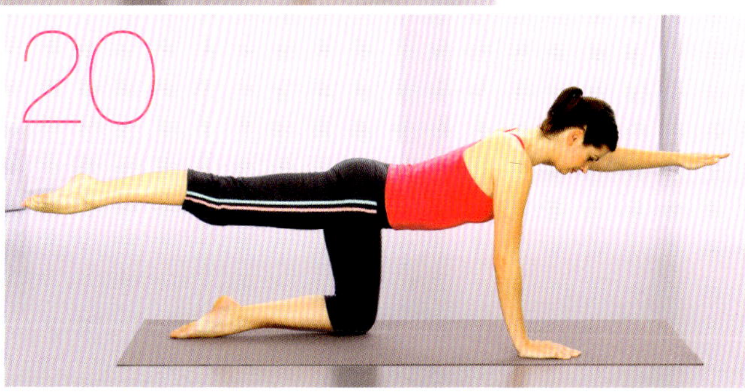

▲ **Bras et jambes** tendus, page 31

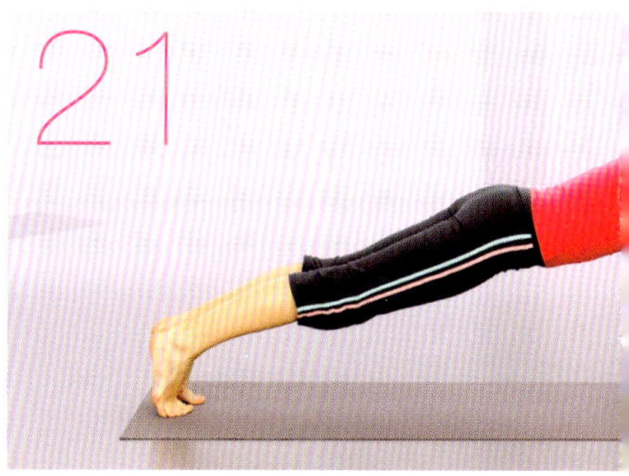

▲ **Planche,** et pompes, page 32

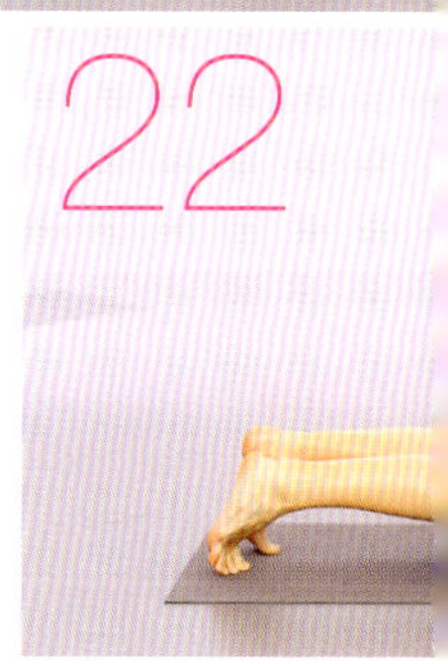

▲ **Planche,** et pompes, page 32

>> **Foire** aux questions

Avant de pouvoir développer votre dos, vous devez apprendre à en sentir chaque partie. Voici quelques conseils pour vous y aider et pour vous permettre d'avoir un dos bien droit. Vous verrez : on remarquera votre nouveau maintien et on vous complimentera peut-être sur votre silhouette ! Un dos bien droit allonge le buste.

>> Pourquoi les **Flexion et étirement** sont-ils si importants ?

Parce qu'ils aident à prendre conscience du bas du tronc. Tout le monde peut facilement sentir sa colonne vertébrale au niveau de la taille, mais la plupart d'entre nous ont besoin d'aide pour arriver à percevoir ce qui se passe dans le bas du bassin. Pour développer votre dos, vous devez le sentir sur toute sa longueur. Au début, vous aurez l'impression que les Flexion et étirement ne font qu'étirer l'intérieur des cuisses, mais avec le temps vous serez capable de descendre encore plus bas et de rapprocher vos fesses du sol. Dans cette position, la torsion ouvre les côtés droit et gauche de l'arrière de la cage thoracique, assouplissant le milieu du dos, qui est chroniquement raide.

>> **Toucher des orteils** n'est-il qu'un exercice pour les abdominaux ou fait-il travailler d'autres parties du corps ?

S'il semble que Toucher des orteils ne met que les abdominaux en jeu, il sollicite cependant aussi d'autres parties du corps, renforçant le dos et les muscles fléchisseurs des hanches. Et quand vous êtes debout ou que vous marchez, il apprend à utiliser le dos plutôt que les cuisses. Quand on se sert des cuisses au lieu du dos, celui-ci s'affaiblit et fait pencher le corps en avant à partir des hanches, donnant une silhouette massive et voûtée.

>> En quoi les **étirements latéraux** sont-ils bons pour le dos ?

Ils en font travailler les deux côtés. La technique utilisée pour les étirements latéraux de ce programme est excellente parce qu'elle sollicite les obliques ainsi que les paraspinaux – longs muscles semblables à des lanières situés de chaque côté du dos. Les muscles se tendent lorsqu'ils se raccourcissent, mais aussi lorsqu'ils s'allongent de l'autre côté, quand on se penche. Ce sont les tensions produites lors de l'élongation des muscles qui renforcent le plus le dos.

>> Quand je fais **Bras et jambe tendus**, je sens que mon dos se creuse. Avez-vous un conseil à me donner ?

Bras et jambe tendus peut paraître simple, mais si vous voulez avoir une bonne position du dos, il faut être vigilant. Faites attention à toutes les indications avant de quitter la position de départ : il est en effet très facile de relâcher le ventre une fois que les membres commencent à bouger, ce qui est un signe de faiblesse du tronc. Imaginez que l'eau d'une piscine appuie sur votre ventre. Contractez les abdominaux et tendez bien le bras et la jambe opposés avant de les lever.

>> Au secours ! Je ne vois pas comment la **Pression au-dessus de la tête** peut développer mon dos si je ne me courbe pas.

La Pression au-dessus de la tête est très efficace pour développer les muscles posturaux du dos, situés en profondeur. Cet exercice aide aussi à apprendre ce qu'est la position debout correcte. Imaginez que votre dos est un accordéon : quand l'accordéon est plein d'air, il s'allonge ; quand l'air s'en va, il se dégonfle et on peut voir les soufflets. Il en va quasiment de même pour la cage thoracique. Les bras, qui sont très lourds, aident à faire baisser la cage thoracique (accordéon qui se dégonfle). Essayer de s'asseoir aussi droit que possible avec le poids des bras qui tire vers le bas est excellent pour la posture. Je vous recommande de vous asseoir droit deux fois par jour, même sans le poids des bras : à votre ordinateur ou en voiture, par exemple. Vous serez surpris de l'amélioration de votre posture !

>> Je sens mon dos se décoller du sol quand j'effectue **Les ailes d'ange**. Est-ce permis ?

Souvent, l'arrière de la cage thoracique est très raide, et l'on est incapable de le plaquer au sol en même temps que la taille. Pour progresser avec cet exercice, il faut arriver à stabiliser suffisamment le dos afin qu'il touche entièrement par terre : thorax, taille et bassin. Si vous persévérez pendant deux mois, vous y parviendrez. Veillez à bien effectuer l'étape finale de cet exercice, qui consiste à tenir vos talons tout en ramenant les épaules vers les genoux : cela vous aidera à étirer les parties du dos nécessaires pour pouvoir le plaquer complètement par terre.

15 minutes

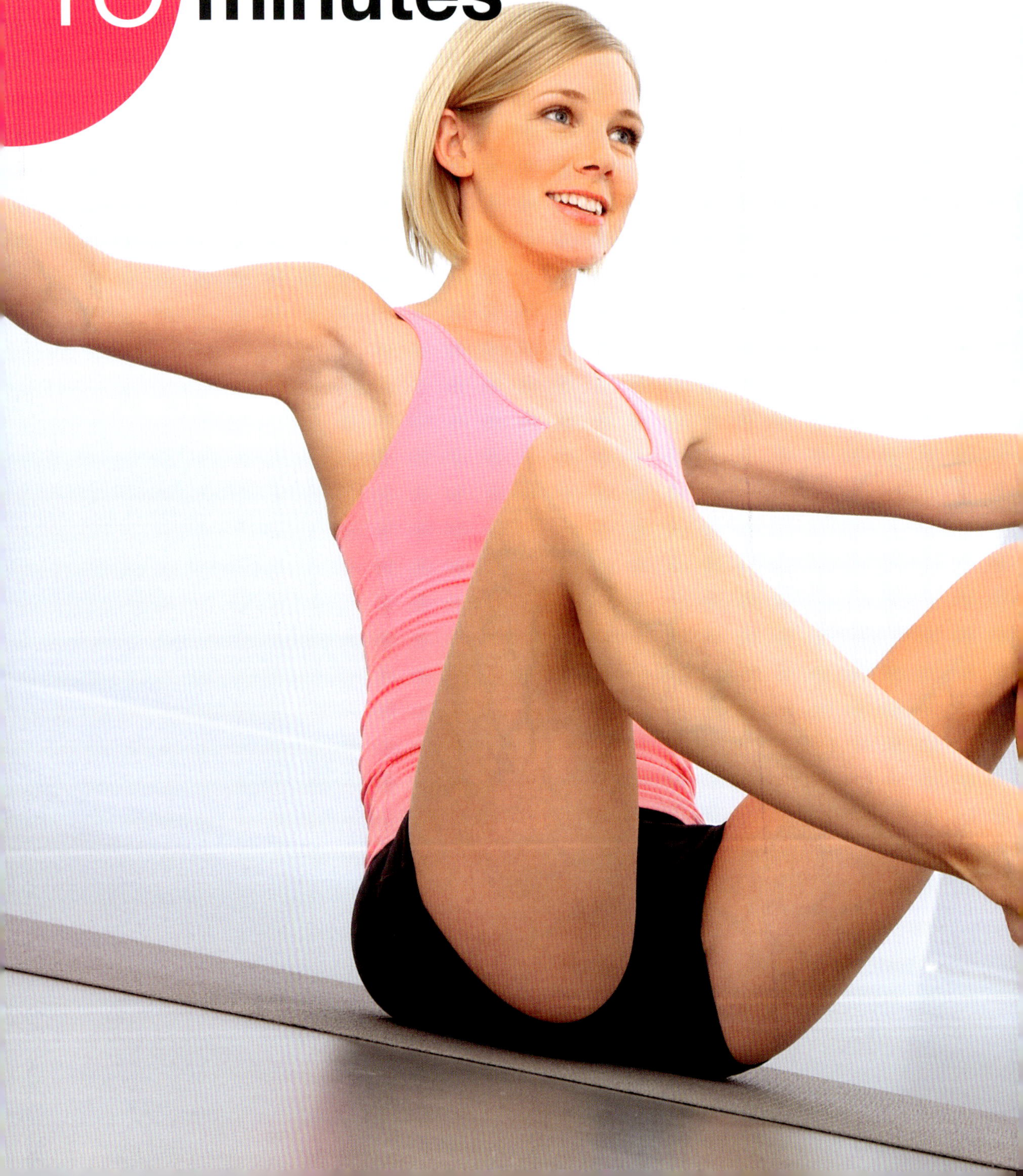

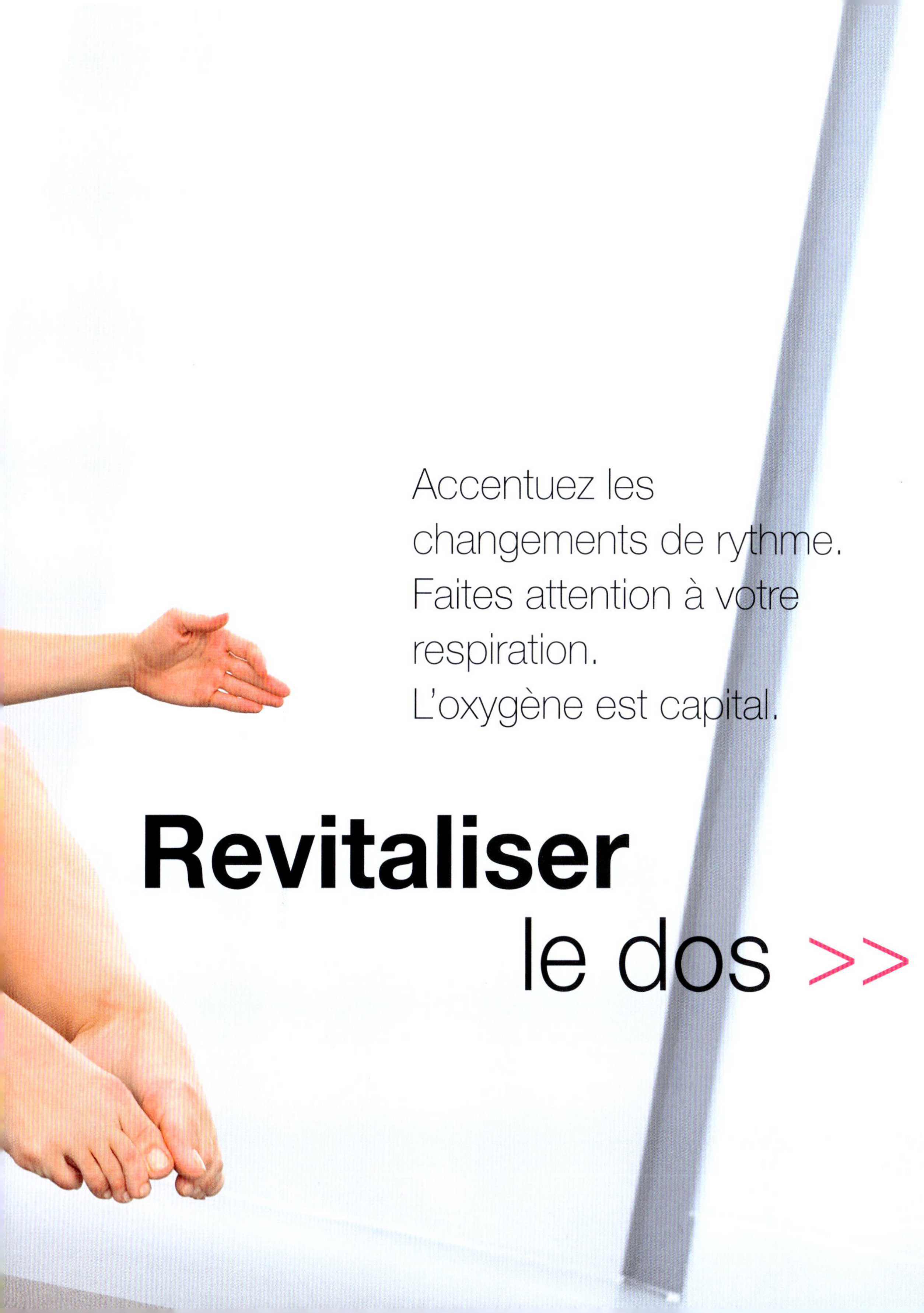

Accentuez les changements de rythme. Faites attention à votre respiration. L'oxygène est capital.

Revitaliser le dos >>

>> **Revitaliser** le dos

Nous vivons tous plus longtemps que jadis et nous désirons tous rester en bonne santé. La clé est de régénérer et de renouveler régulièrement les cellules de notre corps en mangeant bien et en faisant de l'exercice. Revitaliser le dos est essentiel pour garder la forme : cela nous permet de demeurer actifs aussi longtemps que possible.

« Revitaliser » signifie littéralement « redonner la vie, redonner de la vitalité ». C'est grâce à la respiration que nous y parvenons. Les poumons nous permettent de nous oxygéner en abondance. Dans ce programme, les techniques de respiration varient de façon à favoriser cette oxygénation, et différents rythmes et cadences sont utilisés. Les exercices guideront votre respiration, mais souvenez-vous d'inspirer par le nez et d'expirer doucement par la bouche. N'inspirez pas avec force au point de fermer les deux narines. Elles doivent rester ouvertes et laisser l'air entrer et sortir de la cavité nasale en douceur. Quand vous expirez, essayez de produire le son « ha ».

Les exercices

Ce programme de revitalisation comporte de nombreuses répétitions rapides afin de stimuler diverses parties du corps. La structure des exercices constitue la base des rythmes qui réguleront vos respirations pendant vos séances. Remarquez que le Balancement des bras et que le Balancement de la jambe font tous deux penser à un rythme de valse. Le Step sur place a, lui, un rythme de marche, et les Cercles de la jambe sont rapides et intenses. Dans Se taper la poitrine, l'expiration doit toujours être vocalisée. En revanche, le « O » en équilibre se pratique avec une respiration douce et intériorisée.

Ce programme inclut aussi le Balancement sur le ventre, plus difficile, et l'un des exercices les plus ardus des planches : la Planche énergisante. Tous deux produisent de la chaleur interne et favorisent le processus de revitalisation. Pensez toutefois à ne pas dépasser vos limites ou, pis encore, à ne pas bloquer votre respiration. Si, au début, le Balancement sur le ventre vous semble difficile, vous pouvez le modifier en levant les mains et les pieds sans vous balancer. Modifiez la Planche énergisante en gardant la position sur les avant-bras sans lever le pied.

Inspirez maintenant profondément et régénérez-vous avec ces exercices. C'est comme si vous ouvriez une fenêtre et respiriez un bol d'air frais.

>> **Conseils pour** revitaliser le dos

- **Chaque exercice a un rythme naturel.** Pendant l'entraînement, accentuez ce rythme, comme si vous montriez à quelqu'un comment faire l'exercice.
- **Soyez attentif aux subtils changements** de votre respiration d'un exercice à l'autre. Laissez votre corps suivre le rythme. Parfois, chantonner en s'exerçant peut aider.
- **Inspirez par le nez.** Dirigez l'air vers le fond de votre gorge. Ouvrez les lèvres et expirez doucement par la bouche.
- **Modifiez éventuellement les exercices.** Vous pouvez garder la position du Balancement sur le ventre sans bouger, ou simplement maintenir la Planche énergisante sur 2 respirations.

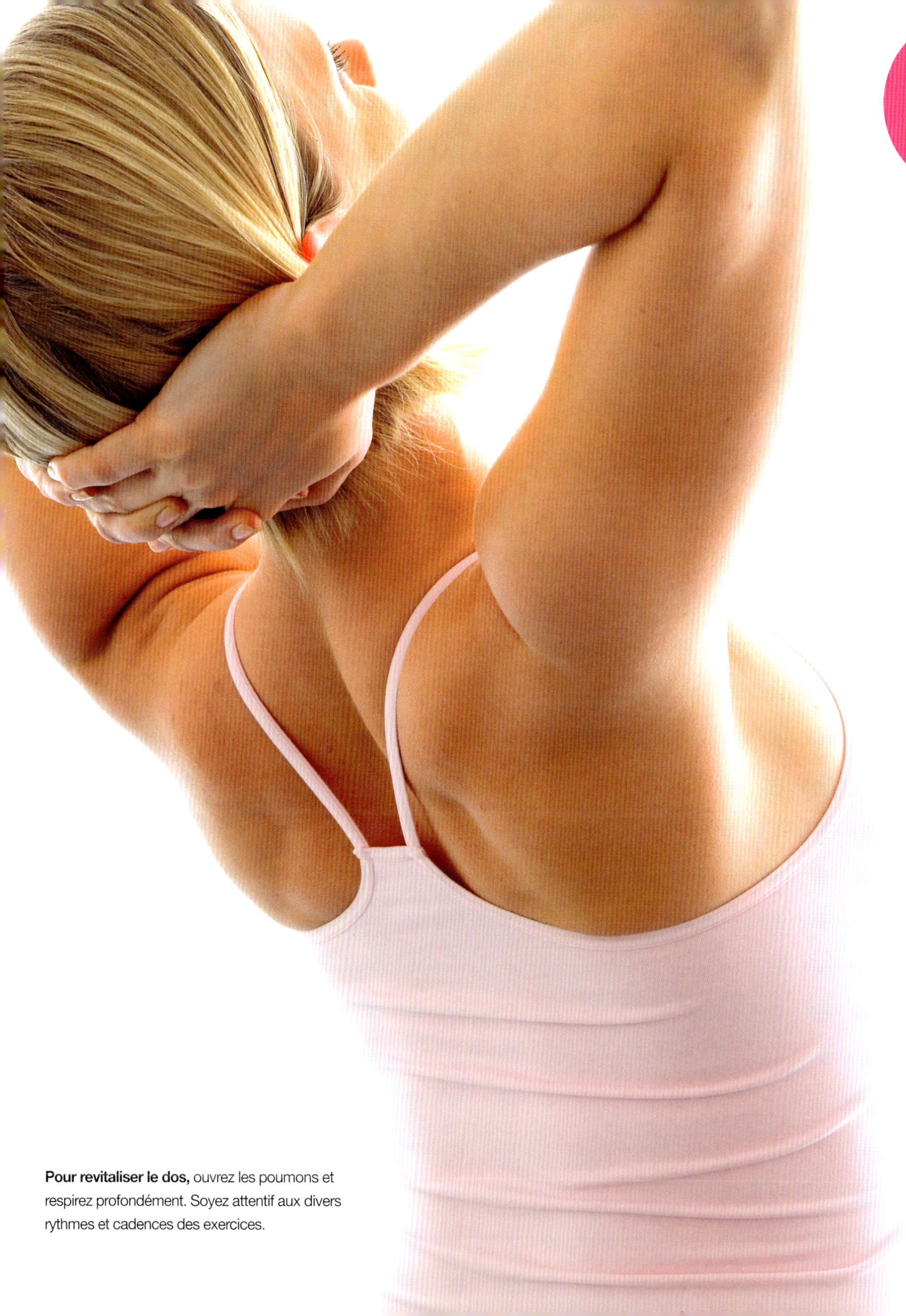

Pour revitaliser le dos, ouvrez les poumons et respirez profondément. Soyez attentif aux divers rythmes et cadences des exercices.

>> **Balancement** des bras

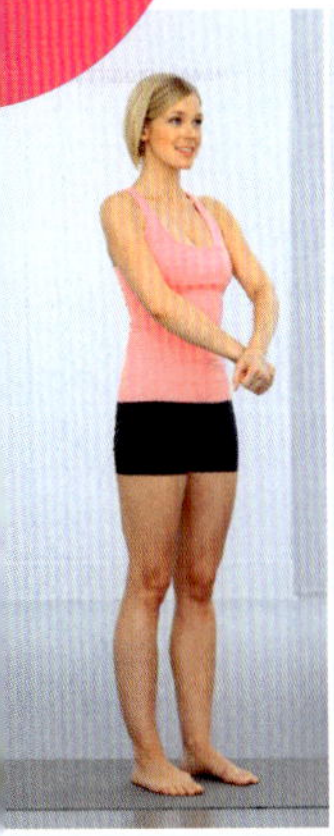

1 Écartez les pieds d'un peu plus que la largeur des épaules, les orteils légèrement vers l'extérieur. Remontez la fermeture Éclair du jean (voir p. 17). Plantez fermement vos pieds dans le sol. Croisez les poignets devant vous, puis levez-les au-dessus de la tête, les paumes vers l'extérieur.

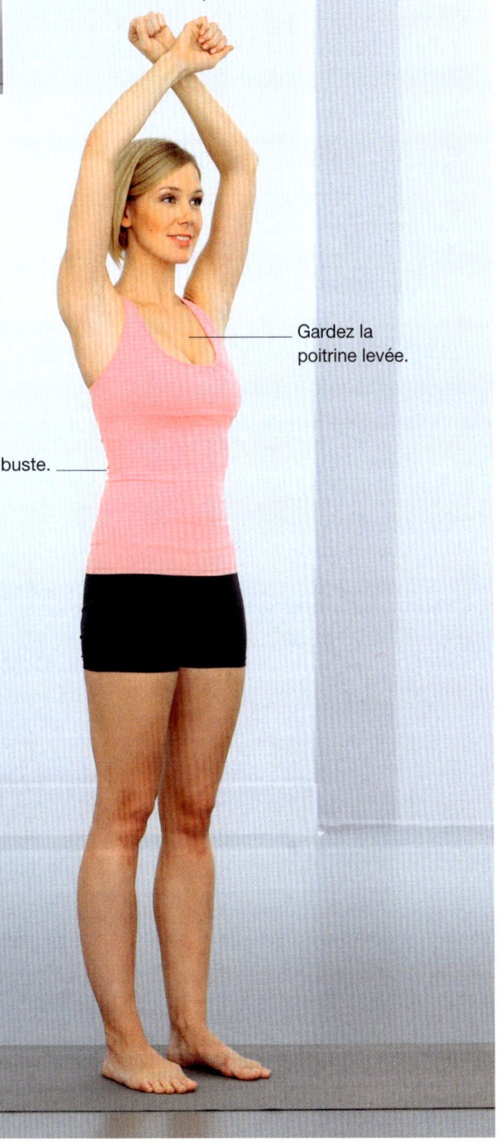
Gardez la poitrine levée.
Allongez le buste.

2 Croisez les mains derrière les hanches. Balancez rythmiquement les bras vers le haut puis vers le dos 8 fois de suite.

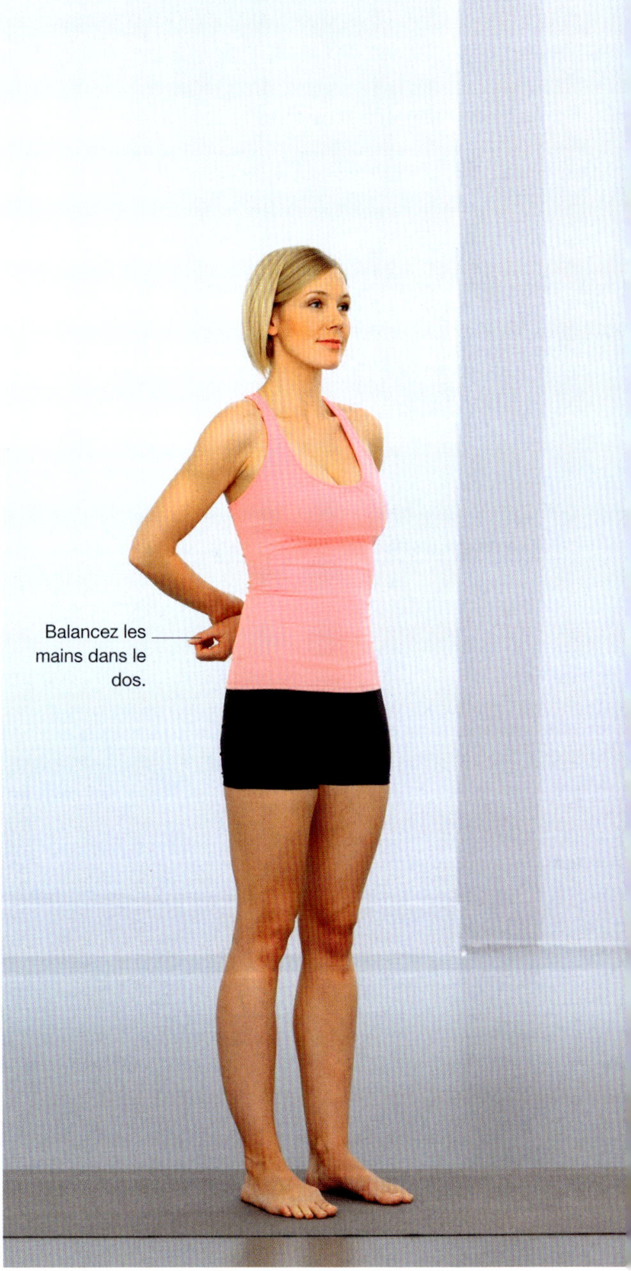
Balancez les mains dans le dos.

>> **Balancement** de la jambe

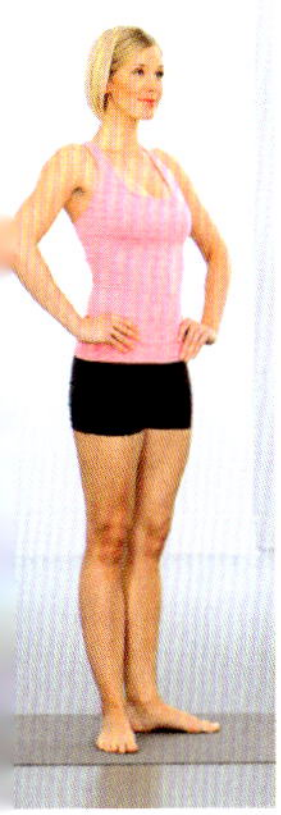

3 Tenez-vous droit, talons joints, mains sur les hanches. Restez en équilibre sur la jambe droite en vous tenant éventuellement à un meuble. La hanche de la jambe droite doit être bien stable. Gardez la poitrine haute. Balancez le pied gauche devant vous comme si vous balayiez par terre.

4 Puis balancez le pied gauche vers l'arrière. Répétez ce mouvement vers l'avant et vers l'arrière 8 fois de façon fluide et rythmée. Prenez appui sur la jambe gauche et recommencez en balançant la jambe droite.

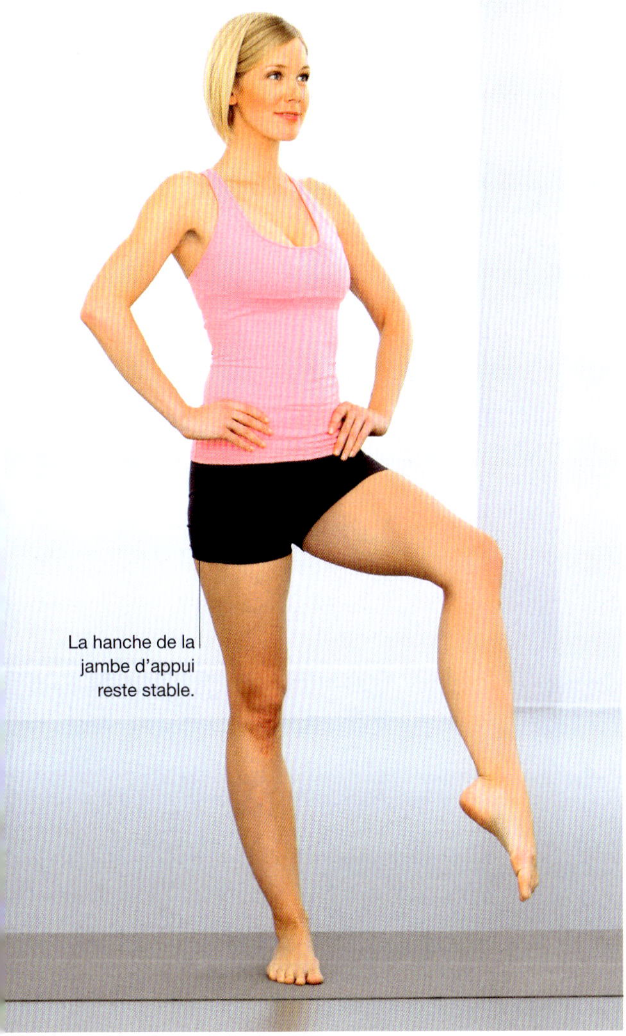

La hanche de la jambe d'appui reste stable.

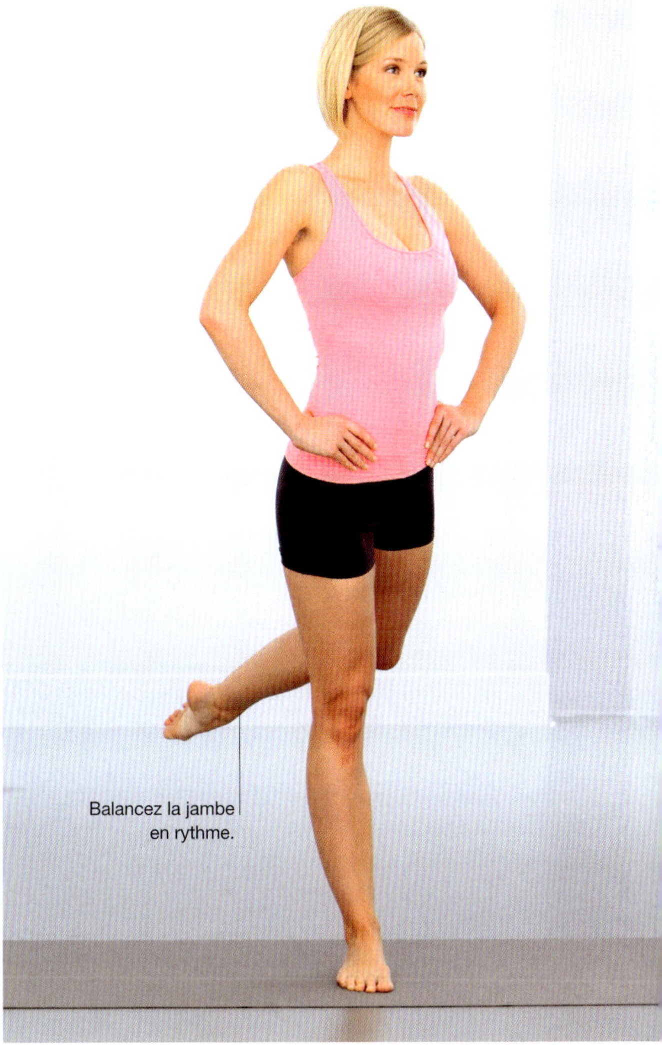

Balancez la jambe en rythme.

>> **Step** sur place

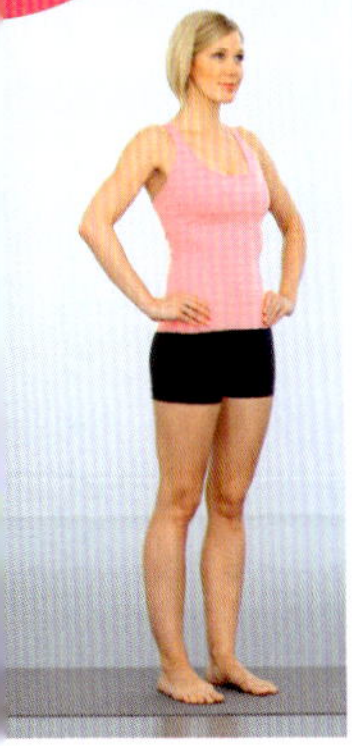

5 Tenez-vous droit, les pieds écartés d'un peu moins que la largeur des hanches, les mains sur les hanches. Alignez la tête et le bassin (voir p. 16). Imaginez que vous plaquez le nombril contre la colonne vertébrale (voir p. 17). Remontez la fermeture Éclair (voir p. 17) et montez sur la pointe des pieds.

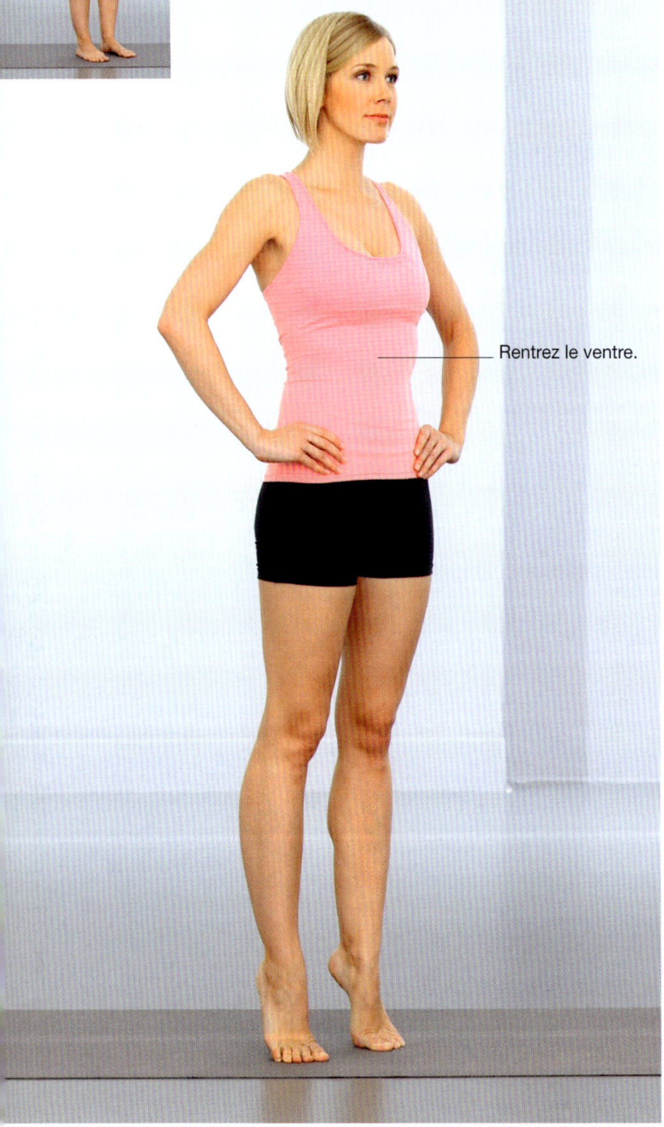
Rentrez le ventre.

6 Tirez la tête vers le haut en baissant le talon droit, puis remontez sur la pointe des pieds et baissez cette fois le talon gauche. Faites ce mouvement de step 32 fois.

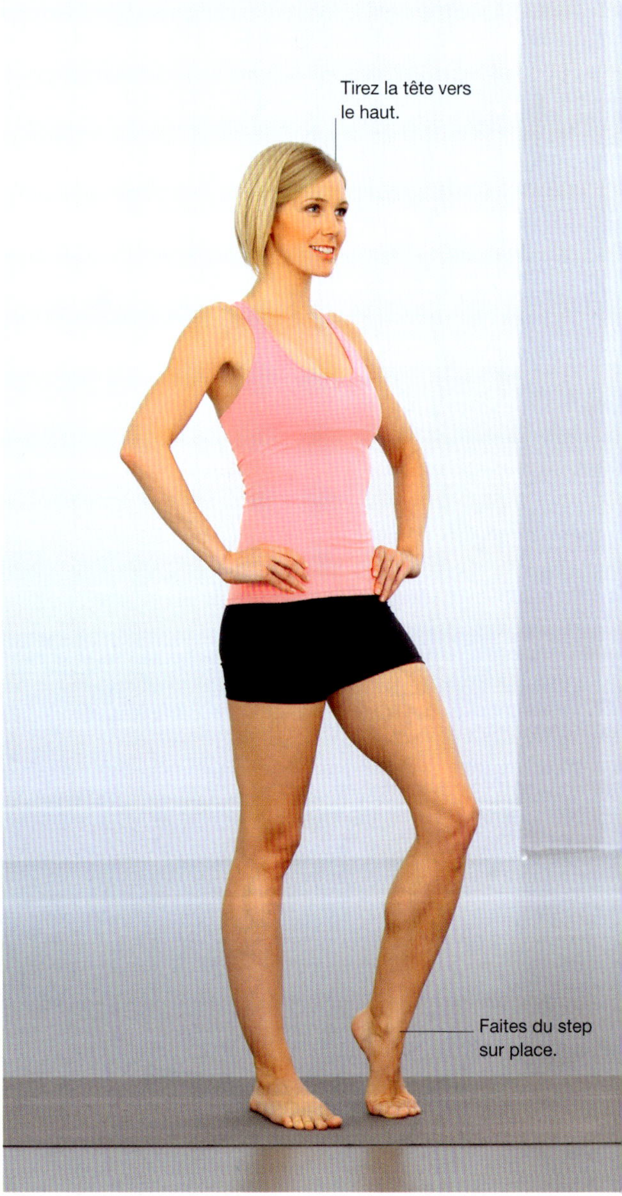
Tirez la tête vers le haut.
Faites du step sur place.

>> **Se taper** la poitrine

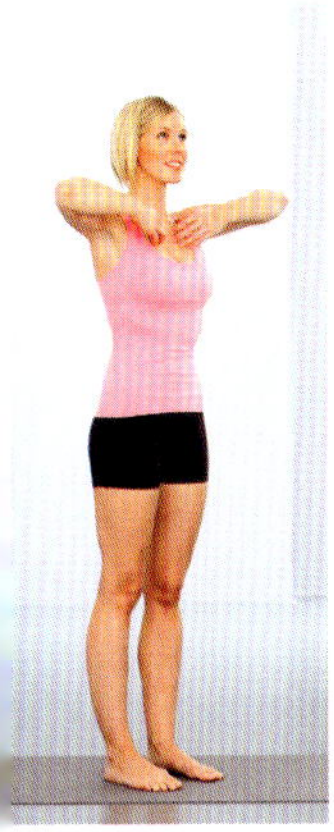

7 Tenez-vous droit, les pieds un peu moins écartés que la largeur des hanches. Alignez la tête et le bassin (voir p. 16) et imaginez que vous plaquez le nombril contre la colonne vertébrale (voir p. 17). Amenez les deux mains à la hauteur du sternum, puis tapez doucement sur celui-ci en expirant et en disant « ha ha ha ha. »

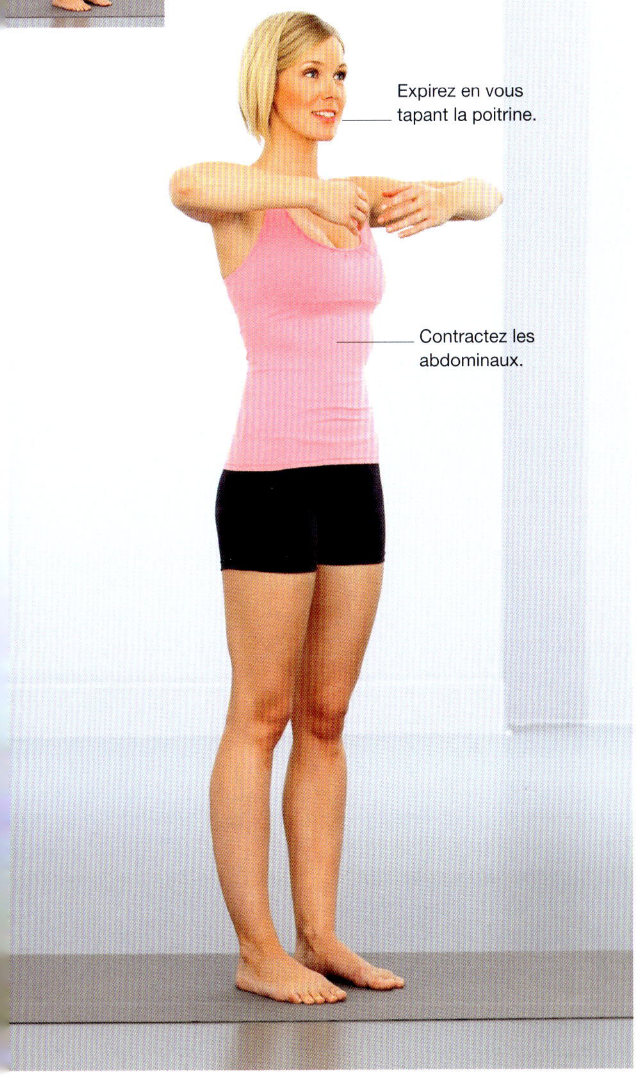

8 Inspirez en levant les bras en « V ». Ramenez les mains vers le sternum et Faites les deux mouvements 4 fois en alternant les « ha » en expirant et l'ouverture en « V » en inspirant.

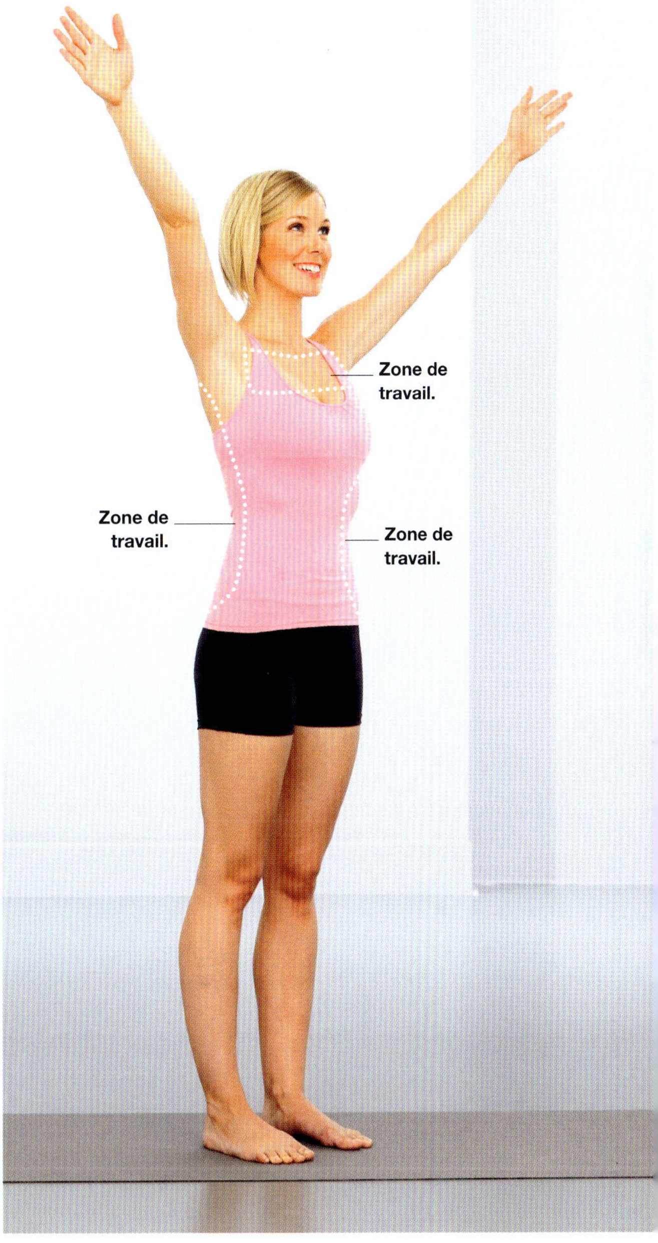

>> **Étirement** latéral 2

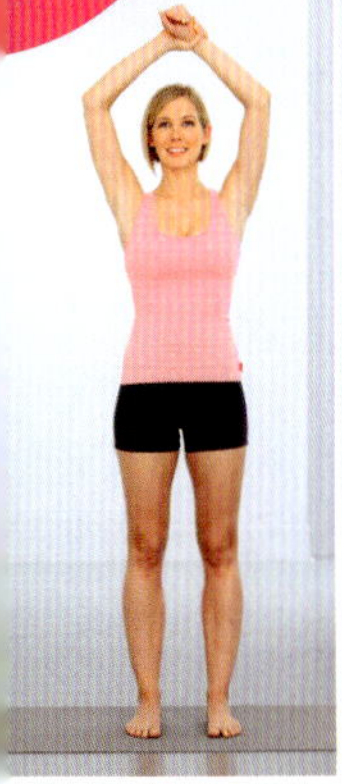

9 Tenez-vous droit, les bras fléchis au-dessus de la tête, les pieds écartés de la largeur des hanches. Plantez le pied gauche dans le sol en prenant le poignet gauche dans la main droite. Tirez le poignet vers le haut en vous grandissant.

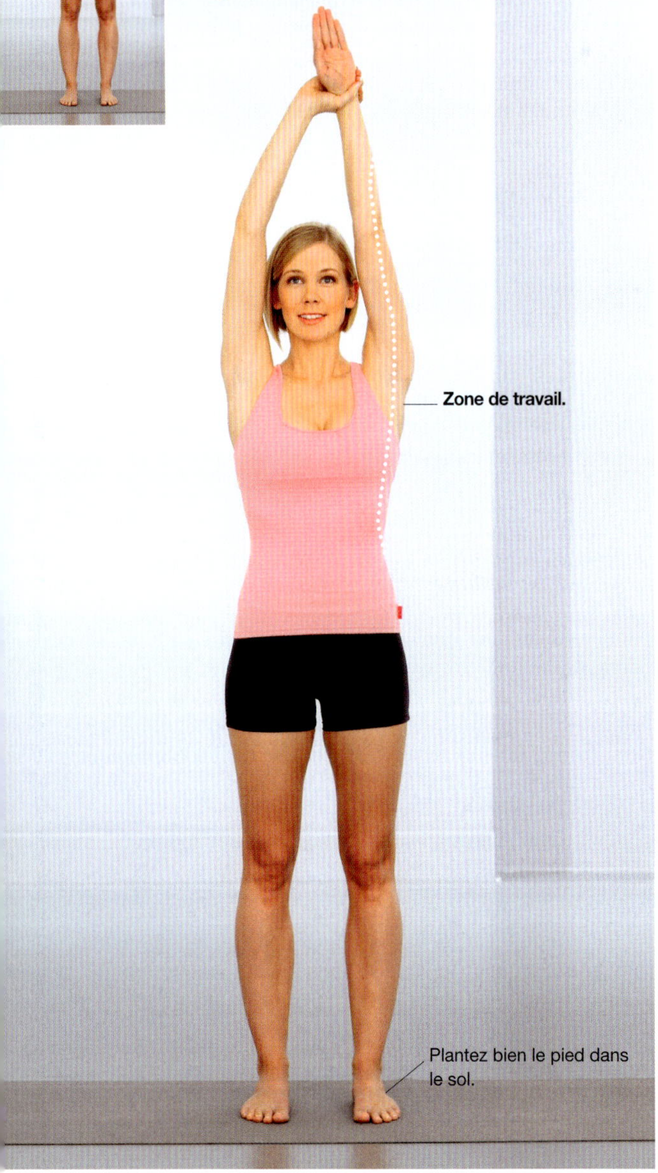

10 Inspirez en vous étirant vers la droite comme si vous vous hissiez par-dessus une barrière. Gardez la position, expirez et étirez-vous sur le côté. Inspirez, gardez la position, expirez et replantez le pied gauche dans le sol en vous étirant de nouveau vers le haut et en allongeant la taille. Baissez les bras. Recommencez de l'autre côté.

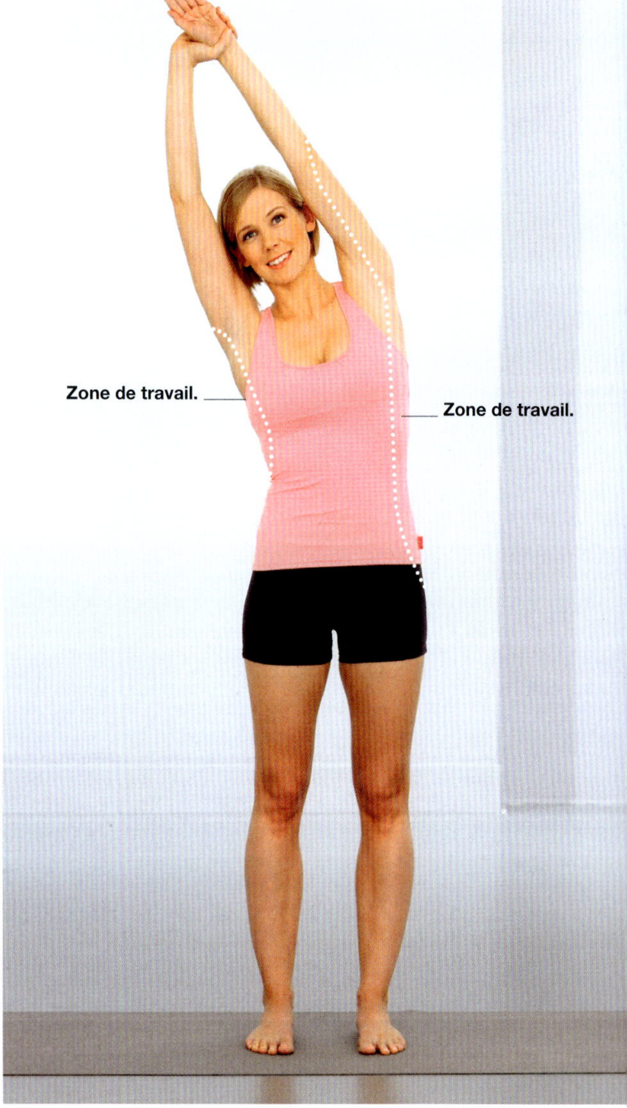

>> **Caresser** le chat

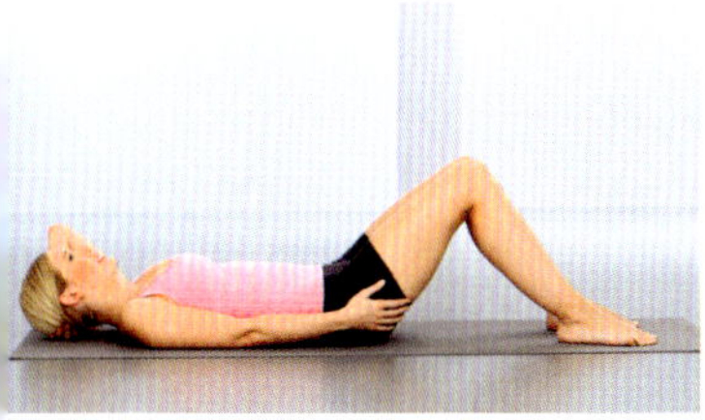

11 Allongez-vous sur le dos et pliez les genoux. Écartez les pieds de la largeur des épaules. Mettez la main gauche derrière la tête et tenez-vous le côté de la cuisse droite avec la main droite. Expirez, « dégonflez » le sternum, baissez la cage thoracique et redressez le haut du corps. Servez-vous du bras gauche pour vous redresser encore plus.

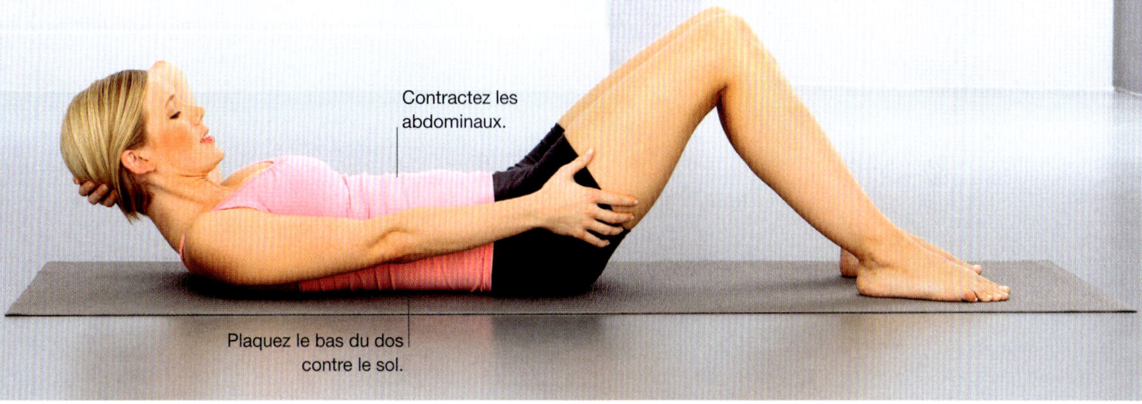
Contractez les abdominaux.
Plaquez le bas du dos contre le sol.

12 Effleurez la cuisse droite de bas en haut avec la main droite comme si vous caressiez un chat. Le médius doit dépasser le genou. Effleurez 6 fois en intensifiant le geste la dernière fois. Reposez le haut du corps au sol, changez de bras et recommencez 6 fois en effleurant la cuisse gauche avec la main gauche.

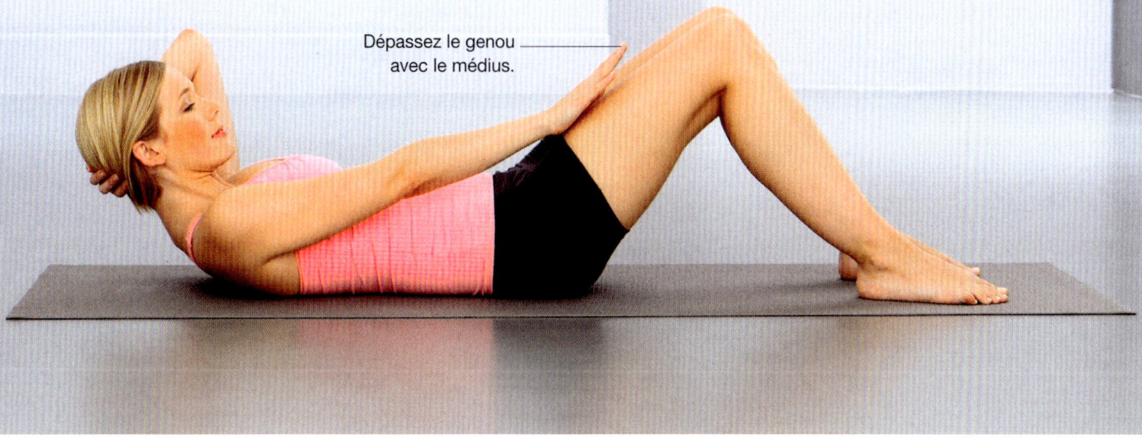
Dépassez le genou avec le médius.

>> **Cercles** de la jambe

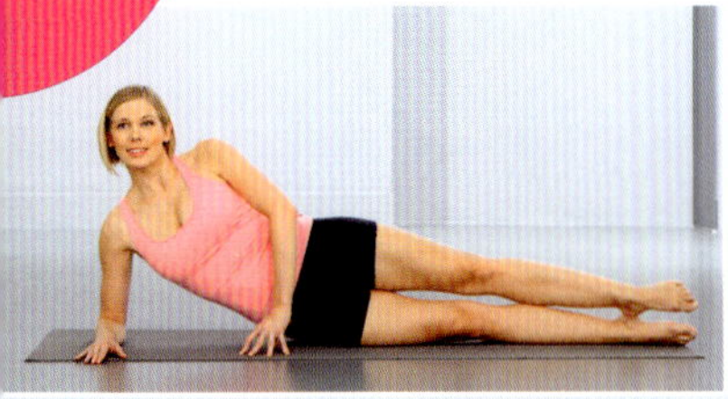

13 Mettez-vous sur le côté droit, votre corps formant une ligne droite. Soulevez-vous sur le coude droit. Si vous n'y arrivez pas, pliez votre bras droit sous votre tête et passez la main autour du cou pour faire un « oreiller ». Expirez et soulevez les jambes, puis tournez-les pour former un « V » avec les pieds.

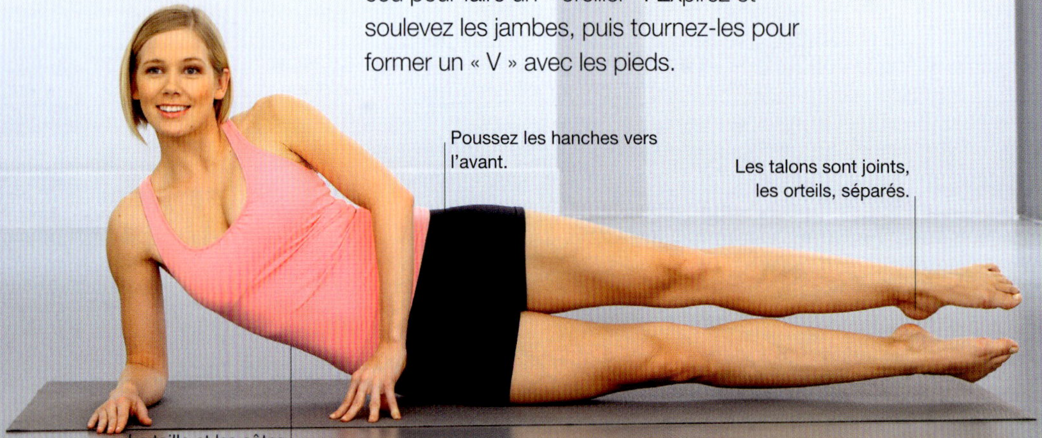

14 Décrivez des petits cercles avec la jambe gauche, en les dirigeant avec le deuxième orteil. Faites 2 séries de 10 cercles dans un sens, puis recommencez les 2 séries en sens contraire. Pivotez sur le côté gauche et recommencez les cercles des jambes, puis baissez les jambes et détendez-vous.

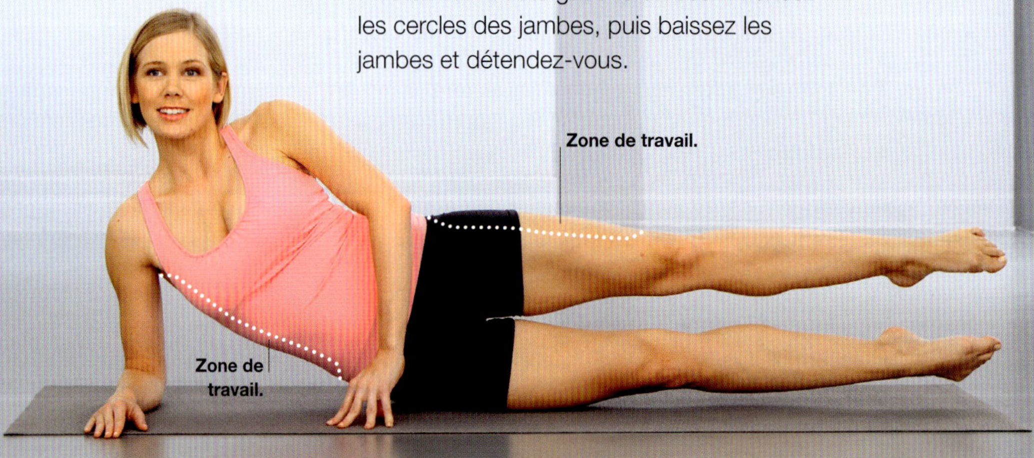

« O » en équilibre

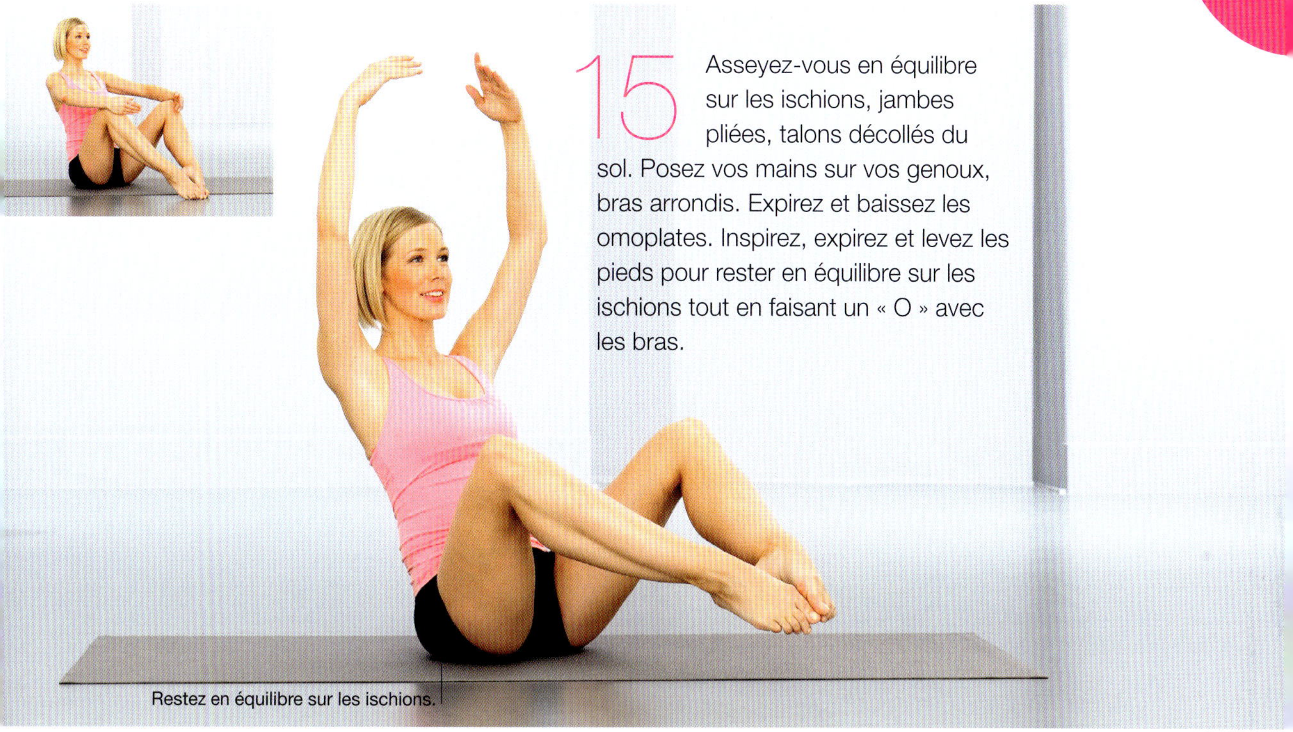

15 Asseyez-vous en équilibre sur les ischions, jambes pliées, talons décollés du sol. Posez vos mains sur vos genoux, bras arrondis. Expirez et baissez les omoplates. Inspirez, expirez et levez les pieds pour rester en équilibre sur les ischions tout en faisant un « O » avec les bras.

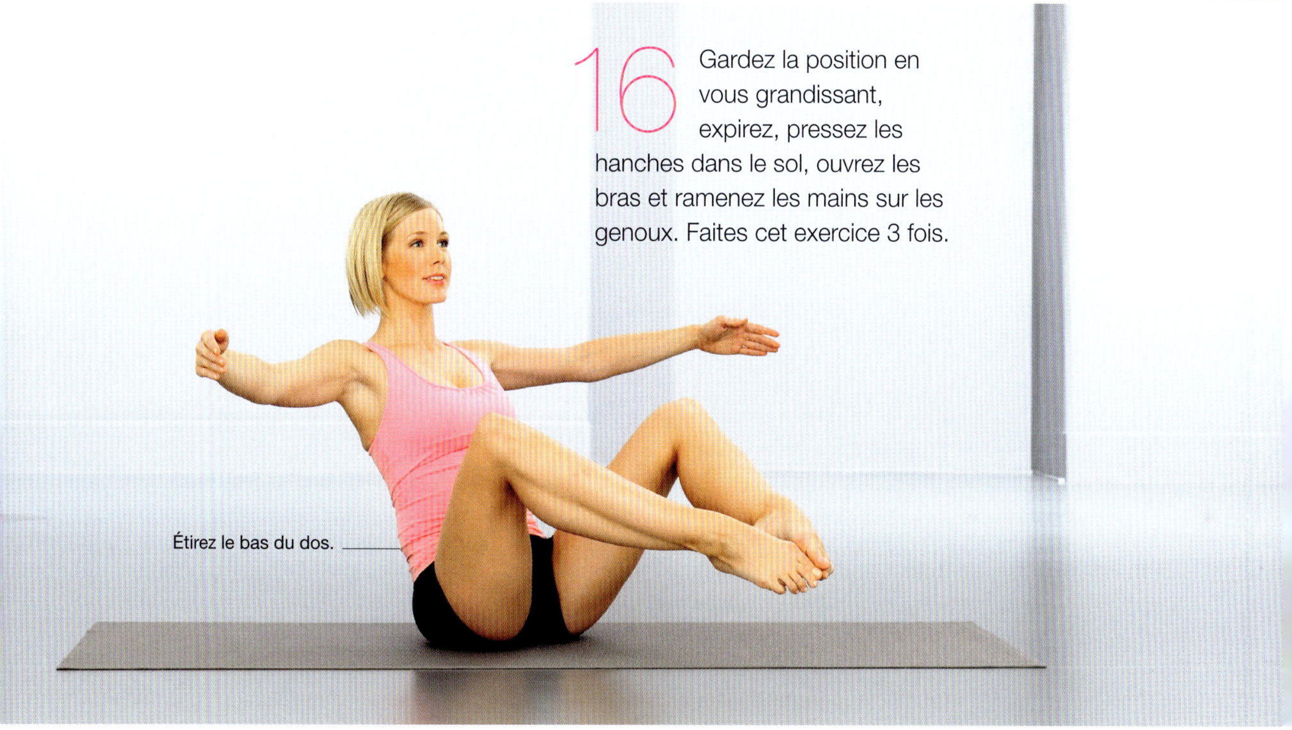

16 Gardez la position en vous grandissant, expirez, pressez les hanches dans le sol, ouvrez les bras et ramenez les mains sur les genoux. Faites cet exercice 3 fois.

>> **Balancement** sur le ventre

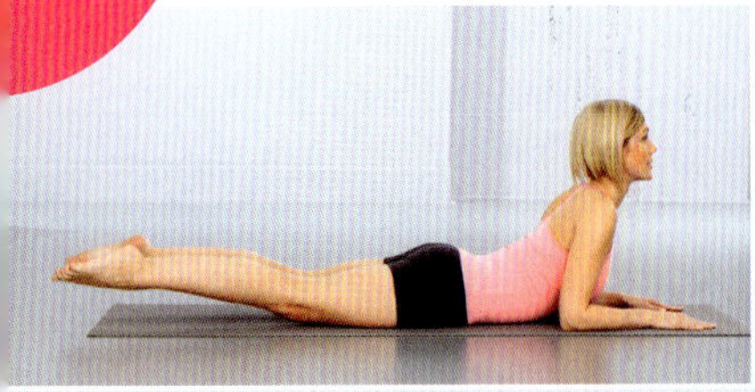

17 Allongez-vous sur le ventre. Tendez les bras par terre au-dessus de la tête, les paumes vers le bas. Expirez et ramenez les mains vers le haut de la poitrine, en posant les avant-bras au sol. Inspirez et redressez le dos. Expirez et soulevez les pieds à environ 5 cm du sol. Faites des « sourires » (voir p. 16). Vous êtes dans la position du sphinx (à gauche). Tendez à nouveau les bras devant vous en abaissant la poitrine, et balancez-vous vers l'avant, ce qui fera encore plus décoller vos jambes.

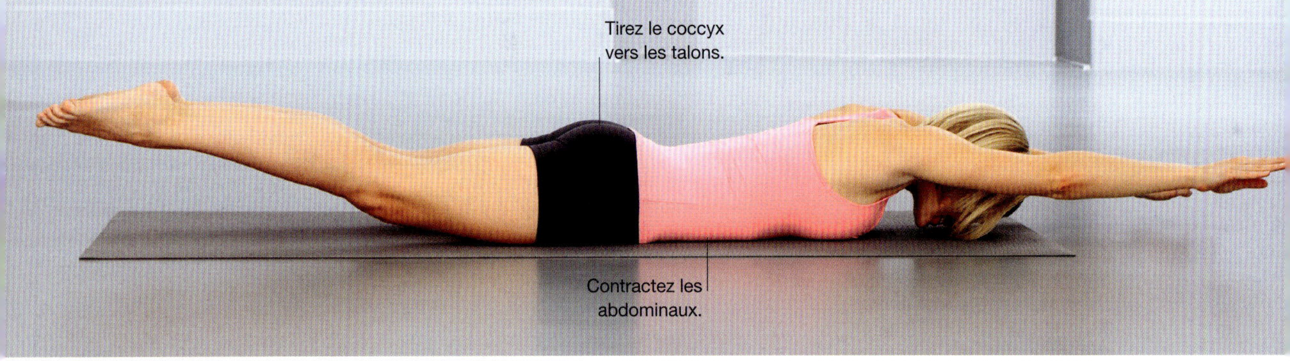

18 Relevez la tête et soulevez-vous sur les mains, ce qui fera descendre vos jambes. Faites ainsi 6 balancements vers l'avant et vers l'arrière. Tenez la dernière position pour vous stabiliser, puis détendez-vous.

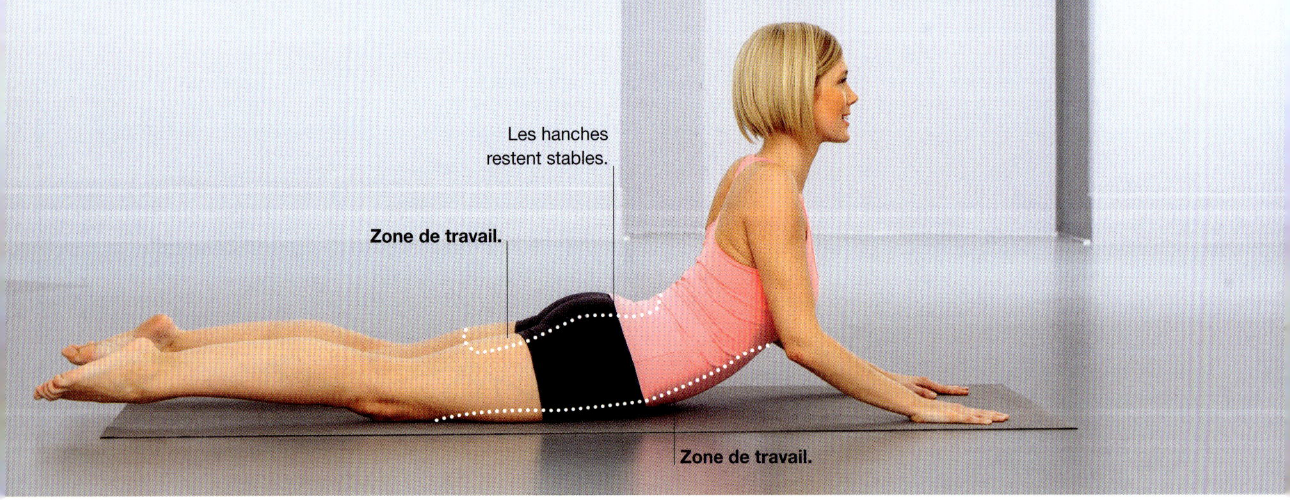

>> **Position** de détente

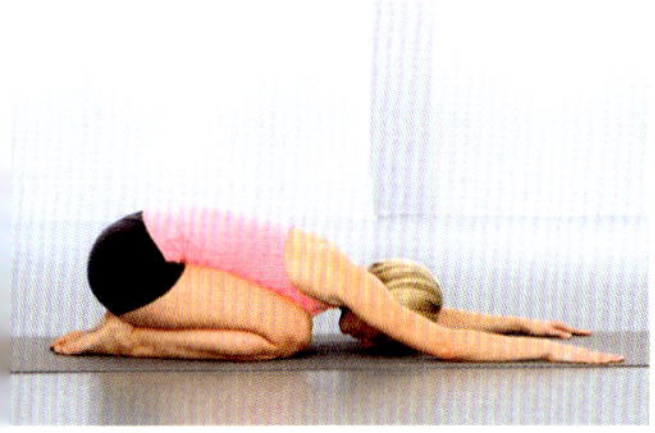

19 Mettez-vous à quatre pattes, baissez la tête et laissez les genoux s'ouvrir un peu. Posez les fesses sur les talons et tendez les bras sur le sol au-dessus de votre tête. Étirez-vous. Pliez les bras et placez les paumes l'une sur l'autre sous votre front.

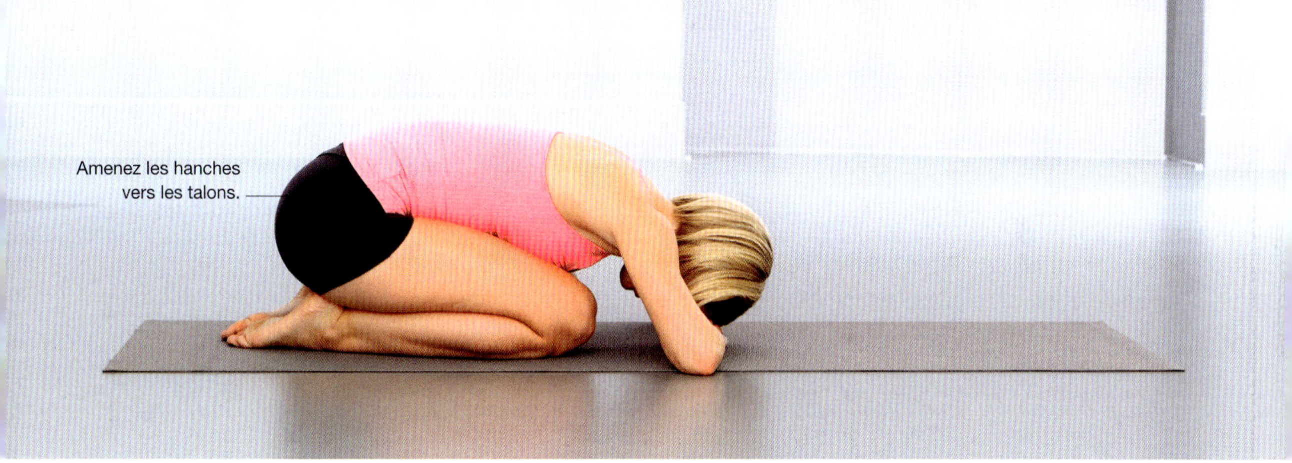
Amenez les hanches vers les talons.

20 Inspirez et poussez sur les mains pour vous soulever, en rentrant la tête et en arrondissant le dos. Respirez 3 fois. Laissez les hanches se décoller des pieds. Amenez la tête vers le nombril, puis expirez et reposez la tête au sol et les fesses sur les talons. Exécutez ce mouvement vers le haut et vers le bas 4 fois.

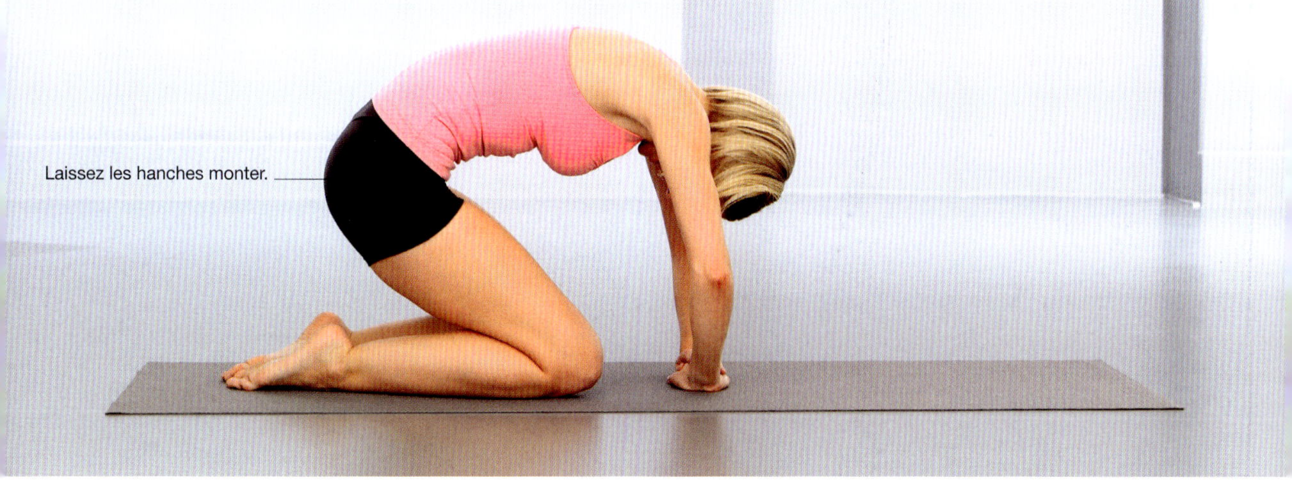
Laissez les hanches monter.

>> **Planche** énergisante

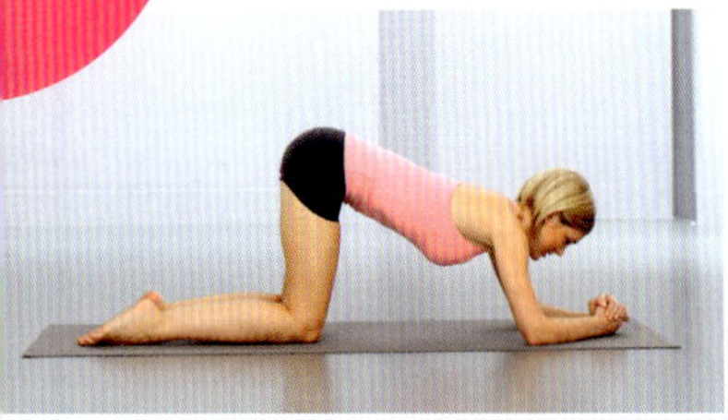

21 Soulevez-vous sur les avant-bras et les genoux en vous tenant les mains. Imaginez que des mains vous prennent en sandwich (voir p. 17). Expirez, tendez le pied droit derrière vous jusqu'à ce que le genou soit droit, puis tendez le pied gauche derrière vous. Mettez-vous sur la pointe des pieds. Vous êtes en planche sur les avant-bras.

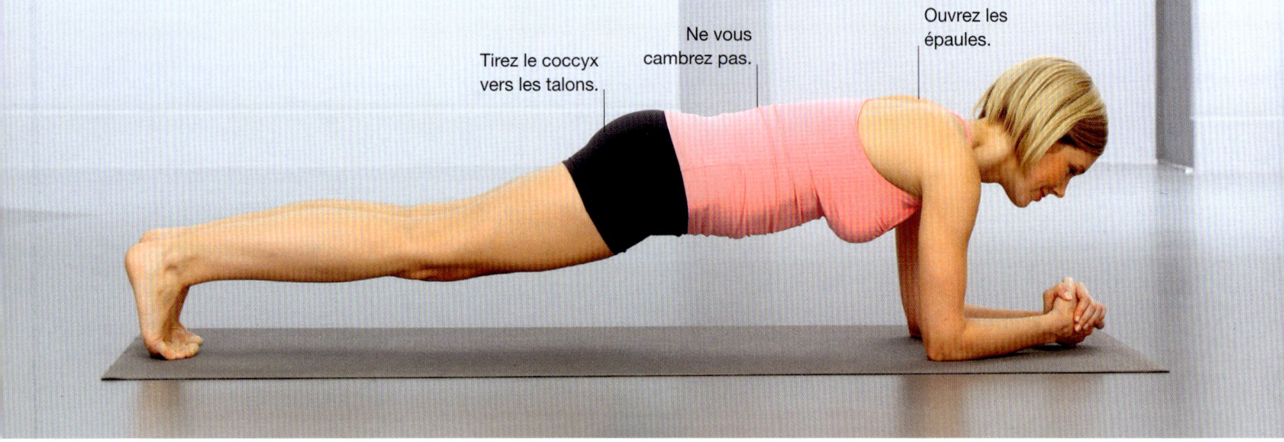
Tirez le coccyx vers les talons.
Ne vous cambrez pas.
Ouvrez les épaules.

22 Expirez et mettez-vous en équilibre sur la jambe gauche en pointant les orteils du pied droit derrière vous. Respirez, puis reposez les orteils fléchis. Recommencez de l'autre côté, en équilibre sur la jambe droite. Faites l'exercice 2 fois des deux côtés.

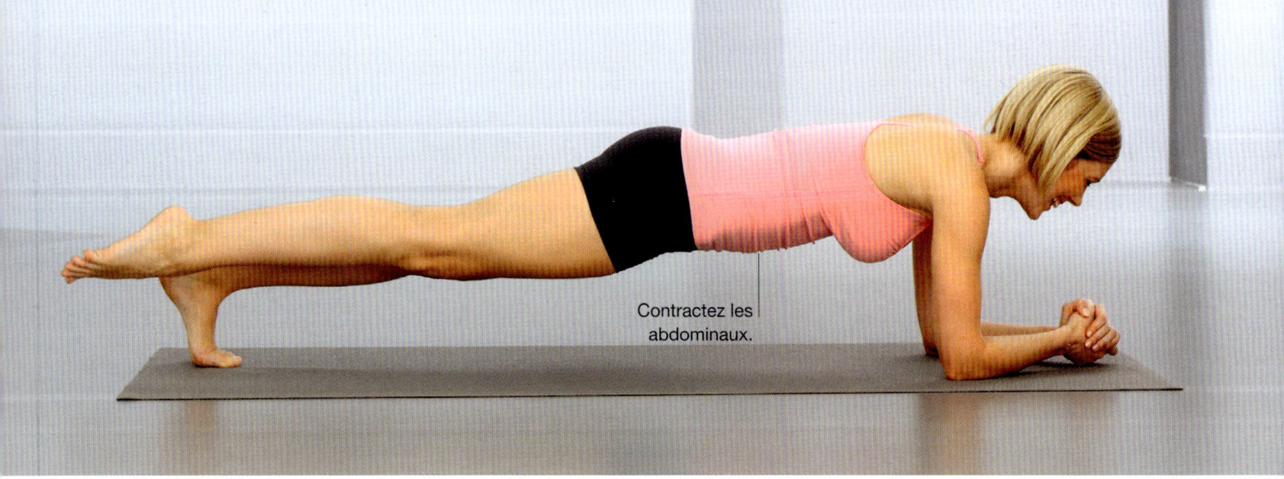
Contractez les abdominaux.

>> « C » sur le dos

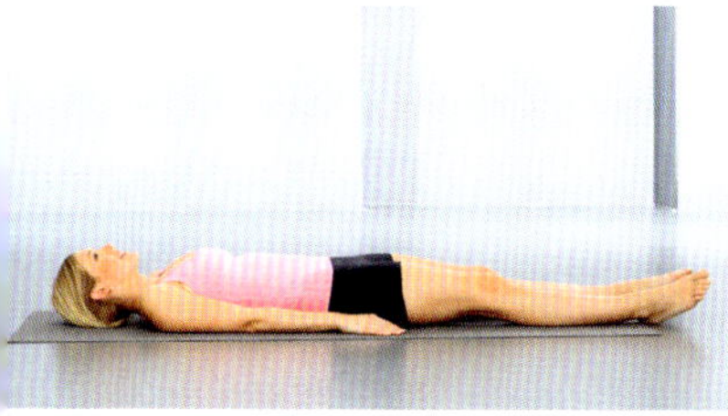

23 Allongez-vous sur le dos, bras le long du corps. Inspirez, tendez les bras par terre au-dessus de la tête et tenez vos mains. En même temps, tirez les chevilles loin de votre tête.

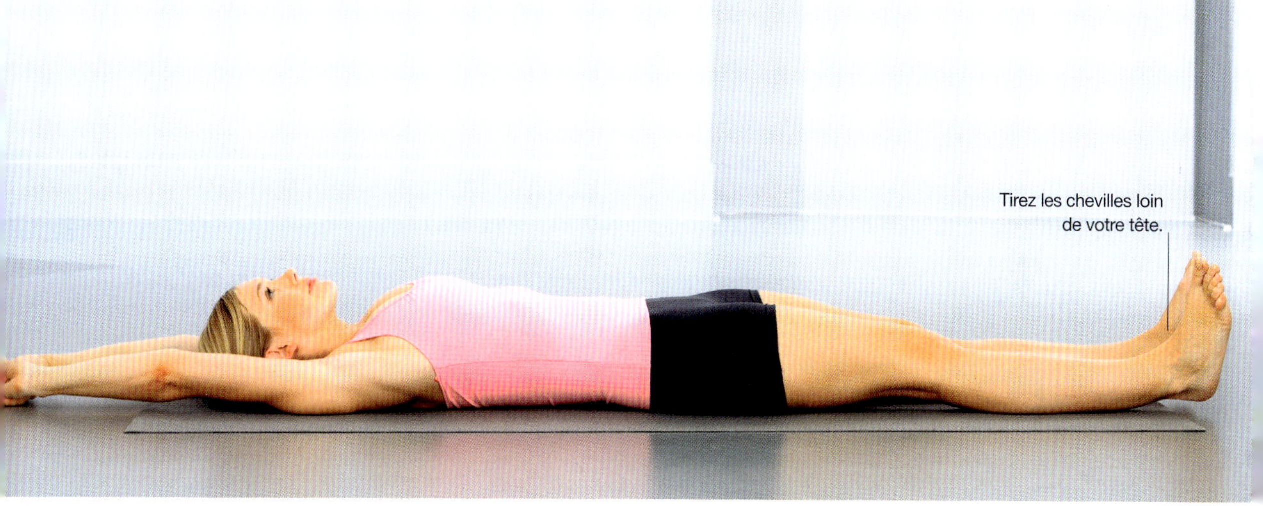

24 Faites doucement glisser les bras et les jambes vers la droite pour former un « C ». Étirez-vous. Recommencez du côté gauche. Imaginez que votre taille se hisse par-dessus une barrière. Faites l'exercice 3 fois de chaque côté.

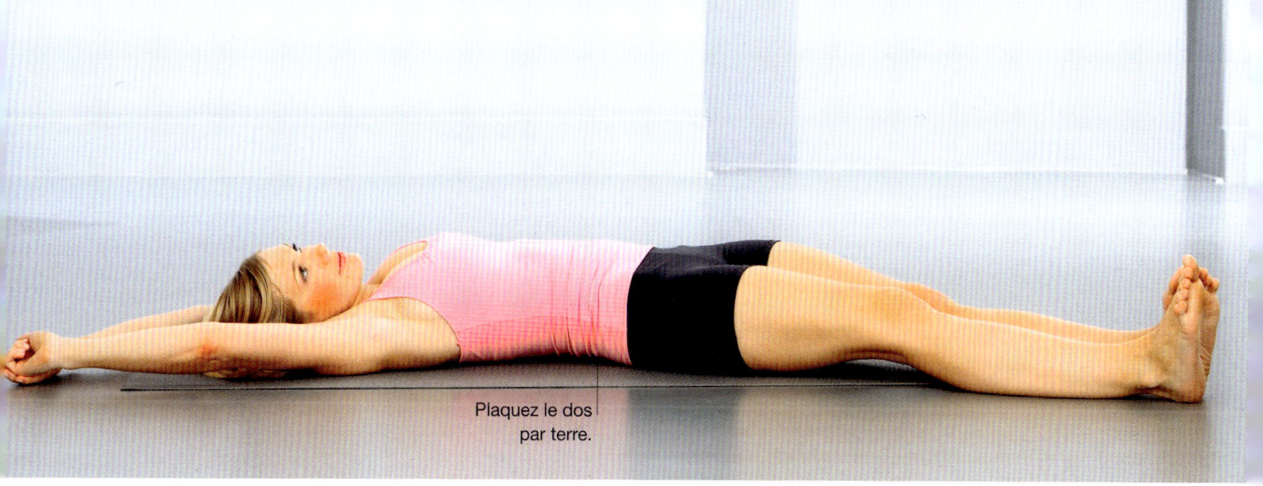

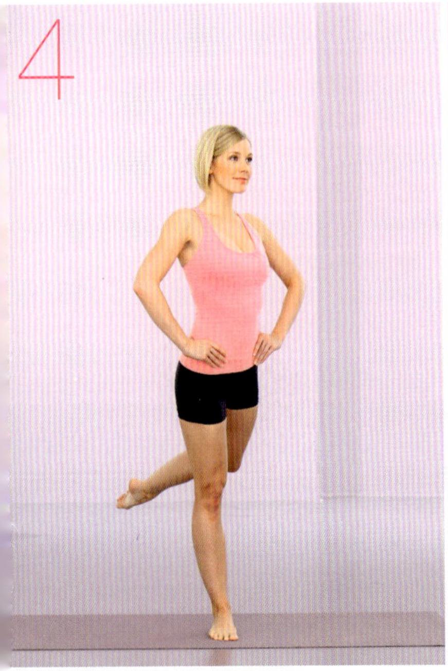

▲ **Balancement** de la jambe, page 47

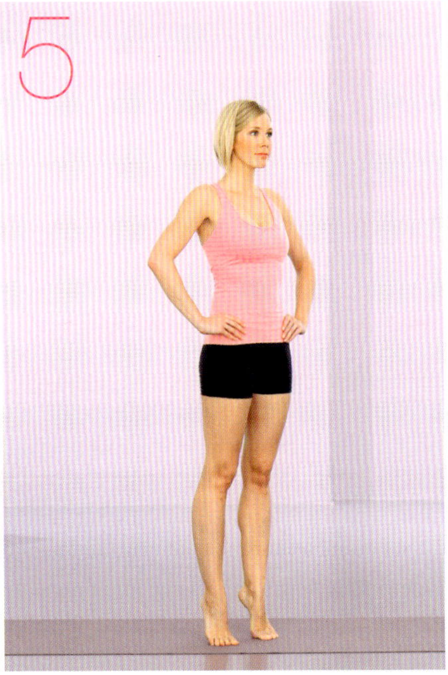

▲ **Step** sur place, page 48

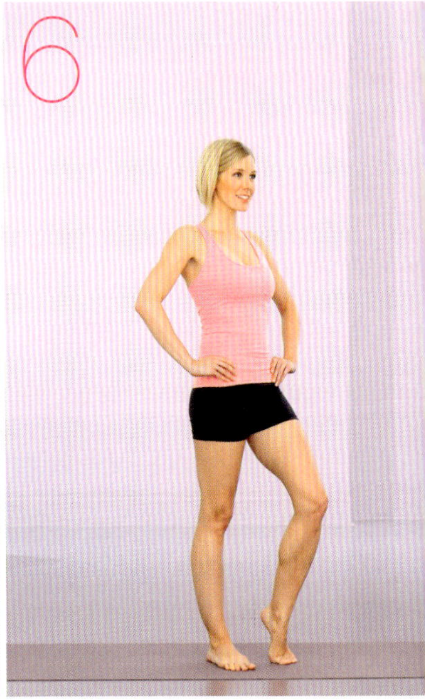

▲ **Step** sur place, page 48

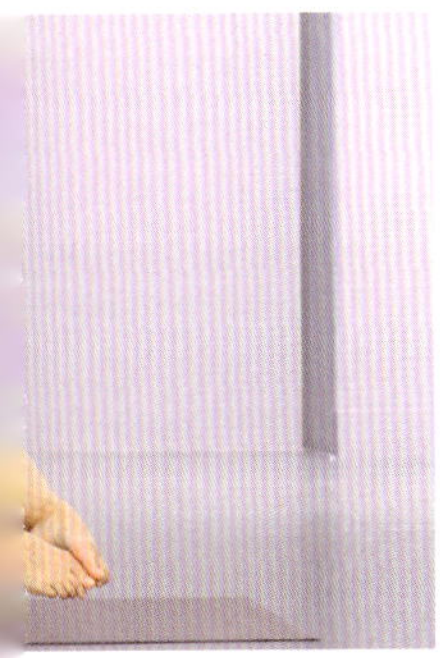

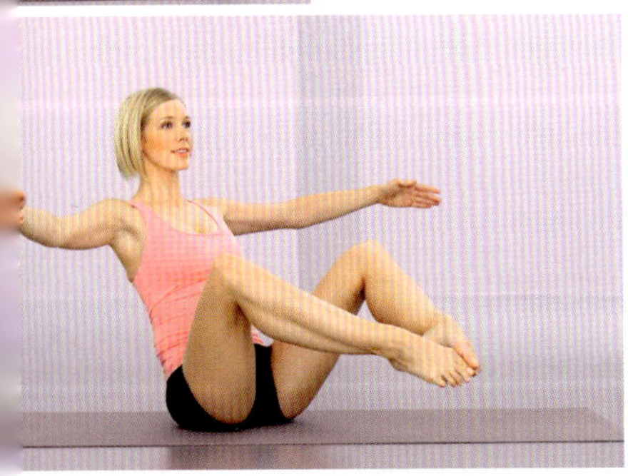

page 53

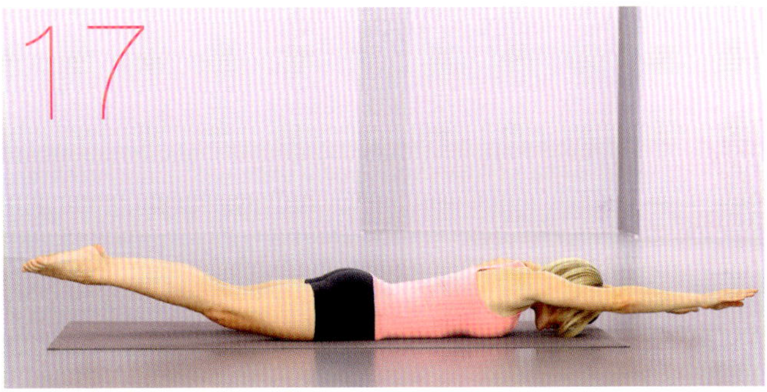

▲ **Balancement** sur le ventre, page 54

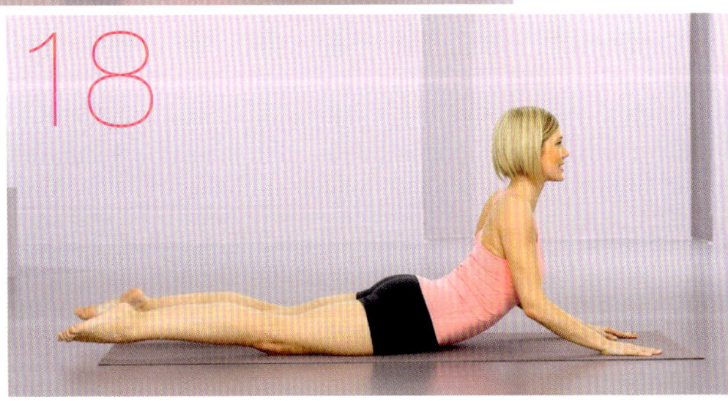

▲ **Balancement** sur le ventre, page 54

Revitaliser le dos

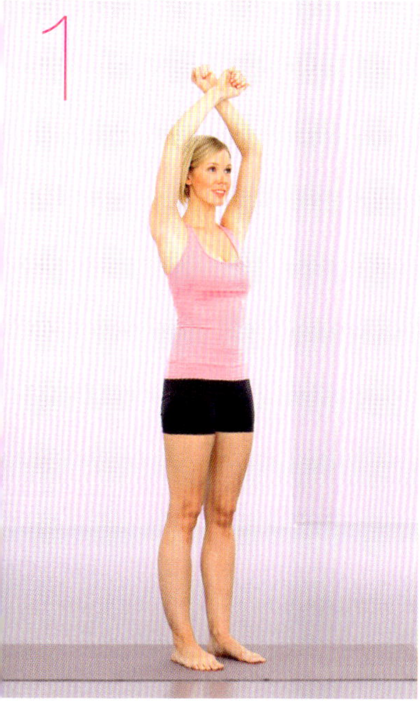

▲ **Balancement** des bras, page 46

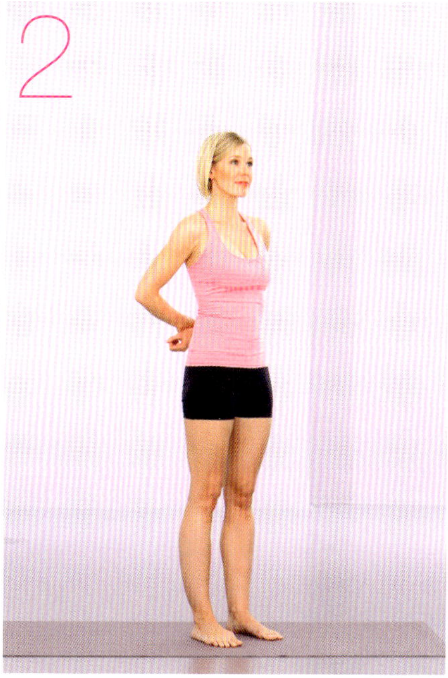

▲ **Balancement** des bras, page 46

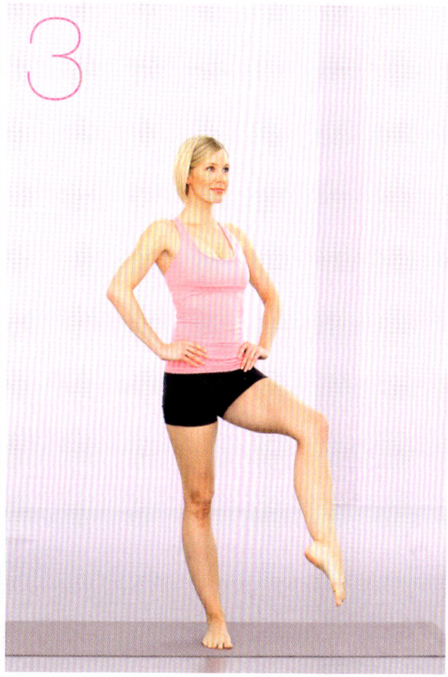

▲ **Balancement** de la jambe, page 47

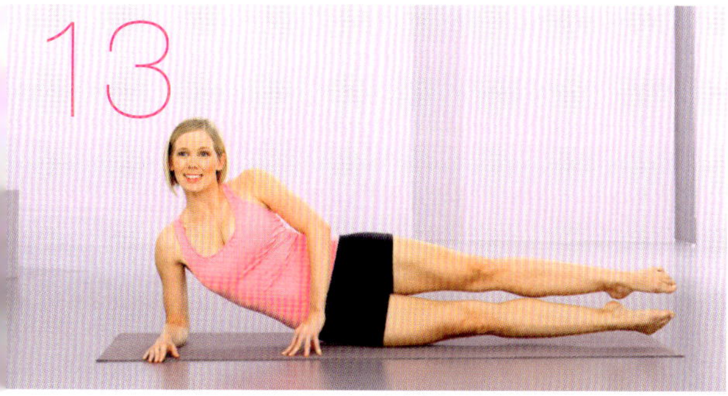

▲ **Cercles** de la jambe, page 52

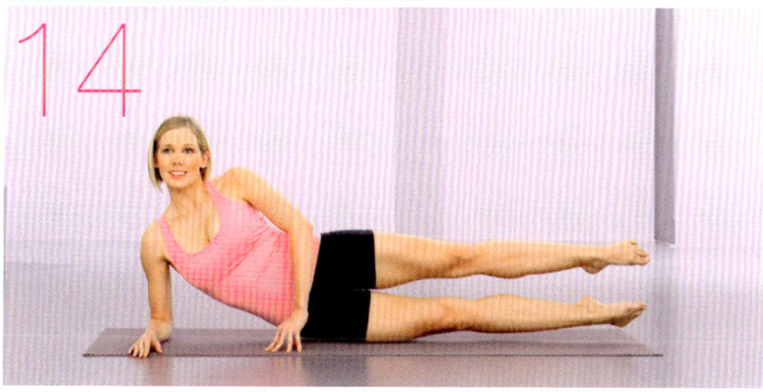

▲ **Cercles** de la jambe, page 52

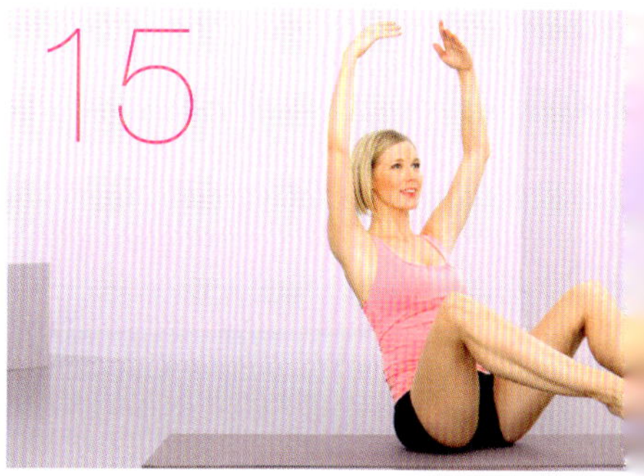

▲ « **O** » en équilibre, page 53

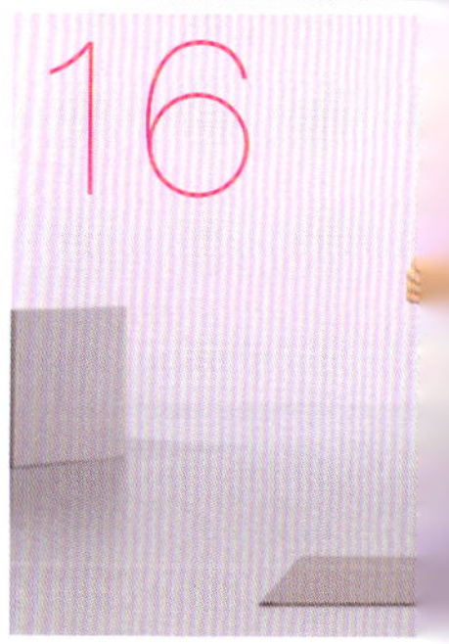

▲ « **O** » en équilibre,

Revitaliser le dos

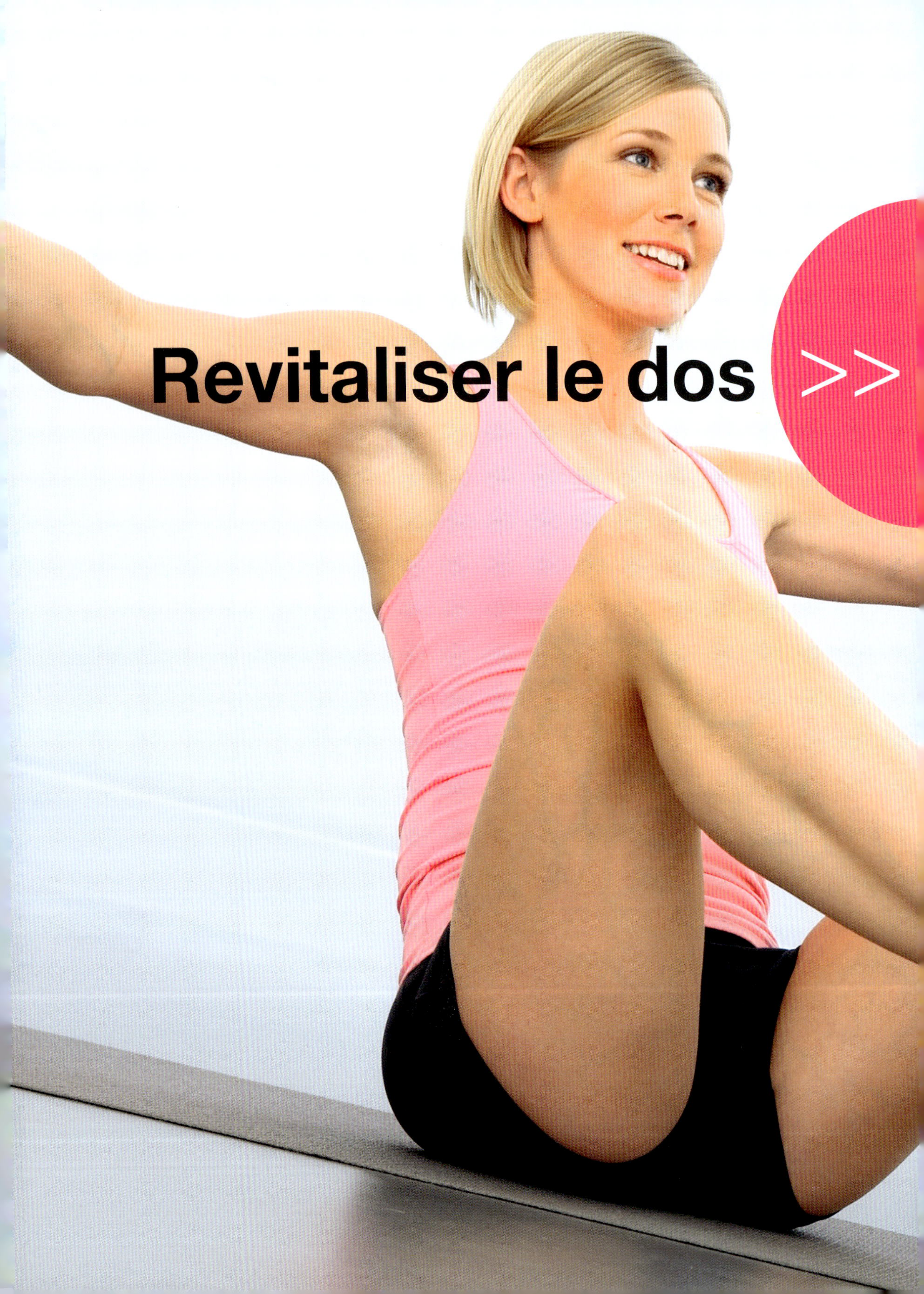

15 minutes **Bilan**

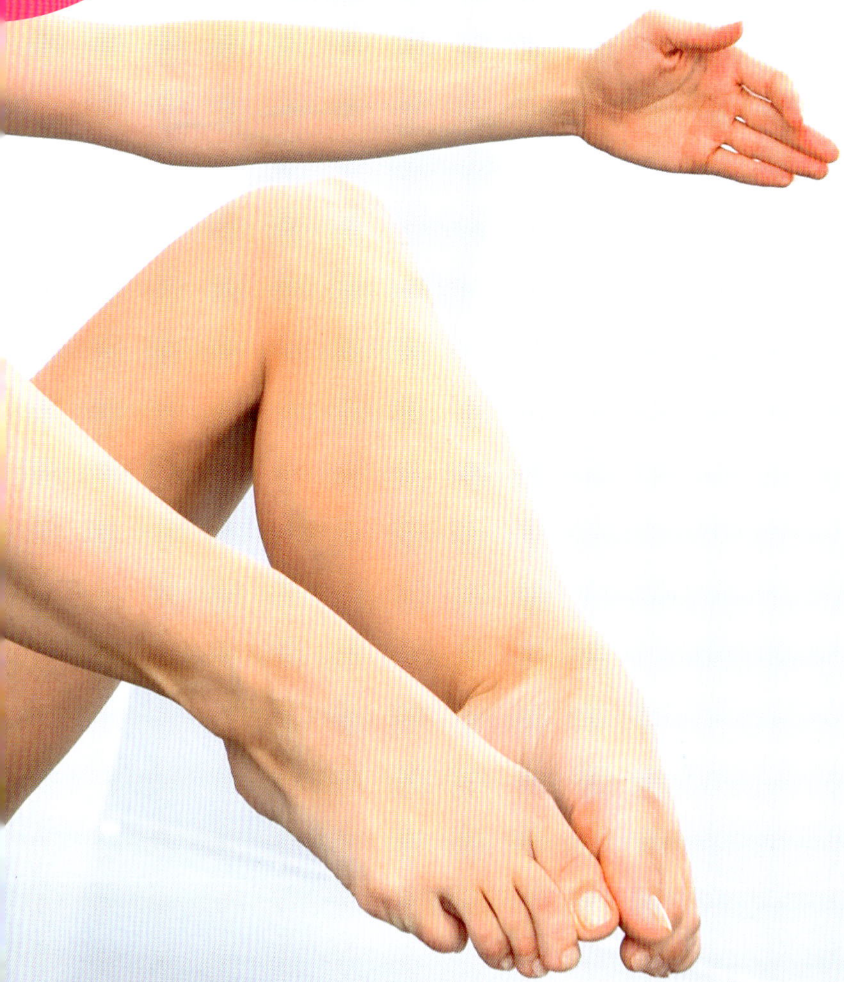

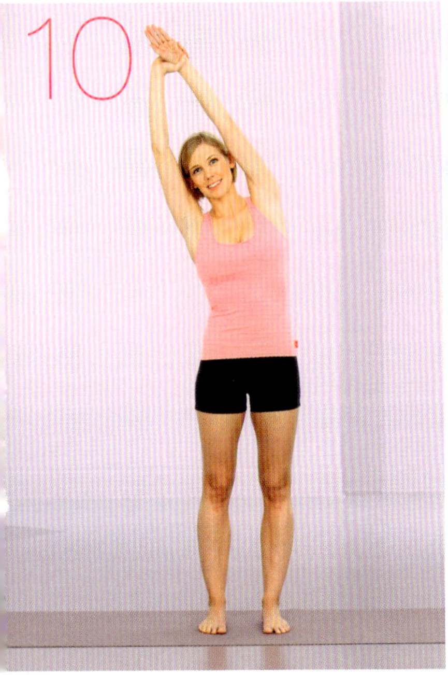

▲ **Étirement** latéral 2, page 50

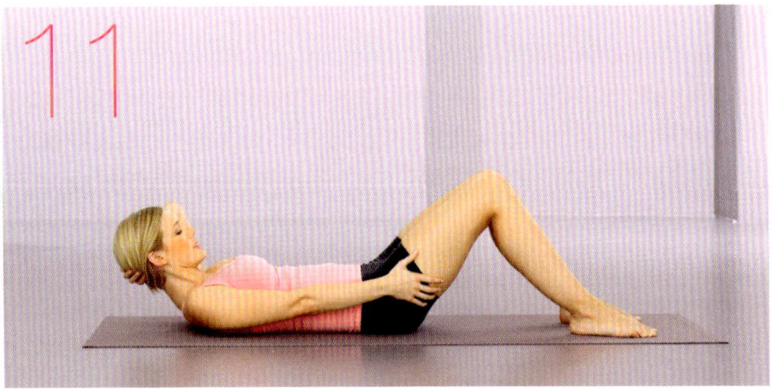

▲ **Caresser** le chat, page 51

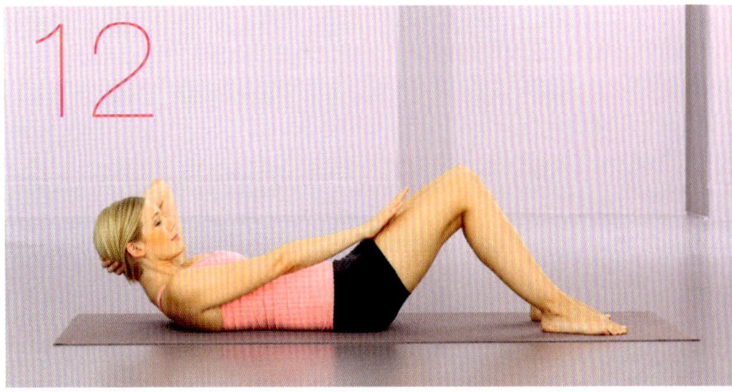

▲ **Caresser** le chat, page 51

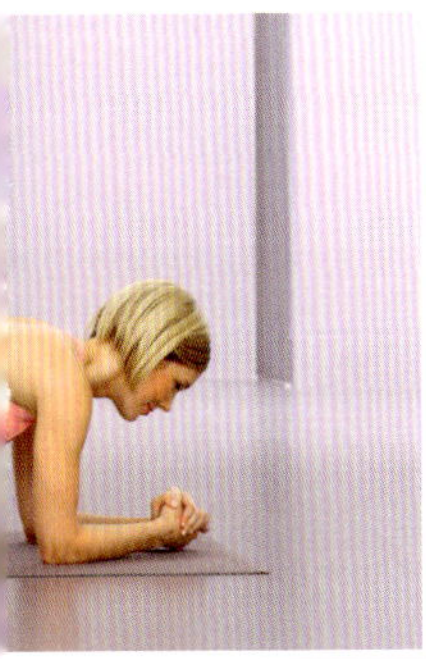

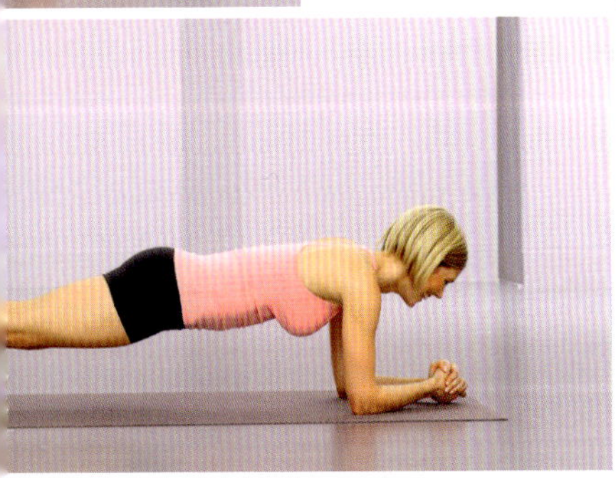

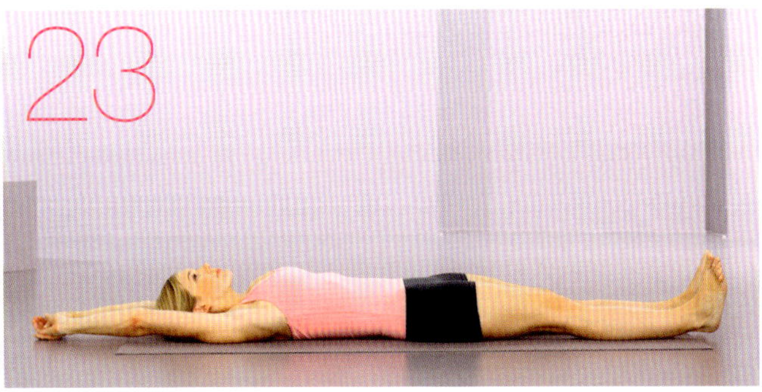

▲ **« C »** sur le dos, page 57

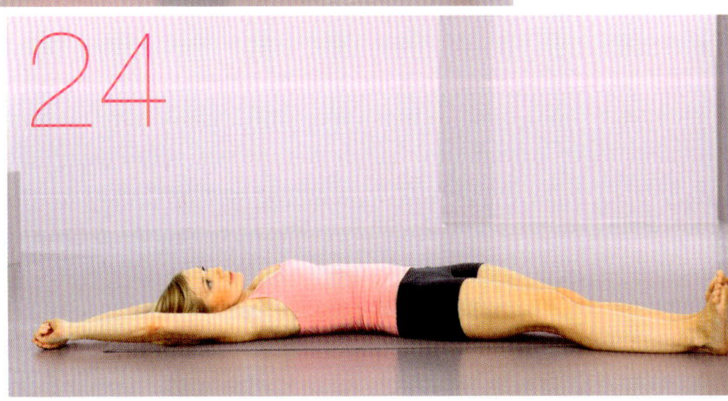

▲ **« C »** sur le dos, page 57

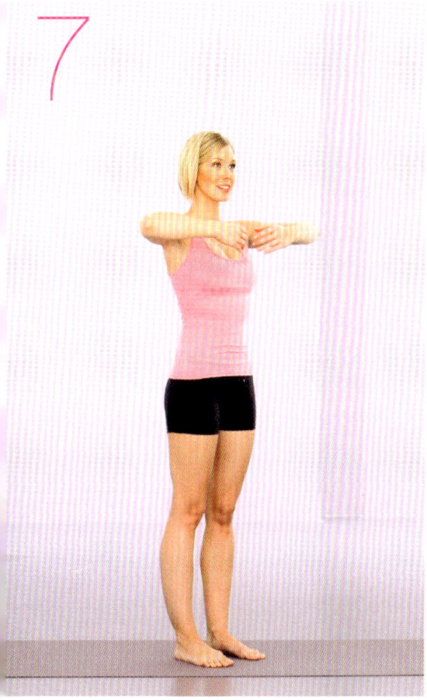

▲ **Se taper** la poitrine, page 49

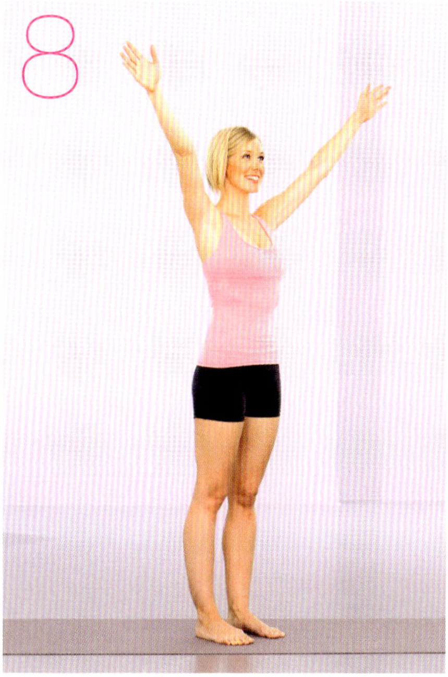

▲ **Se taper** la poitrine, page 49

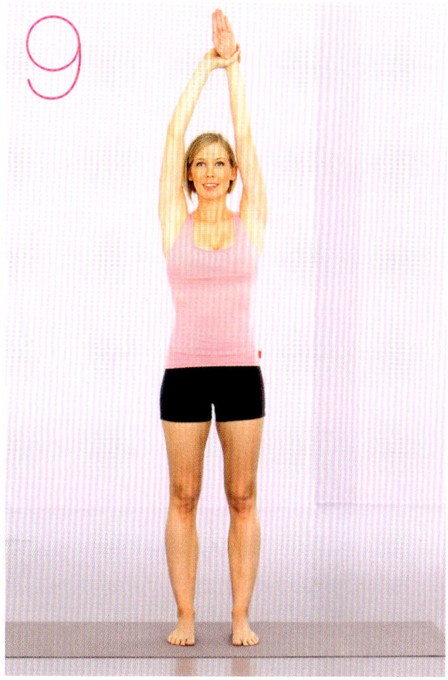

▲ **Étirement** latéral 2, page 50

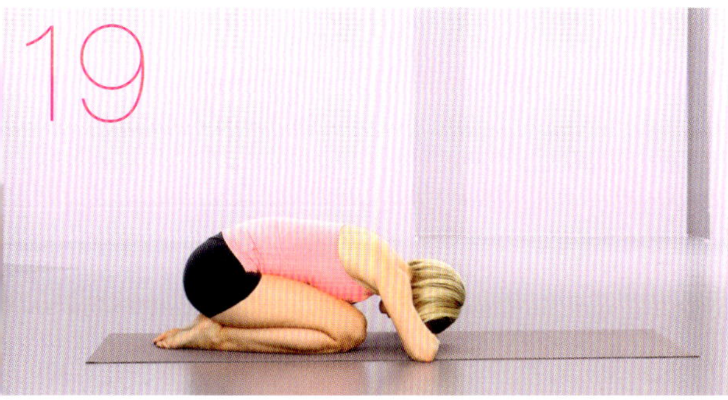

▲ **Position** de détente, page 55

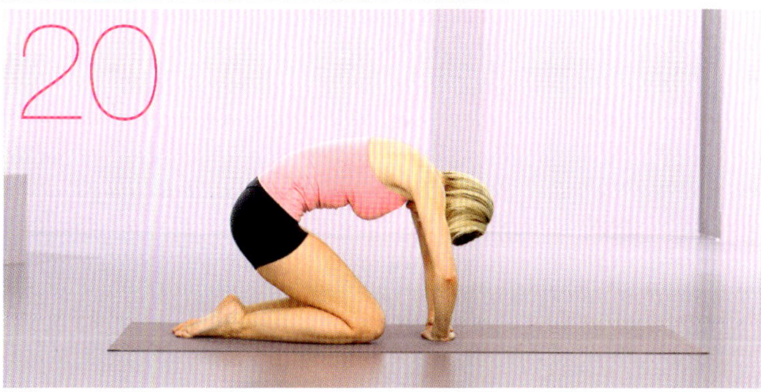

▲ **Position** de détente, page 55

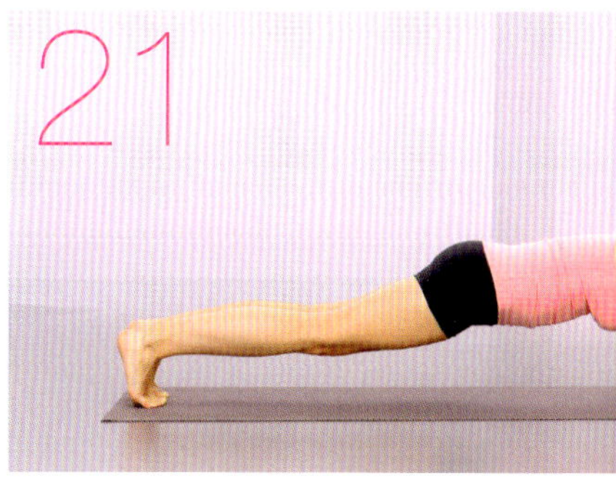

▲ **Planche** énergisante, page 56

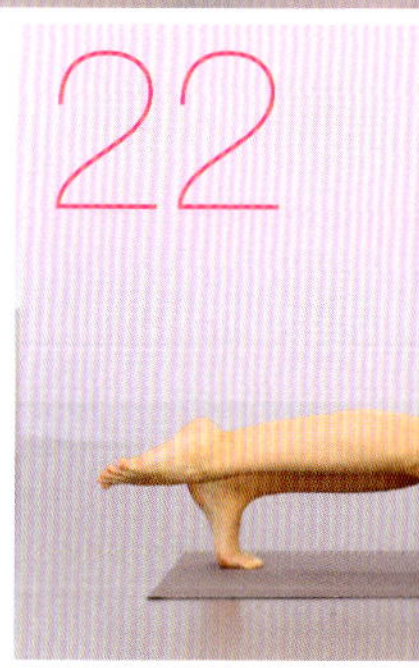

▲ **Planche** énergisante, page 56

>> Foire aux questions

Revitaliser le dos met l'accent sur la respiration et sur l'oxygénation du dos et de l'organisme en général. De subtiles modifications de la respiration, qui peuvent être imperceptibles pour les autres, rendent les exercices plus efficaces. Concentrez-vous dessus pendant vos séances afin de mieux renforcer votre dos. Les effets seront plus durables.

>> Je ne vois pas comment le **Balancement des bras** et le **Balancement de la jambe** peuvent m'aider à respirer. Pouvez-vous m'expliquer ?

Le simple fait de lever et de baisser les bras oblige l'air à entrer dans les poumons et à en sortir, et cela se répercute sur les vertèbres du milieu et du haut du dos. Pour vous en rendre compte, mettez une main sous votre cou, au niveau des épaules. Levez et baissez l'autre bras. Vous sentirez le subtil jeu des muscles. Les balancements pendulaires de la jambe font travailler les muscles qui entourent les vertèbres du bas du dos et du bassin, et ils modifient la respiration.

>> Pouvez-vous m'expliquer à quoi sert **Se taper la poitrine** et avec quelle force il faut le faire ?

Cet exercice stimule les poumons et le cœur, et mobilise aussi légèrement les petites articulations situées entre le sternum et les côtes. Quand on assouplit les articulations du sternum, on assouplit aussi le milieu et le haut du dos, étant donné que les côtes relient ces deux régions du corps. J'aime taper suffisamment fort pour produire un son creux, ce qui peut demander un peu de pratique. N'allez pas au-delà de ce que vous pouvez supporter : il s'agit de petites tapes, pas de coups violents – cela ne doit en aucun cas provoquer des hématomes.

>> En quoi **Caresser le chat** peut redonner de la vitalité ?

Un milieu et un haut du dos raides empêchent la partie postérieure du diaphragme de fonctionner correctement, et donc de bien s'oxygéner. Non seulement cet exercice arrondit complètement le dos, mais il fait aussi travailler le haut des abdominaux, et il ouvre le milieu et le haut du dos, ce qui à son tour ouvre le diaphragme, améliorant ainsi la respiration.

>> Le **Balancement sur le ventre** ne coupe-t-il pas la respiration ? Comment dois-je faire, dans cet exercice, pour ne pas être en apnée ?

Lorsqu'on est sur le ventre, contrôler sa respiration est toujours difficile : cela demande un peu de pratique. Sans compter qu'il faut aussi contracter les abdominaux, tirer le coccyx vers les talons et faire des « sourires » (voir p. 16). Souvenez-vous que chaque séance varie : chaque fois ce sera un peu différent. Tout d'abord, avant de commencer le balancement, alignez bien votre corps. Quand vous vous balancez vers l'avant, il est naturel d'expirer par la bouche. Avant de vous tenir sur les mains, imaginez que c'est l'inspiration qui vous soulève. Souvent, le plus simple est d'expirer avant de vous balancer vers l'avant : vous inspirerez alors automatiquement quand vous remonterez les épaules.

>> J'ai des problèmes de genoux. Comment puis-je faire la **Position de détente** autrement que sur les genoux ?

Vous pouvez rester à quatre pattes sans vous baisser, avec les mains sous les épaules et les genoux sous les hanches. Cela ressemble plus à l'exercice Le chat et le chameau du programme « Détendre le dos ». Ou vous pouvez vous allonger sur le côté en tenant vos genoux et en respirant par le dos, ou encore vous allonger sur le dos en entourant légèrement vos genoux avec vos bras, comme dans les Cercles du bassin du programme « Détendre le dos ».

>> En quoi la **Planche énergisante** peut-elle aider à se régénérer et à mieux respirer ?

La Planche énergisante – qui est l'une des planches les plus difficiles – fait travailler la respiration. En raison de son intensité, elle élève aussi la température corporelle, car pour parvenir à garder cette position on est obligé de respirer plus fort. Comme les autres programmes, « Revitaliser le dos » vous aidera à effectuer les exercices les plus ardus. Ceux qui y préparent auront sollicité les muscles de la respiration, si bien que quand vous arriverez à la Planche énergisante, vous serez sans doute à même de pouvoir la faire. Si vous avez besoin de modifier cet exercice, surtout si vous vous rendez compte que vous bloquez votre respiration, gardez les deux pieds par terre, ou restez sur les genoux et appuyez-vous sur les avant-bras, les genoux et les orteils.

15 minutes

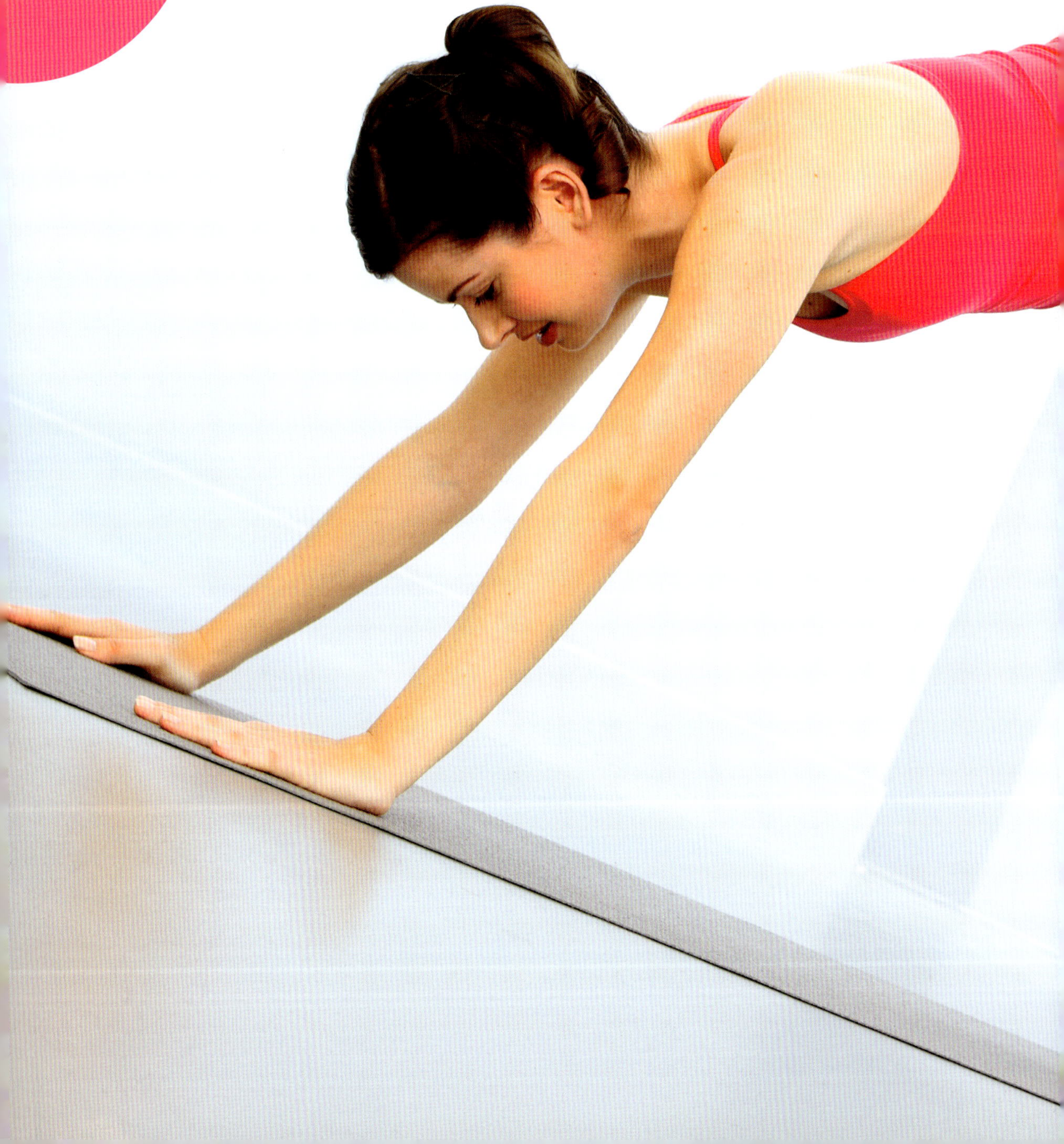

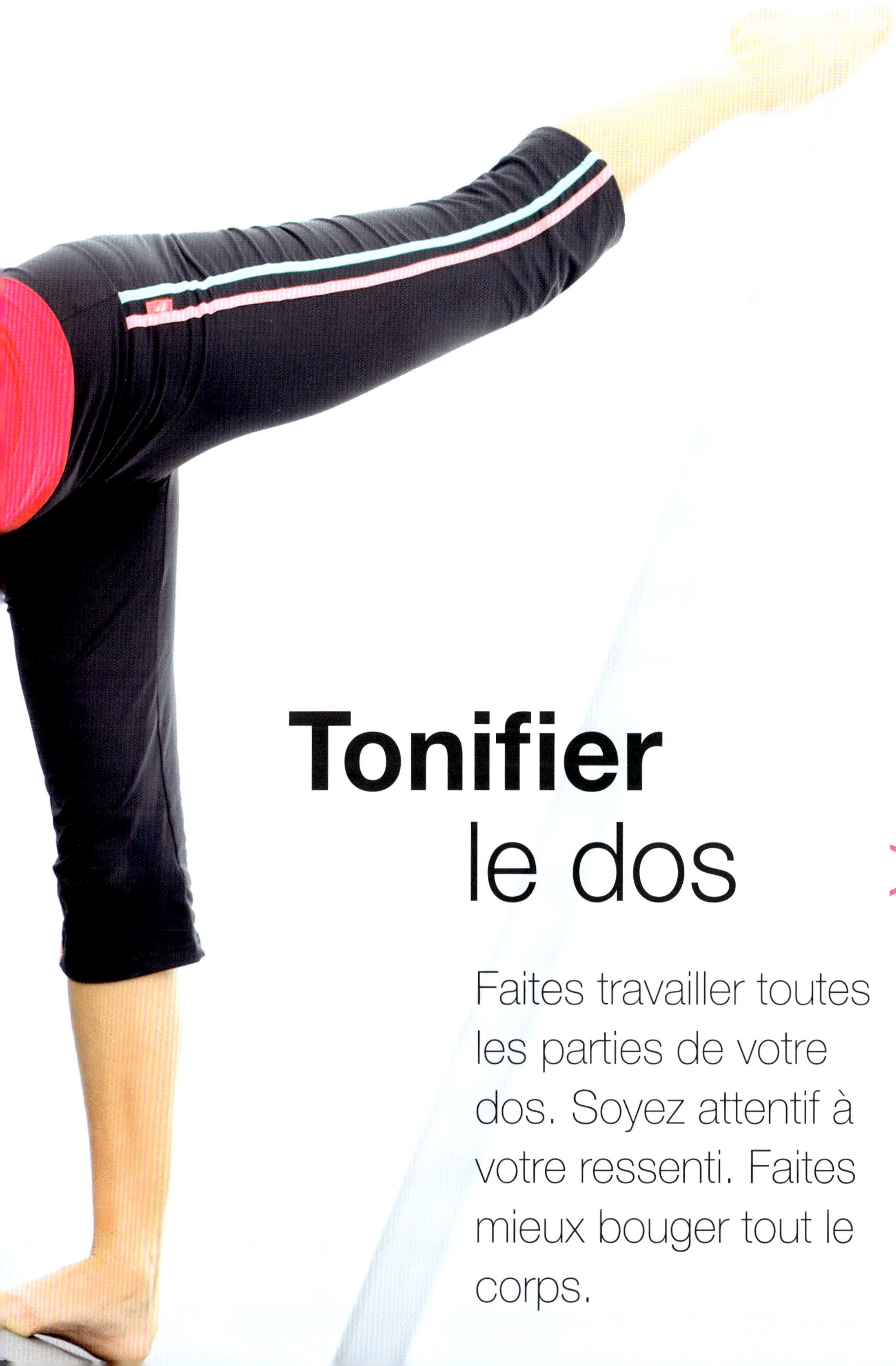

Tonifier le dos

Faites travailler toutes les parties de votre dos. Soyez attentif à votre ressenti. Faites mieux bouger tout le corps.

>> Tonifier le dos

L'idée de tonifier le dos peut être mal comprise. Cela ne signifie pas faire travailler exagérément ni maltraiter le dos. La colonne vertébrale est un poste de commande essentiel pour tous les mouvements. Ici, loin d'être malmenée, elle est entièrement activée, comme si chaque muscle recevait du courant électrique, ce qui accroît la mobilité de tout le corps.

La meilleure façon de tonifier le dos est de faire travailler les muscles à fond et de leur donner de l'énergie. Pour cela, la respiration est coordonnée avec des exercices qui sollicitent les muscles du ventre, du bas du dos et du bassin. Exécutez ce programme quand vous voulez vous lancer un défi. Persévérez, même si vous devez modifier les exercices ou faire un effort pour en venir à bout. Pour les débutants, respecter ce programme est important : vous comprendrez plus rapidement quels sont les muscles qui doivent travailler pour que le dos s'améliore. Outre les muscles du tronc, ce programme fait travailler les jambes, qui sont connectées et fonctionnent en synergie avec eux. Le corps se développe ainsi intégralement.

Les exercices

Les Cercles des bras, des hanches, du poignet et de la cheville tonifient le corps et lui donnent de l'énergie, le préparant aux exercices ultérieurs, plus intenses et qui comportent des contractions musculaires. Soulever les hanches et Natation comptent parmi les meilleurs moyens de renforcer le dos. Vous pouvez modifier Soulever les hanches en ouvrant les jambes et en appuyant sur les pieds quand vous soulevez les hanches. Appuyer sur les pieds et les avant-bras, surtout latéralement, augmente la pression sur les os, dont la force dépend de la pression exercée dessus. Les voyages dans l'espace ont montré que l'absence de pression atmosphérique réduit la densité osseuse. Faites bien cet exercice : il fortifie le squelette et aide à lutter contre l'ostéoporose.

>> **Conseils pour** tonifier le dos

- **Sentez les sensations s'intensifier dans votre dos.** Vérifiez que vous arrivez à percevoir et à identifier toutes les parties de votre dos.
- **Soyez conscient de votre respiration** pendant les parties intenses des exercices.
- **Dans ce programme, efforcez-vous** de sentir autant votre côté droit que votre côté gauche.
- **Imaginez, pour chaque exercice,** que vos pensées conscientes et vos mouvements sont reliés par un fil électrique. Cela renforcera la connexion entre votre mental et votre physique et tonifiera encore plus votre dos.

L'exercice Natation, présenté juste après dans le programme, augmente l'endurance. Bien qu'apparemment moins intense, Compressions est excellent pour le devant du corps et les muscles du torse. Quant à Abdos en position du chiot et Abdos en première position parallèle, ils favorisent l'alignement et la coordination des muscles posturaux du ventre, du dos et de l'intérieur des cuisses, ce qui est en quelque sorte notre « seconde colonne vertébrale ».

Lorsque le dos est tonique, les muscles sont vigoureux et ils travaillent activement avec ceux du ventre et des jambes, facilitant la mobilité de l'ensemble du corps.

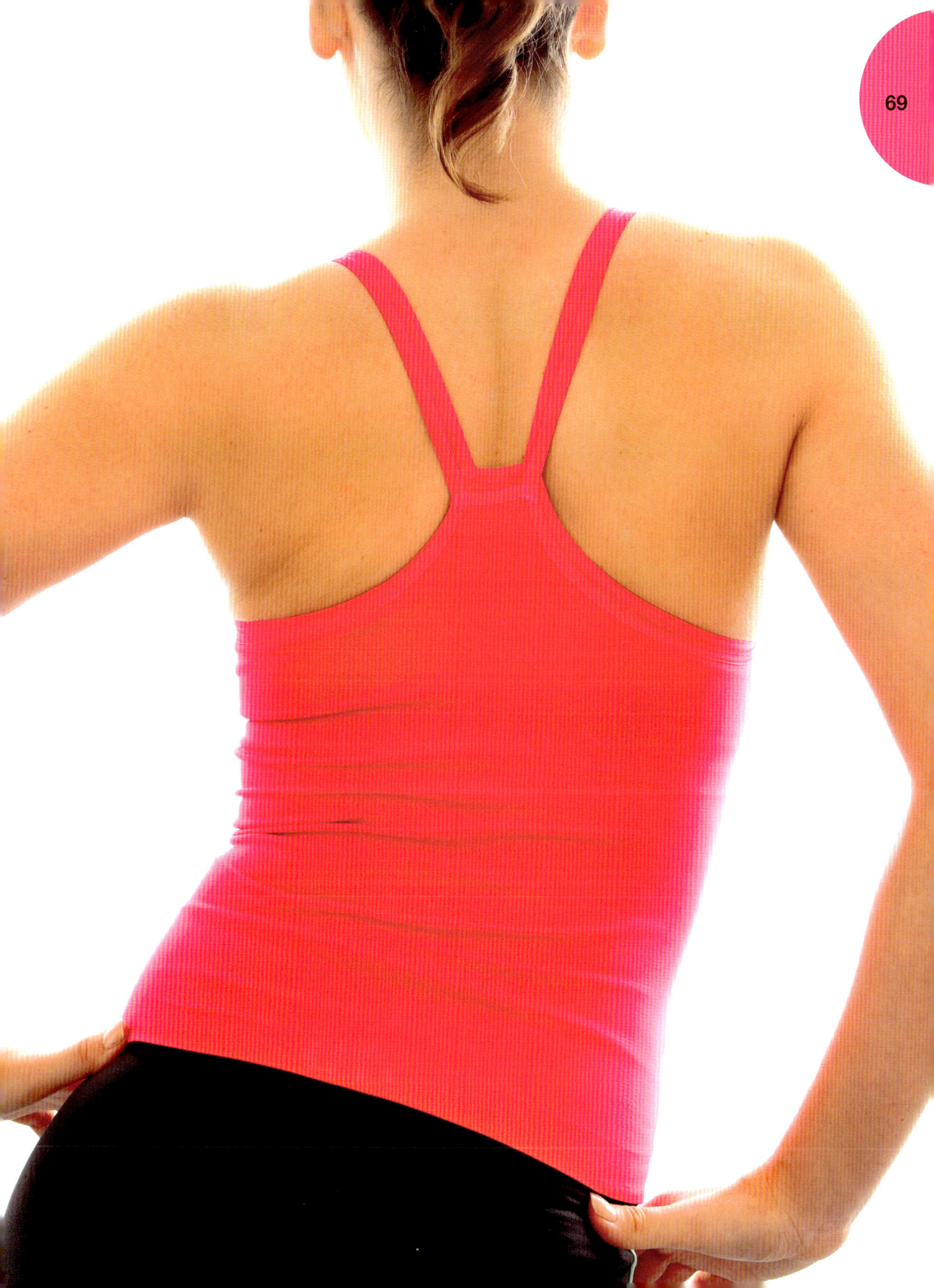

>> **Cercles** des bras

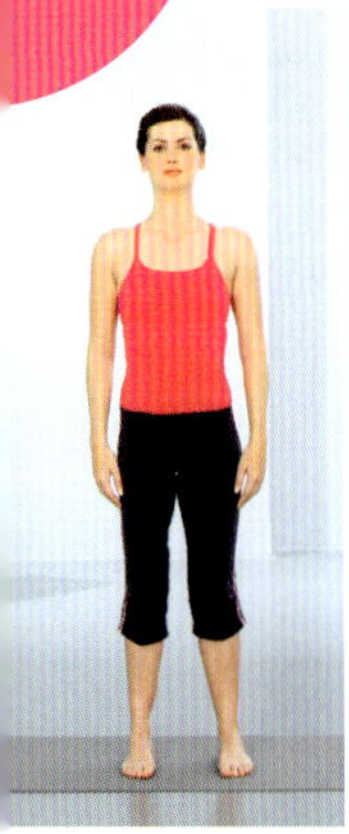

1 Tenez-vous debout, les jambes écartées de la largeur des épaules. Levez les bras au-dessus de la tête et croisez les mains, paumes vers le bas. Tirez le coccyx vers le sol. Faites 4 cercles avec les bras en imaginant que vous les tracez au plafond avec les mains. Revenez au milieu.

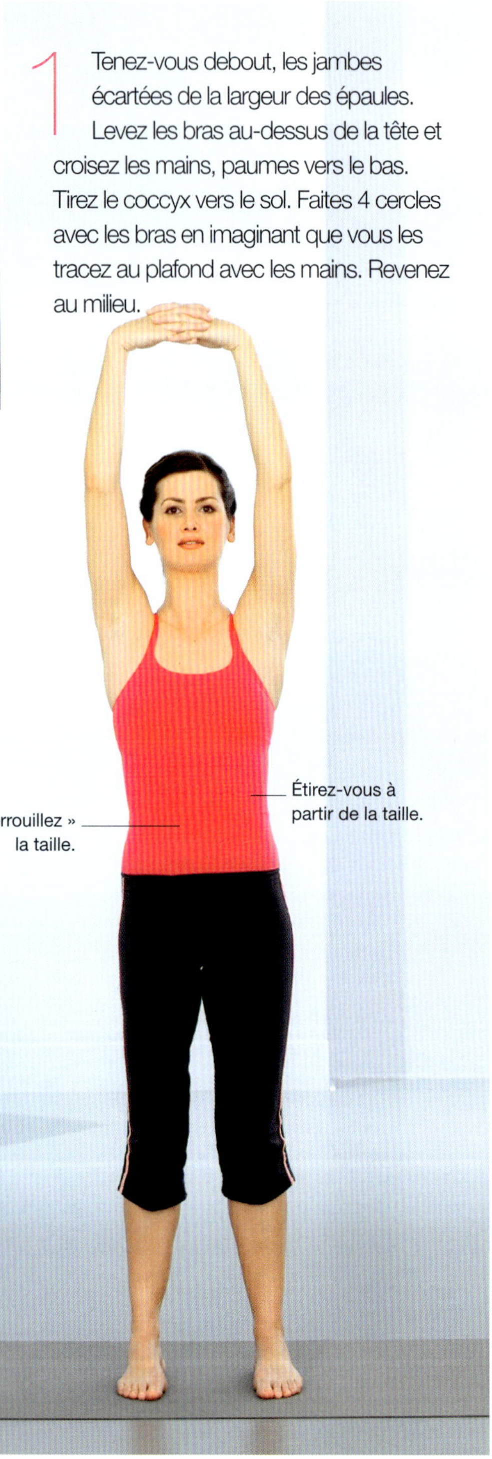

2 De nouveau, grandissez-vous à partir de la taille, qui doit rester stable, et tirez le coccyx vers le bas. Refaites le mouvement en sens contraire. Tracez 2 fois 4 cercles dans chaque sens, puis baissez les bras.

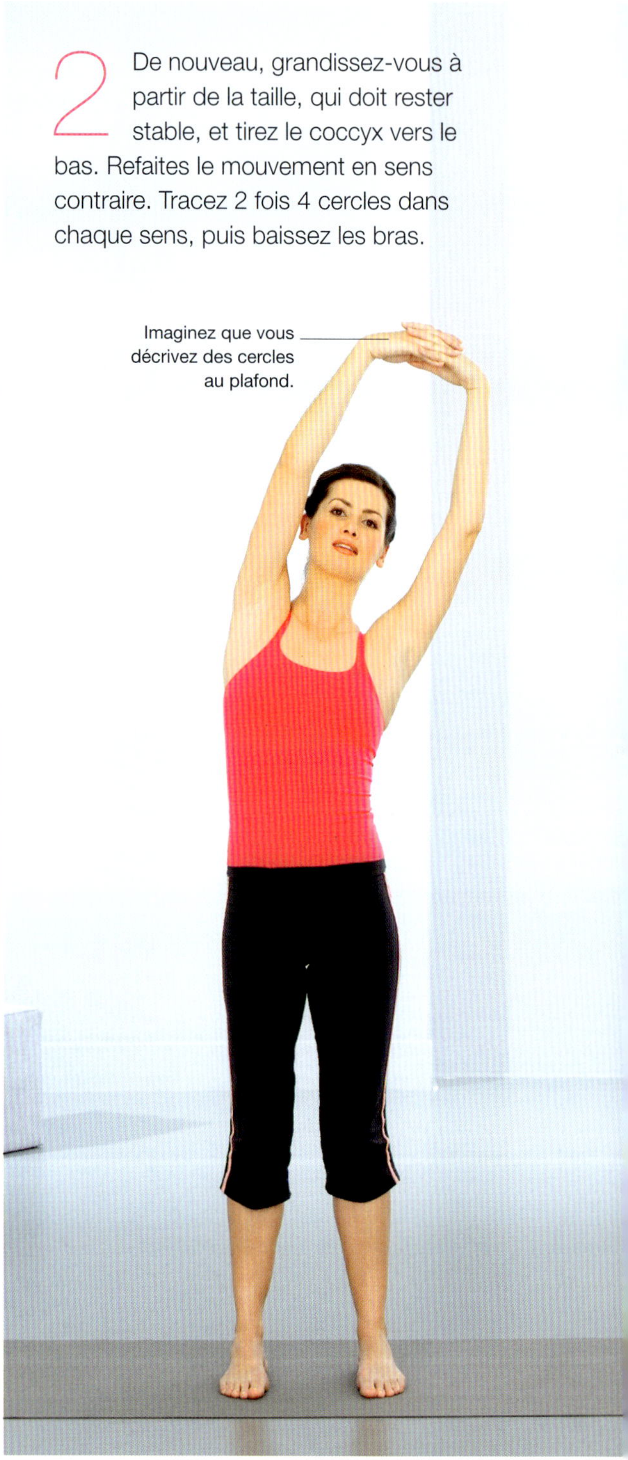

>> **Cercles** des hanches

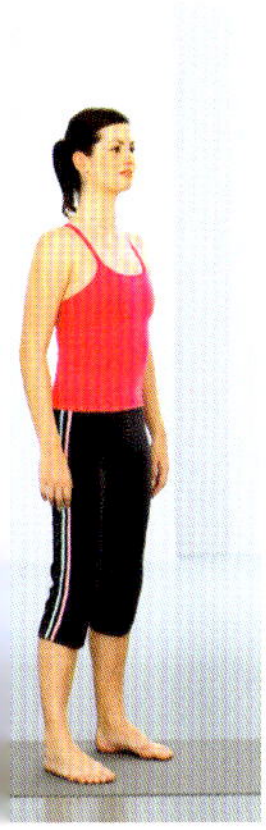

3 Tenez-vous debout, les jambes écartées de la largeur des épaules. Mettez les mains sur les hanches. Décrivez des cercles avec les hanches. Remarquez que vos genoux tournent aussi en même temps. Gardez-les légèrement pliés et « verrouillez » la taille. Faites 5 cercles des hanches dans le même sens.

4 Les genoux toujours fléchis et la taille toujours « verrouillée », décrivez 5 cercles des hanches dans l'autre sens. Faites de nouveau 5 cercles des hanches dans chaque sens.

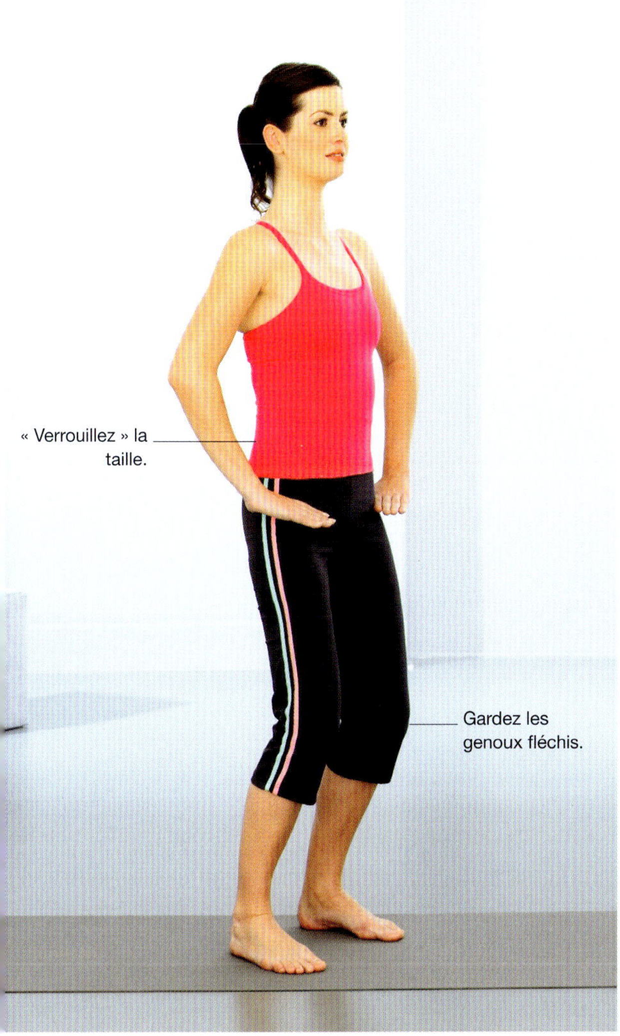

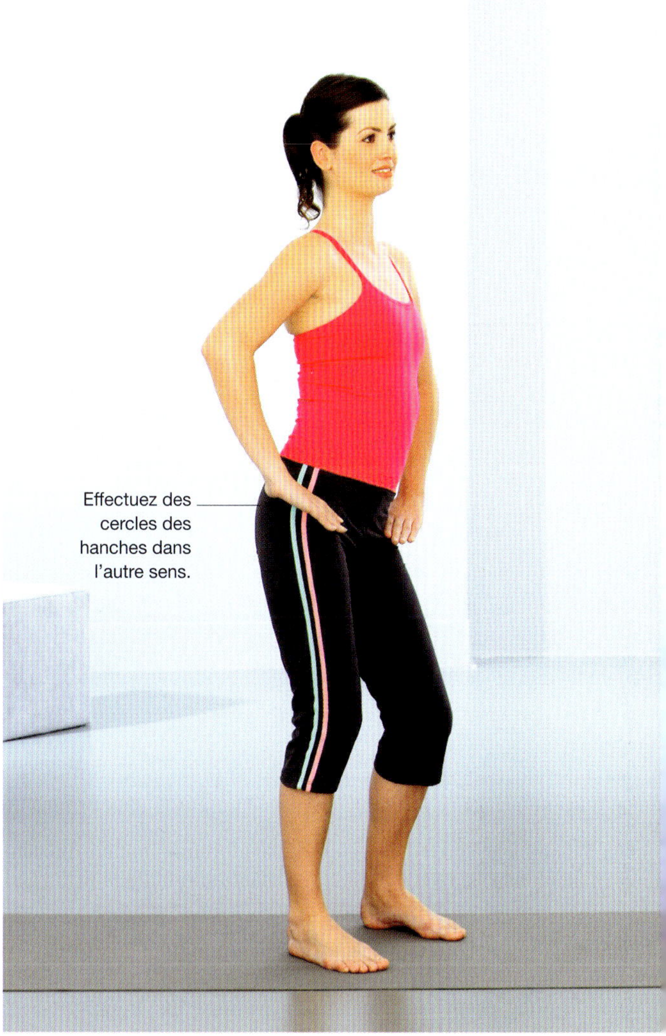

>> **Cercles du poignet** et de la cheville

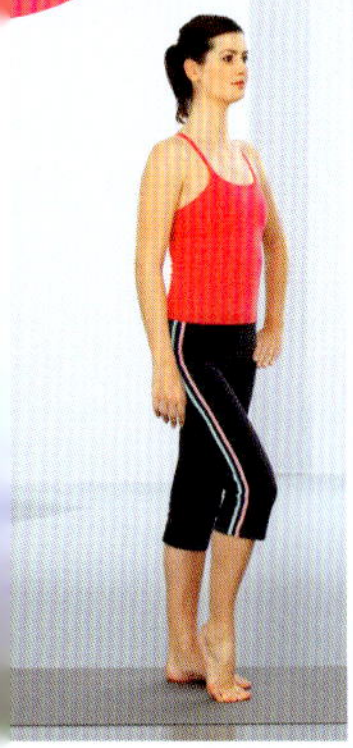

5 Tenez-vous debout, les jambes écartées de la largeur des épaules. Posez la main gauche sur la hanche gauche. Mettez lentement le poids du corps sur la jambe gauche, levez la jambe et le bras droits parallèles et tenez l'équilibre. « Verrouillez » la taille pour vous aider à garder l'équilibre ou tenez-vous à une chaise. Enfoncez le pied gauche dans le sol.

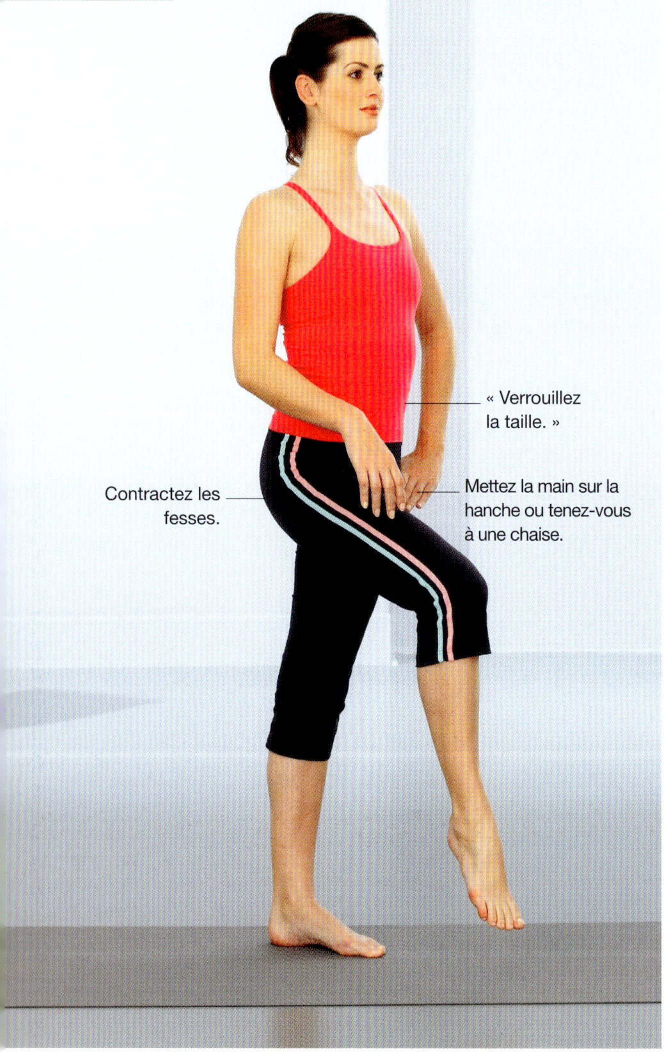
« Verrouillez la taille. »
Contractez les fesses.
Mettez la main sur la hanche ou tenez-vous à une chaise.

6 Décrivez simultanément 5 cercles avec la cheville et le poignet droits, puis 5 cercles dans l'autre sens. Recommencez l'exercice, puis passez sur la jambe droite et faites des cercles de la cheville et du poignet gauches. Reposez la jambe gauche.

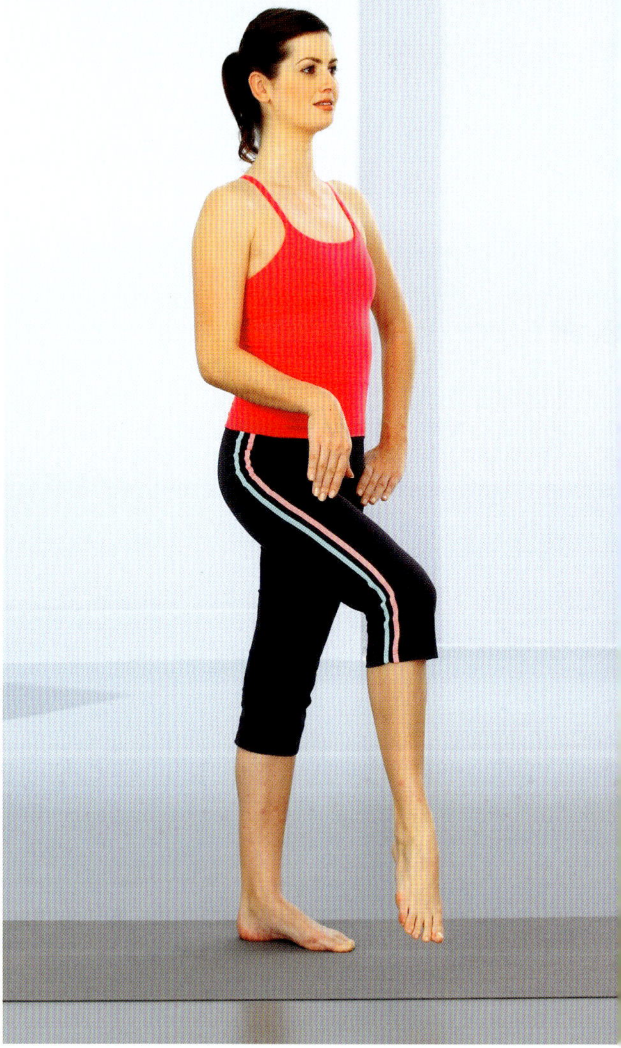

>> **Extension** du dos

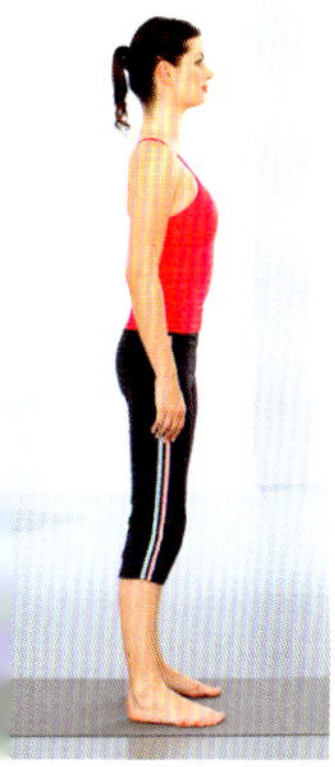

7 Tenez-vous droit, les pieds écartés d'un peu moins que la largeur des épaules. Alignez la tête et le bassin (voir p. 16). Imaginez que vous plaquez le nombril contre la colonne vertébrale (voir p. 17). Serrez les poings et mettez les phalanges sur vos lombaires, coudes pointant derrière vous. Expirez légèrement, puis inspirez en levant la poitrine vers le plafond.

8 Respirez, ramenez la poitrine droite en tirant les oreilles vers l'avant et regardez devant vous. Refaites 3 fois l'exercice en inspirant quand vous êtes face au plafond, et en expirant quand vous allongez la colonne vertébrale et redressez la tête par les oreilles pour regarder de nouveau vers l'avant. En levant la poitrine, imaginez qu'un crochet tire votre sternum vers le plafond.

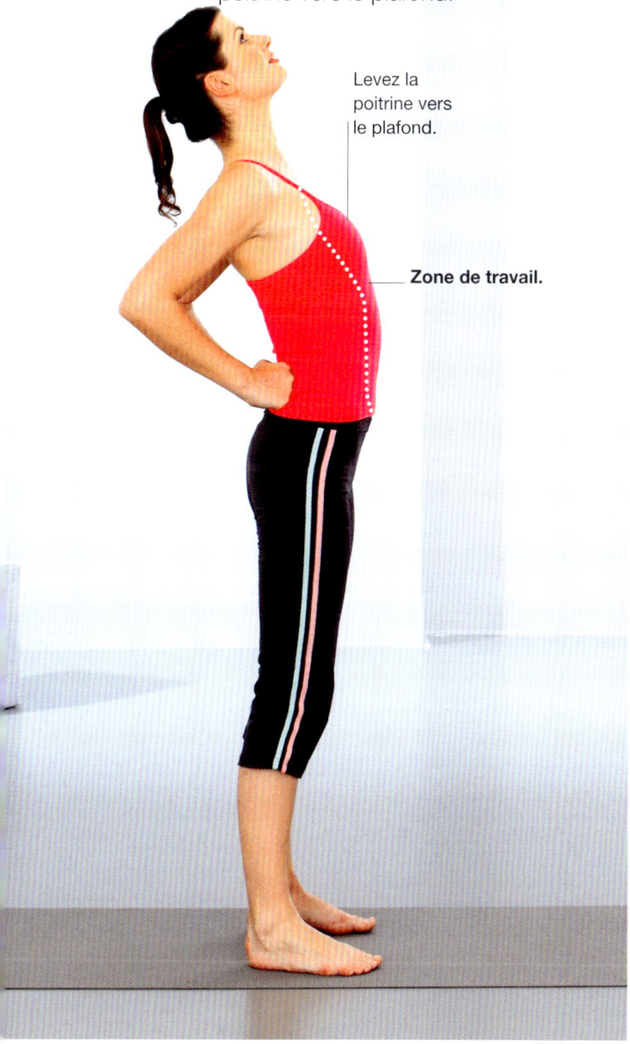
Levez la poitrine vers le plafond.
Zone de travail.

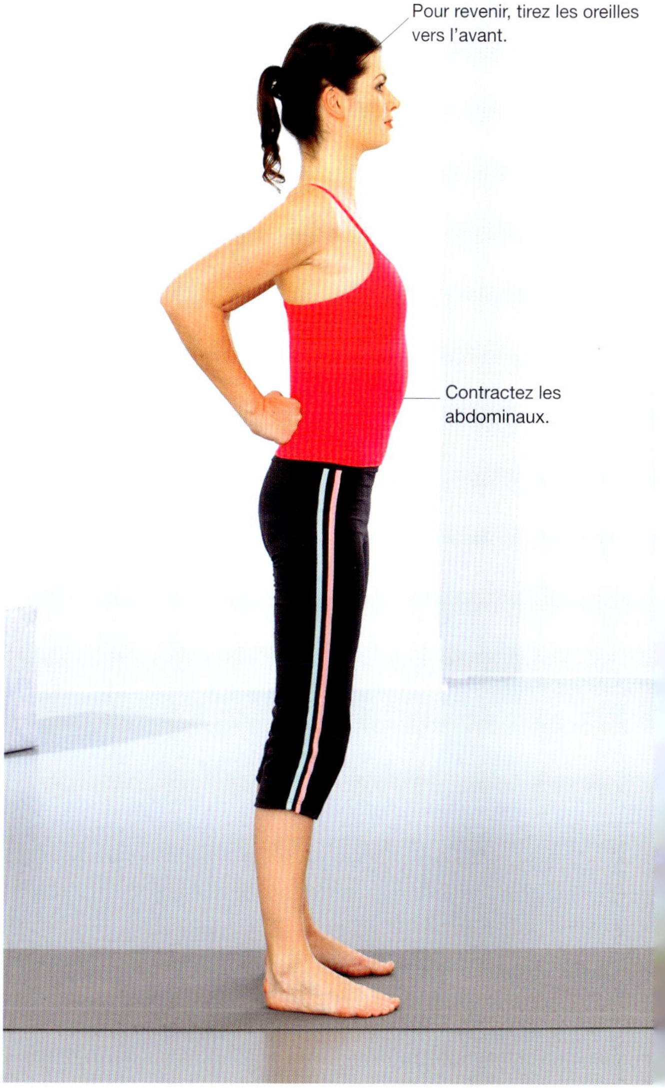
Pour revenir, tirez les oreilles vers l'avant.
Contractez les abdominaux.

>> **Étirement** latéral 3

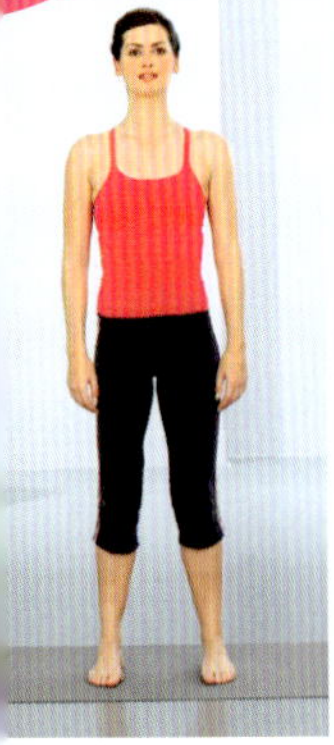

9 Tenez-vous debout, les pieds écartés de la largeur des épaules. Imaginez que vous plaquez le nombril contre la colonne vertébrale (voir p. 17), baissez le coccyx et pliez légèrement les genoux. Levez le bras droit en pointant le médius vers le plafond.

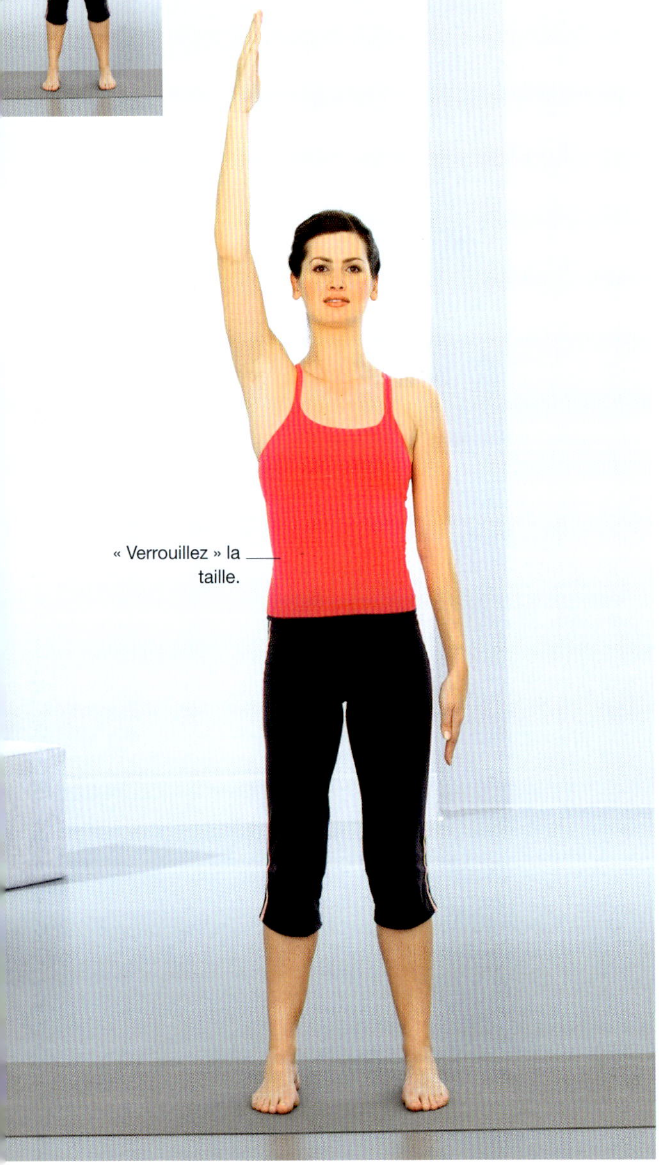
« Verrouillez » la taille.

10 Regardez vers le bas du côté gauche et pointez le médius gauche vers le sol tout en tirant vers le haut avec le médius droit. Étirez tout le côté droit et levez le bassin (voir p 17). Respirez 2 fois, puis revenez au milieu, bras le long du corps. Recommencez de l'autre côté et revenez au milieu.

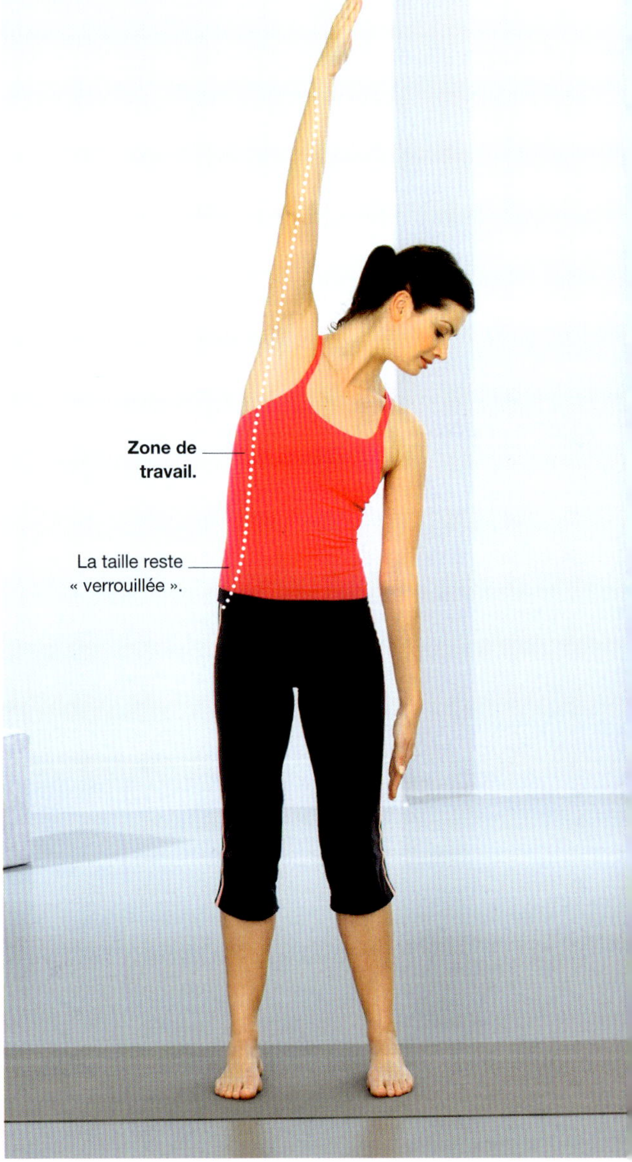
Zone de travail.
La taille reste « verrouillée ».

>> Compressions

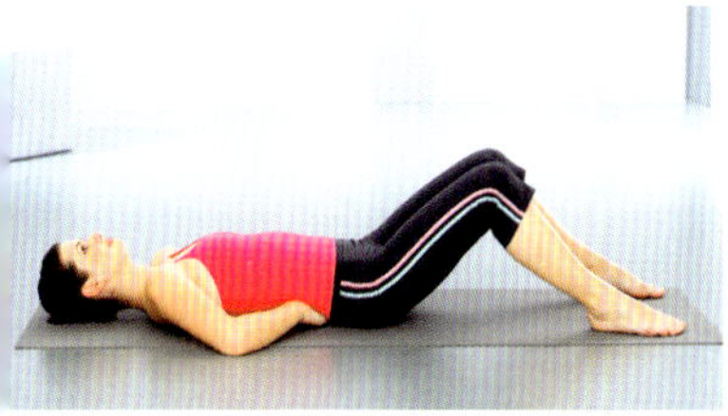

11 Allongez-vous sur le dos, les genoux fléchis, les pieds à plat écartés de la largeur des épaules, les mains sous les hanches. Mettez une main sur le pubis et l'autre sur le ventre pour bien sentir le mouvement. Enfoncez graduellement votre dos dans le sol : d'abord le pubis, puis les lombaires et le milieu du dos, tout en imaginant que vous plaquez le nombril contre la colonne vertébrale (voir p. 17).

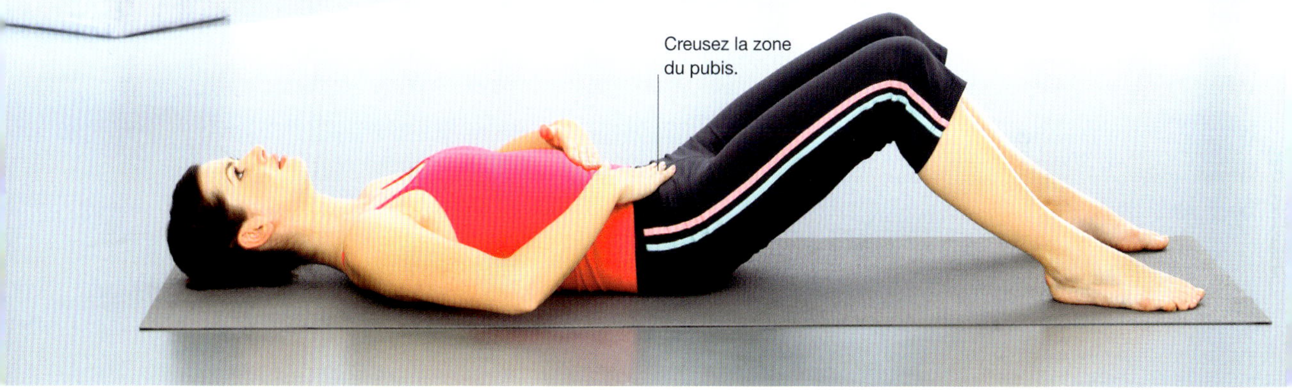

12 Finissez la compression en rentrant le menton. Comptez jusqu'à 4 puis recommencez. Tendez maintenant les jambes par terre et mettez les bras au-dessus de la tête. Refaites 4 fois les compressions puis détendez-vous.

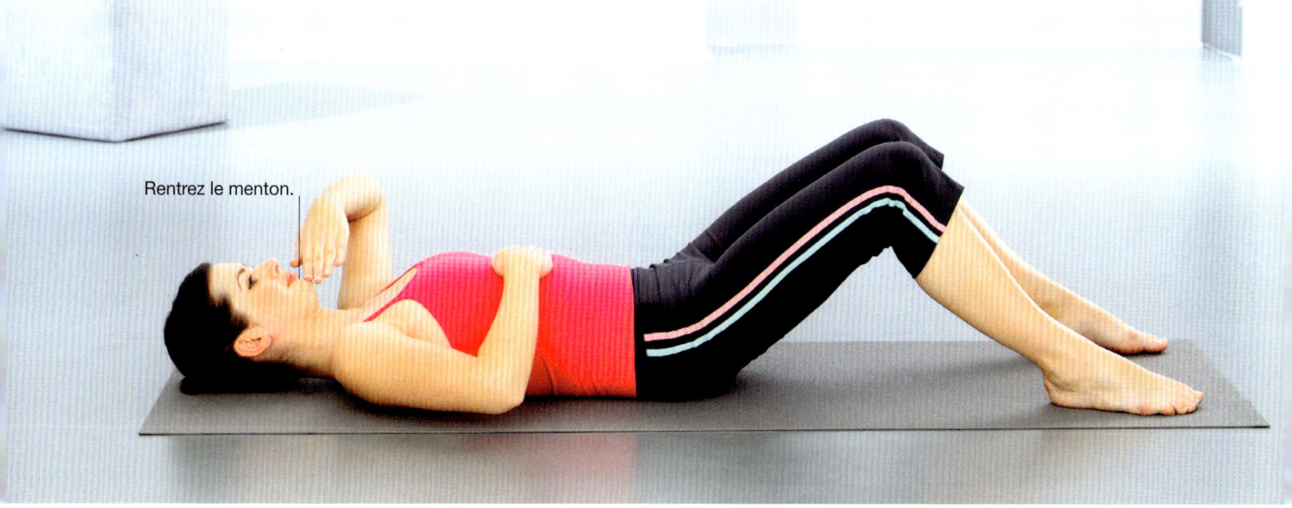

>> **Abdos** en position du chiot

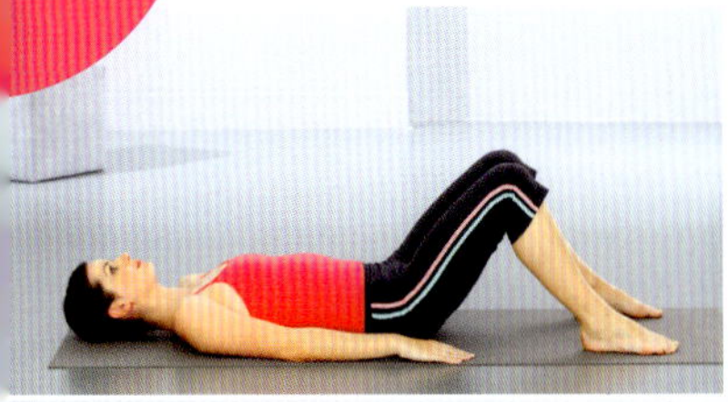

13 Restez sur le dos, fléchissez les genoux et gardez les bras le long du corps. Contractez les abdominaux et levez les jambes pliées pour que les mollets soient parallèles au sol. Pliez les coudes et décollez le haut des bras du sol, paumes vers le haut. Cette position du chiot (voir p. 17) fait travailler les muscles posturaux du tronc.

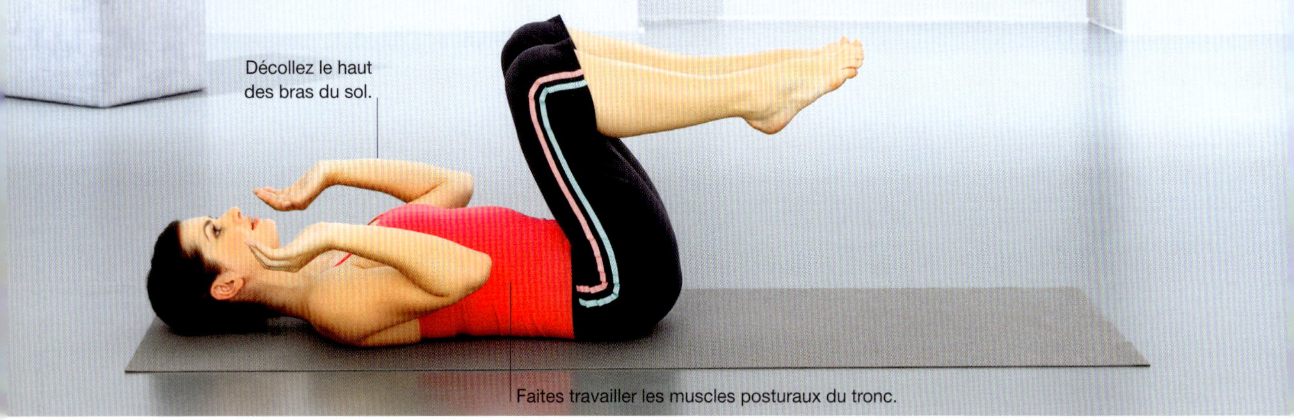

14 Expirez, rentrez le menton, soulevez la tête, regardez vers l'aine et tendez les bras plus loin que les hanches. En même temps, tendez les jambes vers le haut et faites un « V » un peu plus grand que la largeur de vos épaules. Inspirez, expirez, puis revenez dans la position du chiot. Faites l'exercice 4 fois.

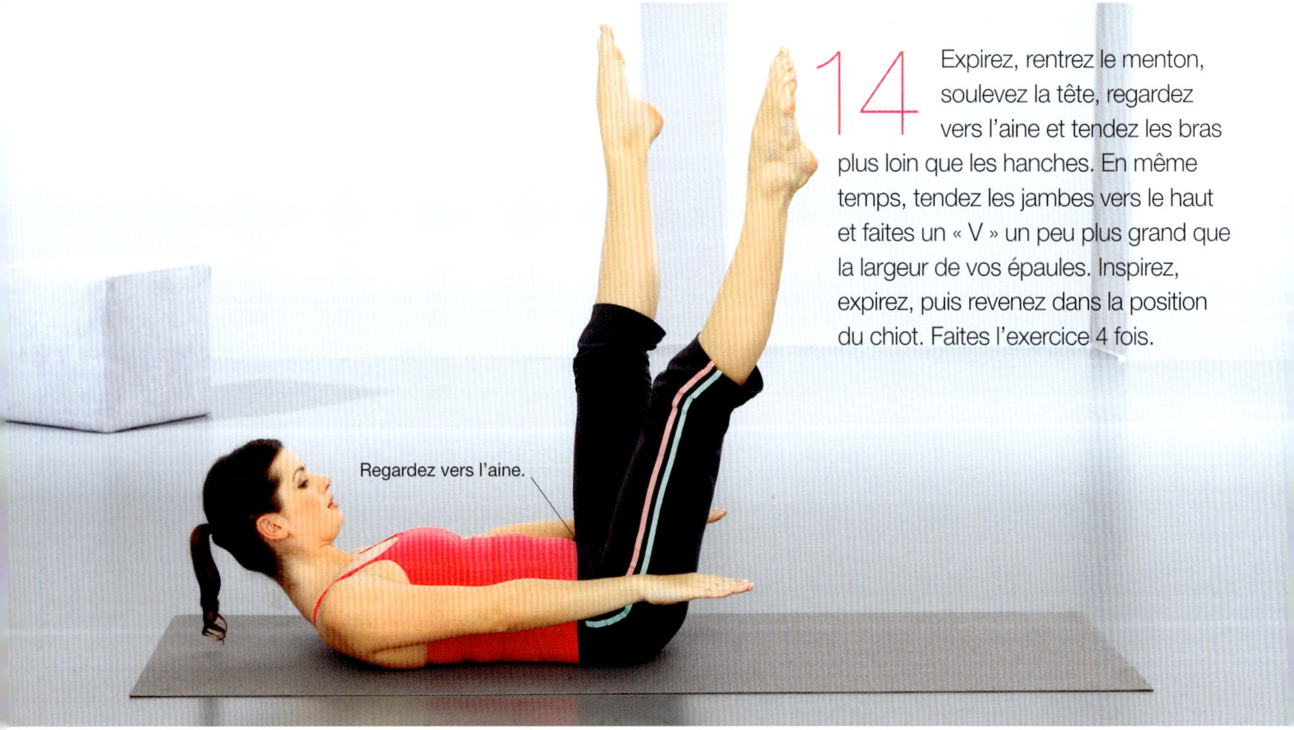

>> **Abdos** première position en parallèle

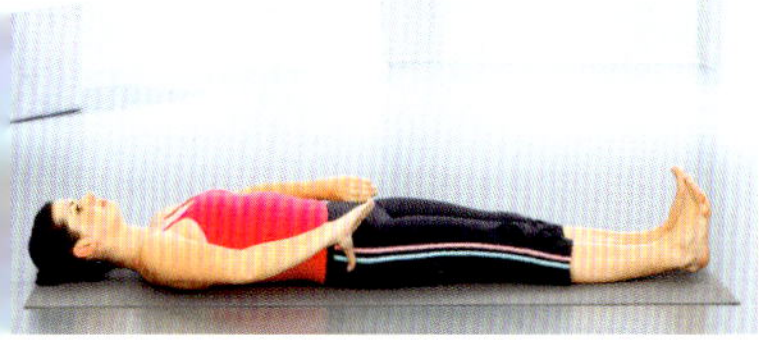

15 Restez allongé sur le dos, les jambes en première position parallèle, le deuxième orteil aligné avec les genoux et le milieu du pli de l'aine (voir p. 14). Fléchissez les pieds. Posez vos mains tendues sur vos hanches. Levez la tête pour vérifier que vous êtes bien aligné, gardez la tête levée et respirez.

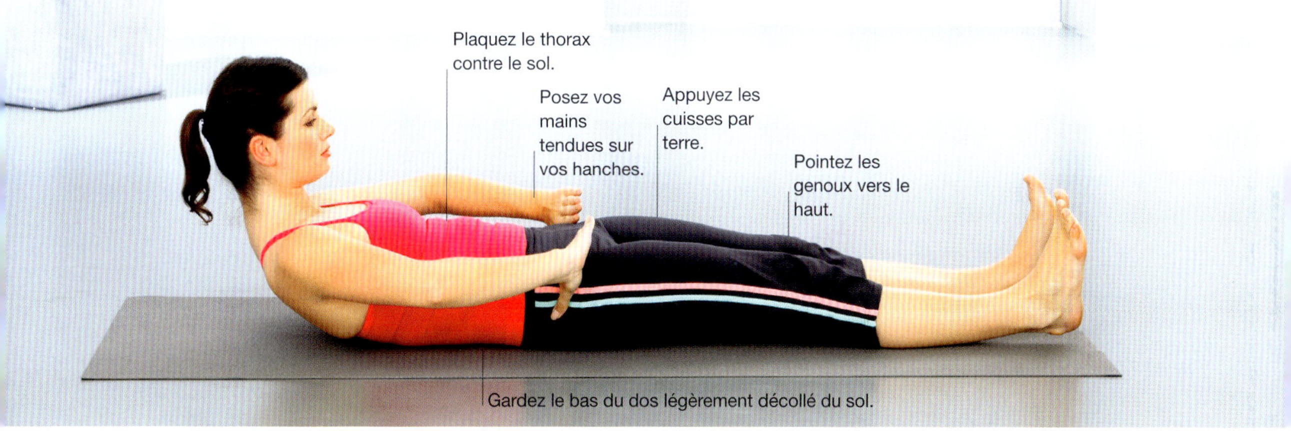

16 Expirez en reposant la tête et en rapprochant les jambes de façon qu'elles se touchent à partir du haut des cuisses. Serrez bien les hanches, les genoux et les chevilles en comptant jusqu'à 8. Faites 4 fois le mouvement de lever la tête en ouvrant les jambes et de la baisser en serrant les jambes. Puis détendez-vous.

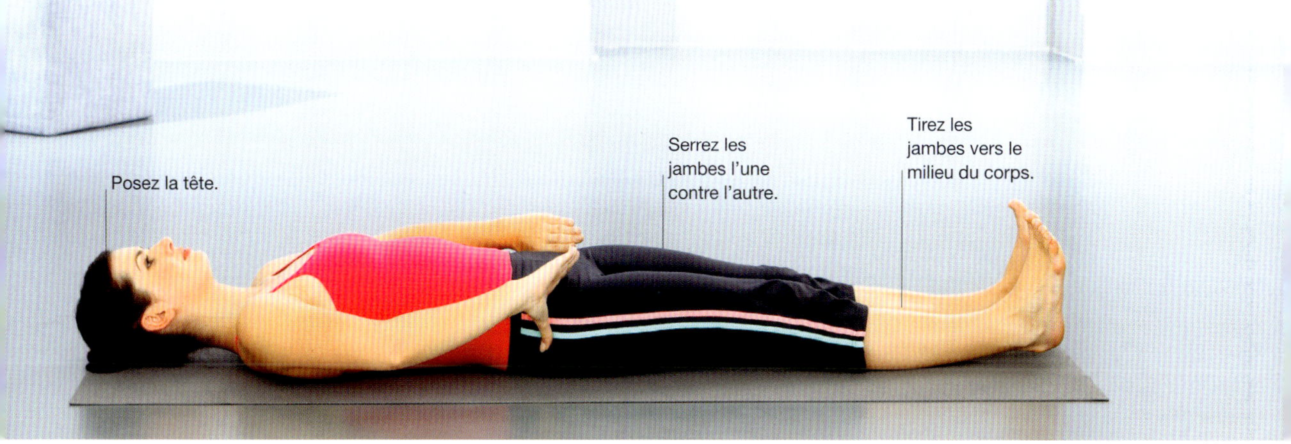
Posez la tête.
Serrez les jambes l'une contre l'autre.
Tirez les jambes vers le milieu du corps.

>> **Soulever** les hanches

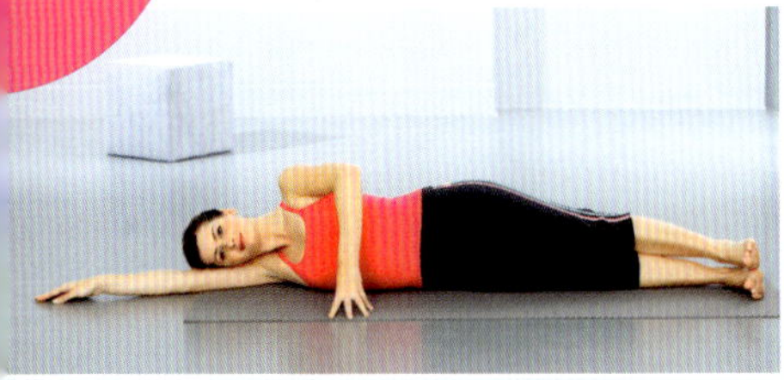

17 Allongez-vous sur le côté droit, le bras droit tendu par terre sous votre tête. Servez-vous de la main gauche pour rester en équilibre et redressez-vous pour prendre appui sur votre avant-bras droit. Gardez les jambes serrées. Fléchissez bien les pieds et tirez les orteils vers les jarrets. Imaginez que vous plaquez le nombril contre la colonne vertébrale (voir p. 17). Si vous avez du mal à garder l'équilibre, ouvrez les jambes en « V ».

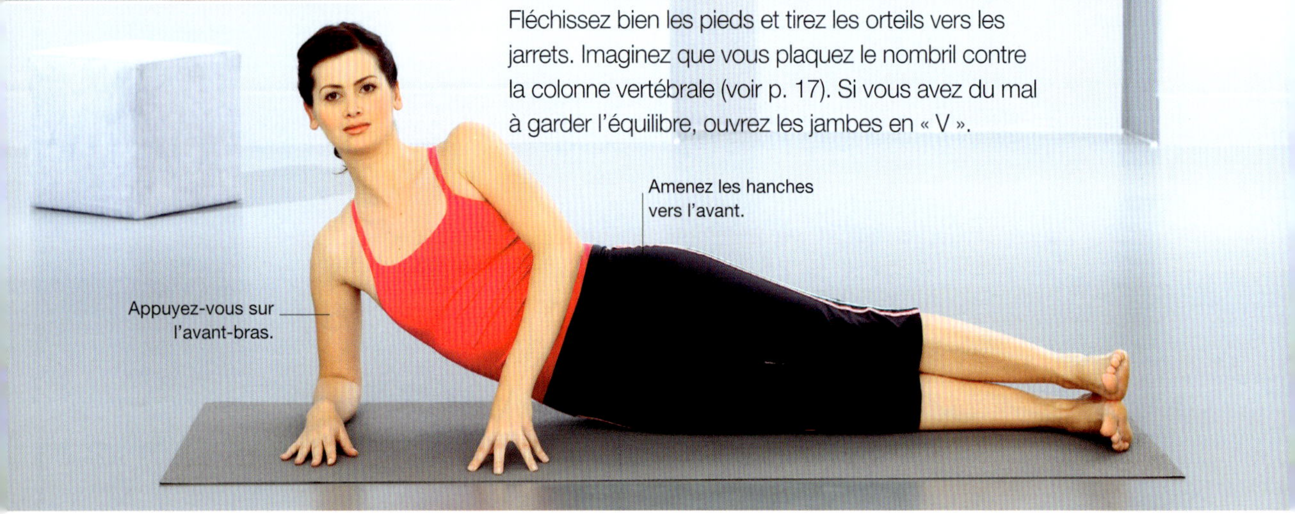
Amenez les hanches vers l'avant.
Appuyez-vous sur l'avant-bras.

18 Inspirez et expirez en poussant sur les jambes tout en regardant vers le bas et en soulevant le bassin du sol. Gardez la position un moment, puis baissez le bassin sans le reposer au sol. Refaites 3 fois l'exercice, puis recommencez 4 fois du côté gauche.

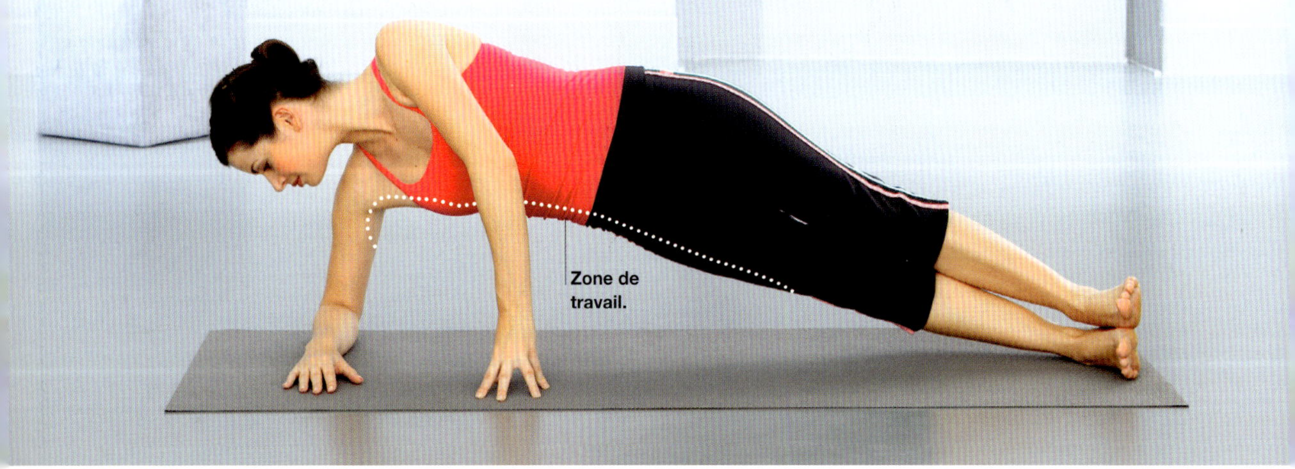
Zone de travail.

>> Natation

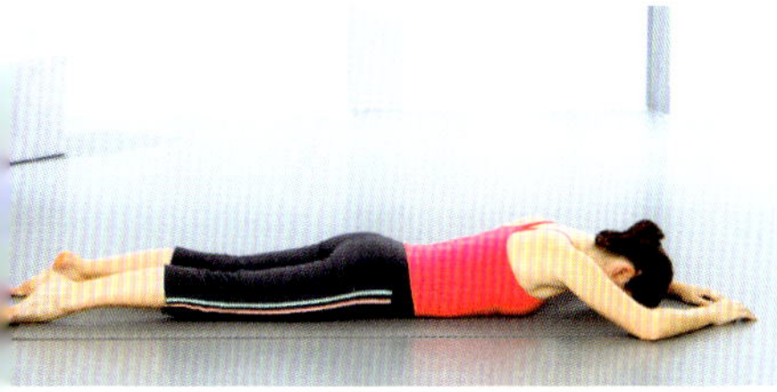

19 Allongez-vous sur le ventre. Imaginez l'eau d'une piscine (voir p. 17). Mettez les mains au-dessus de la tête, les paumes vers le bas et les bras légèrement fléchis. Posez doucement le front par terre. Écartez les jambes d'environ 8 cm. Faites des « sourires » (voir p. 16). Expirez et soulevez la tête, les mains et les pieds à environ 5 cm du sol.

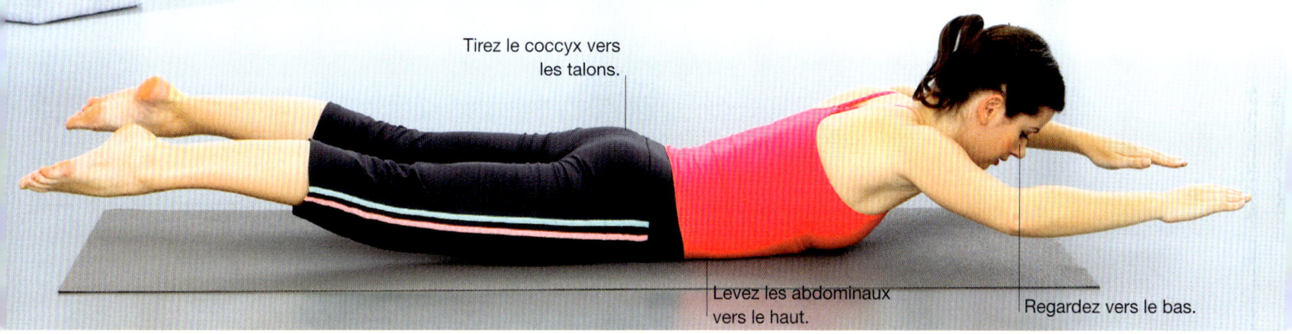
Tirez le coccyx vers les talons.
Levez les abdominaux vers le haut.
Regardez vers le bas.

20 En gardant le buste aussi stable que possible, exécutez des petits battements de pieds. En même temps, bougez les mains en alternance comme si vous frappiez de l'eau. Efforcez-vous de ne pas basculer sur le côté. Si votre dos se raidit, relâchez, respirez, reposez-vous et recommencez. Essayez de compter jusqu'à 30. Pour marquer le rythme, pensez : 1-Alligator, 2-Alligator. Relâchez la position et détendez-vous.

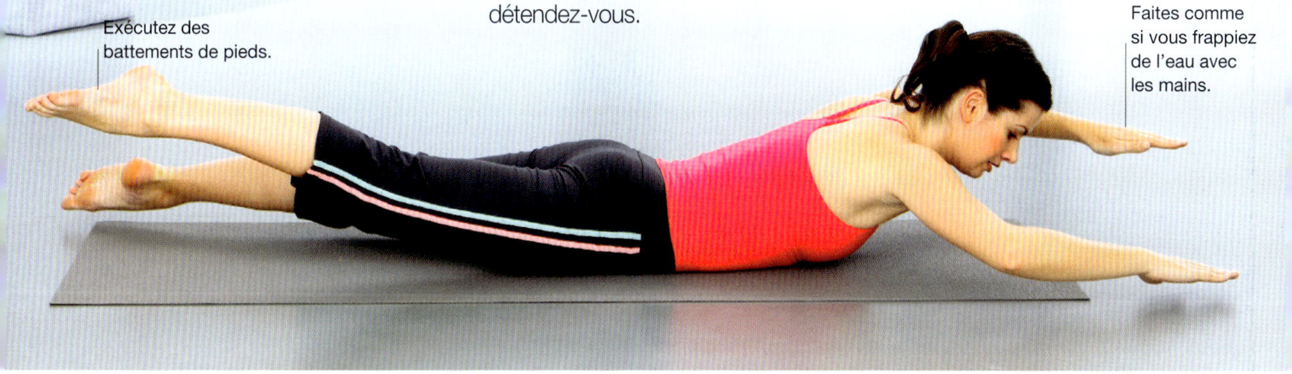
Exécutez des battements de pieds.
Faites comme si vous frappiez de l'eau avec les mains.

>> **Étirement** inversé

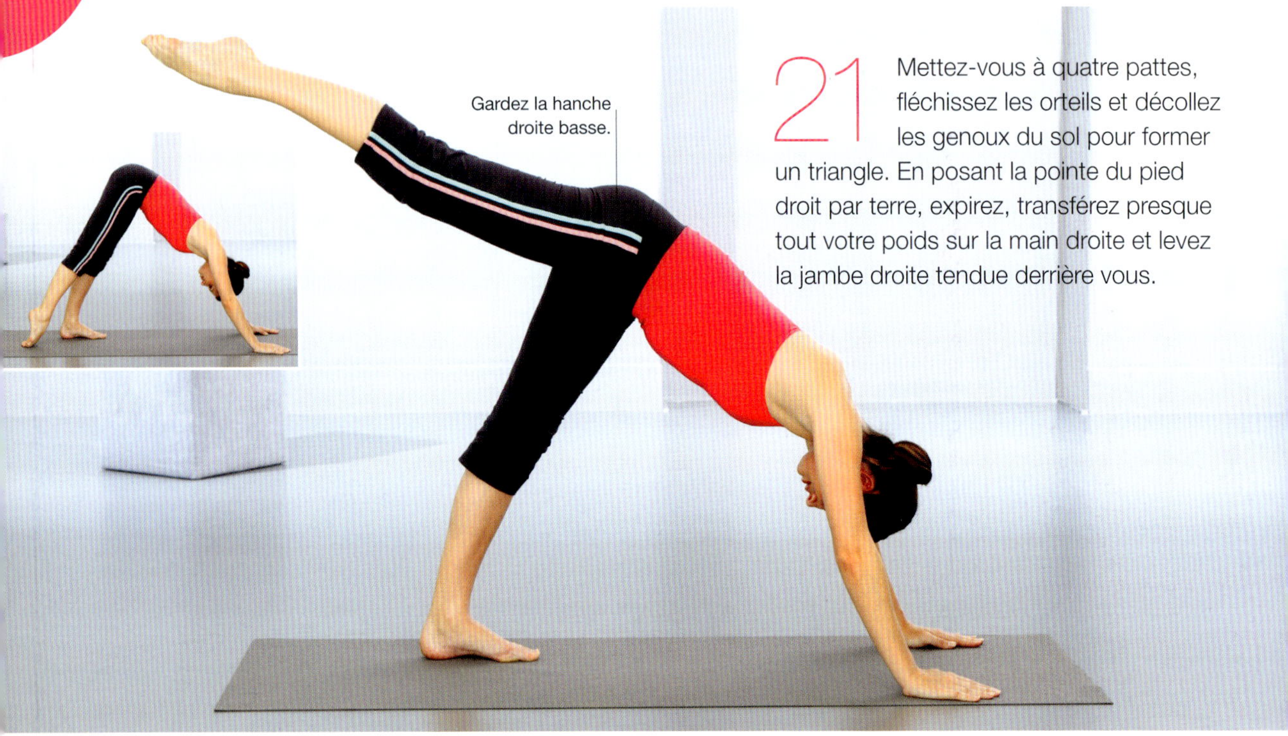
Gardez la hanche
droite basse.

21 Mettez-vous à quatre pattes, fléchissez les orteils et décollez les genoux du sol pour former un triangle. En posant la pointe du pied droit par terre, expirez, transférez presque tout votre poids sur la main droite et levez la jambe droite tendue derrière vous.

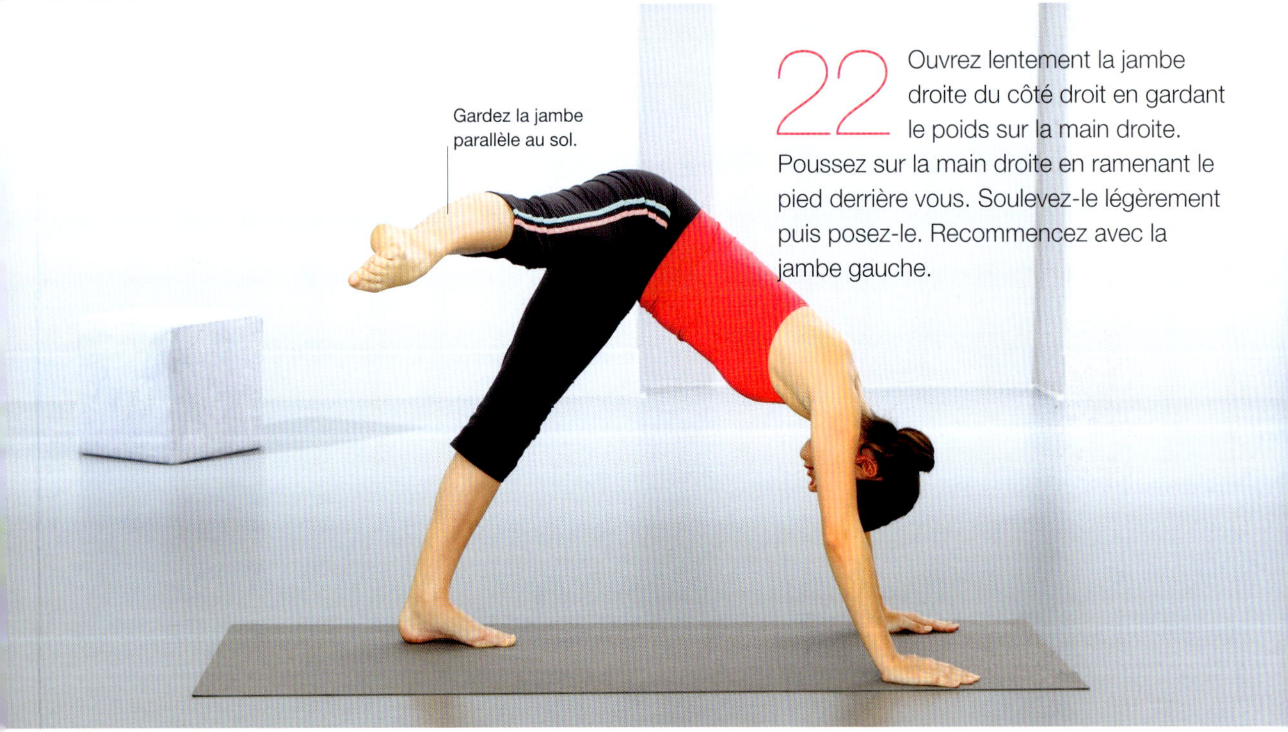
Gardez la jambe
parallèle au sol.

22 Ouvrez lentement la jambe droite du côté droit en gardant le poids sur la main droite. Poussez sur la main droite en ramenant le pied derrière vous. Soulevez-le légèrement puis posez-le. Recommencez avec la jambe gauche.

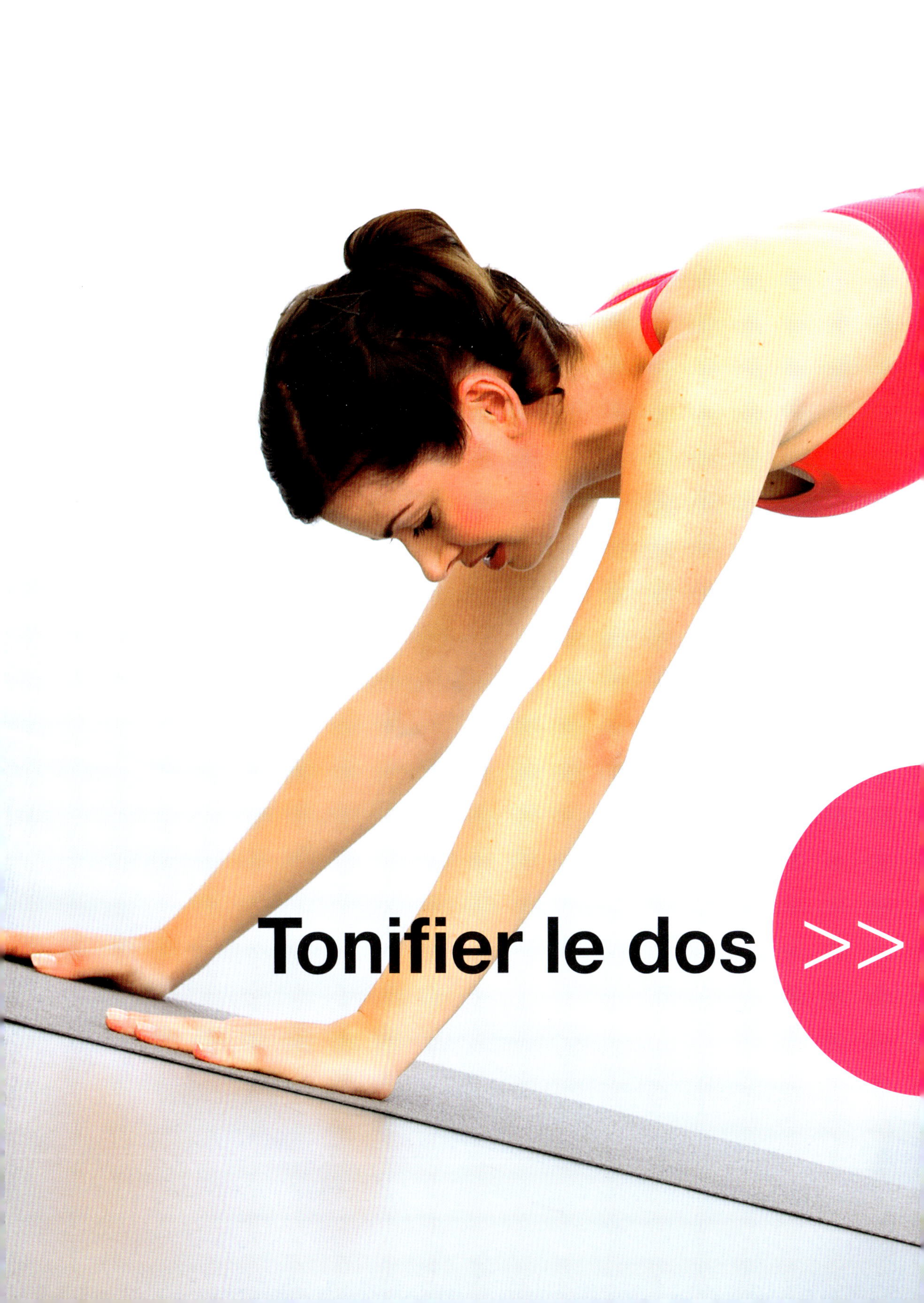

Tonifier le dos

Tonifier le dos en un coup d'œil

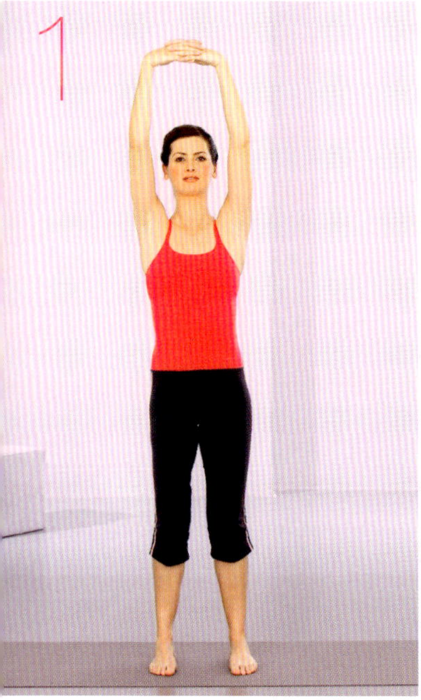

▲ **Cercles** des bras, page 70

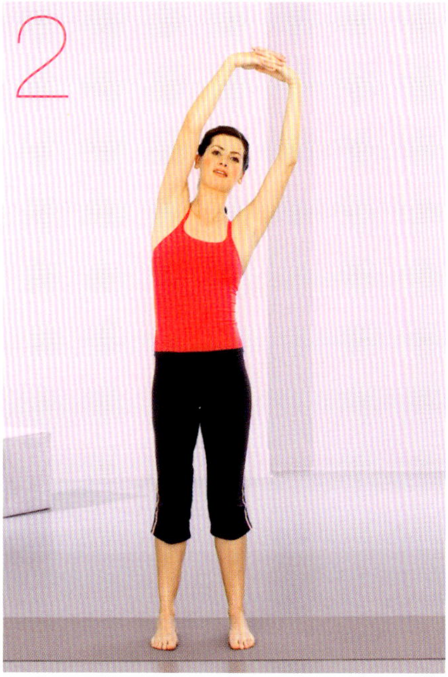

▲ **Cercles** des bras, page 70

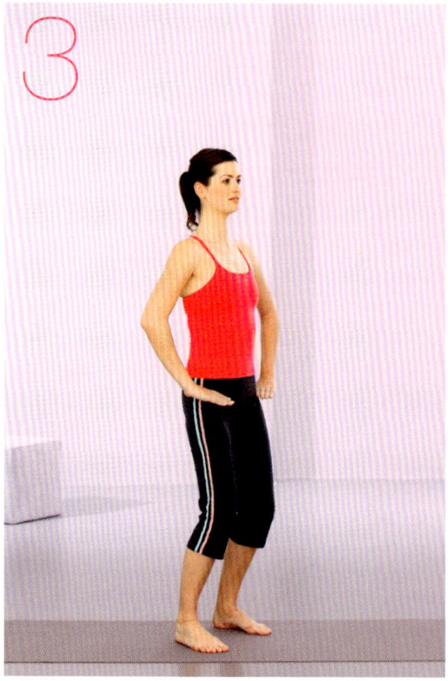

▲ **Cercles** des hanches, page 71

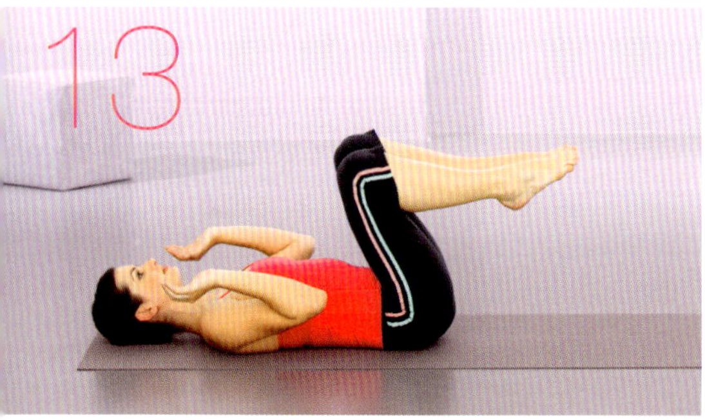

▲ **Abdos** en position du chiot, page 76

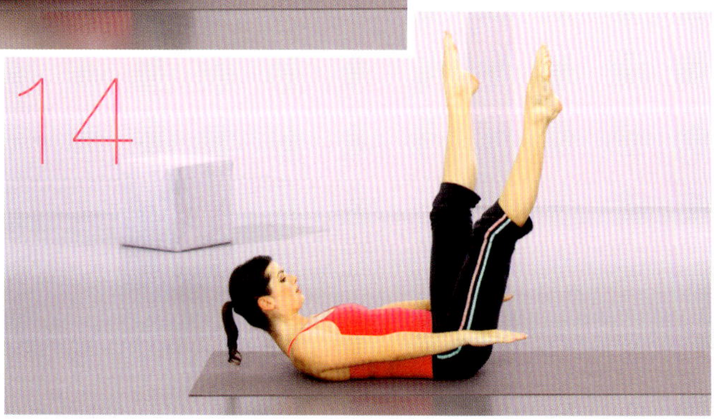

▲ **Abdos** en position du chiot, page 76

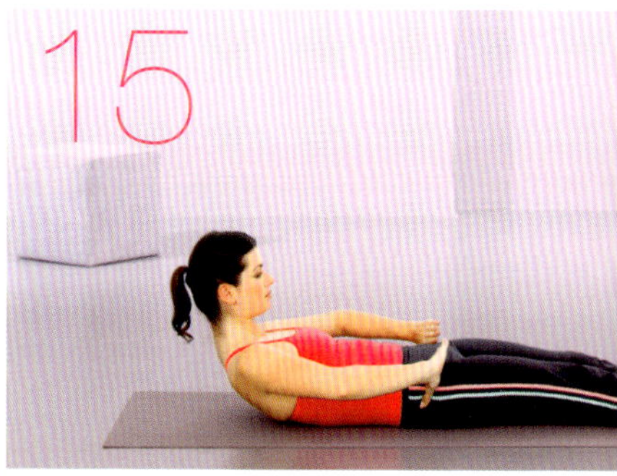

▲ **Abdos** en première position parallèle, page 77

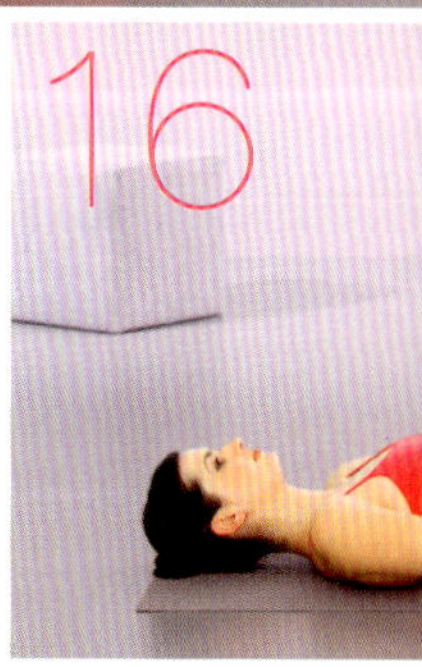

▲ **Abdos** en première

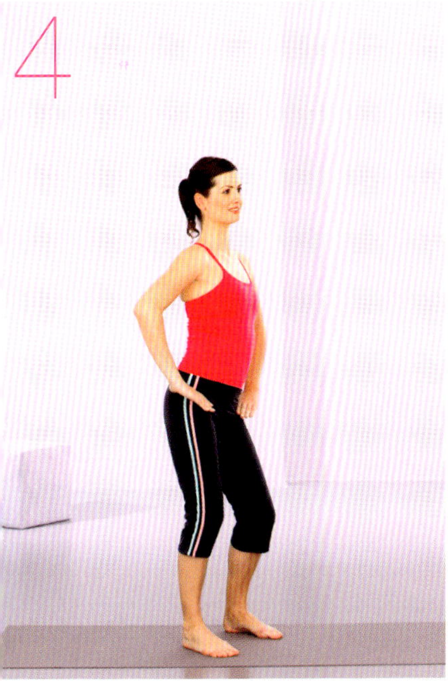

▲ **Cercles** des hanches, page 71

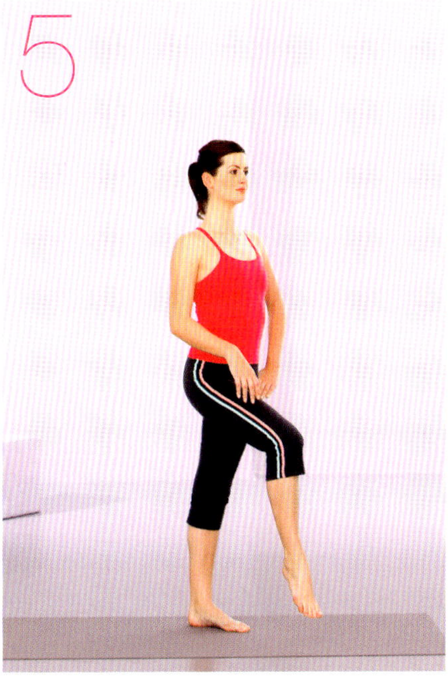

▲ **Cercles** du poignet et de la cheville, page 72

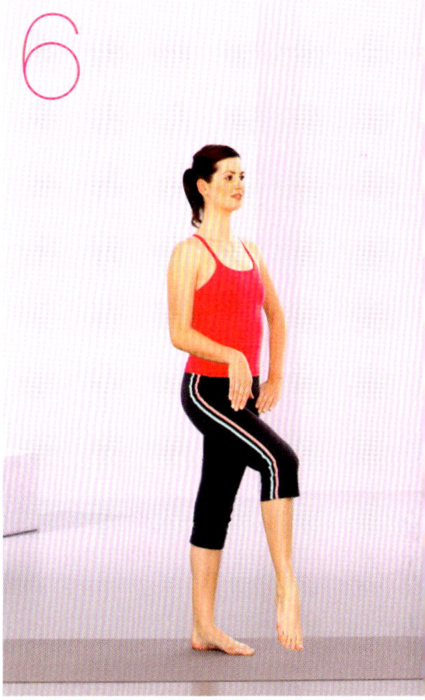

▲ **Cercles** du poignets et de la cheville, page 72

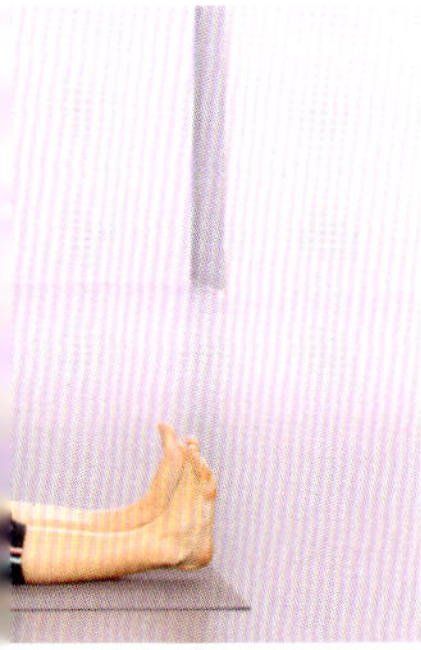

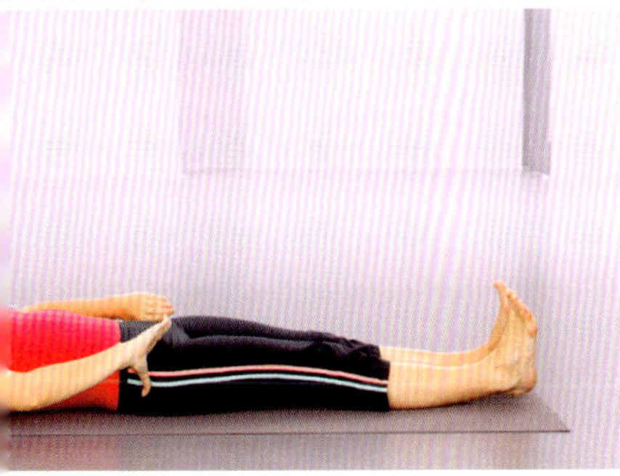

position parallèle, page 77

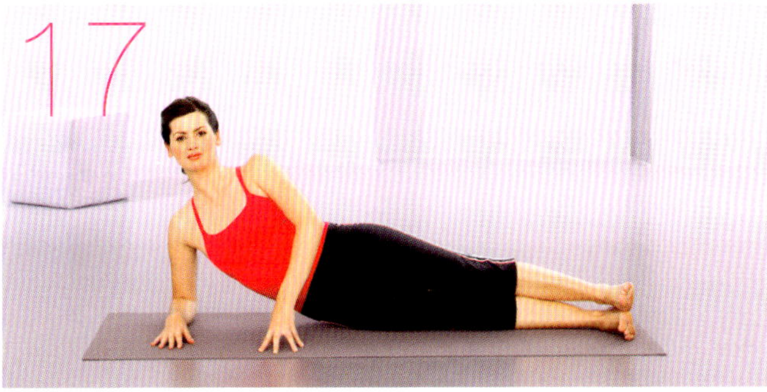

▲ **Soulever** les hanches, page 78

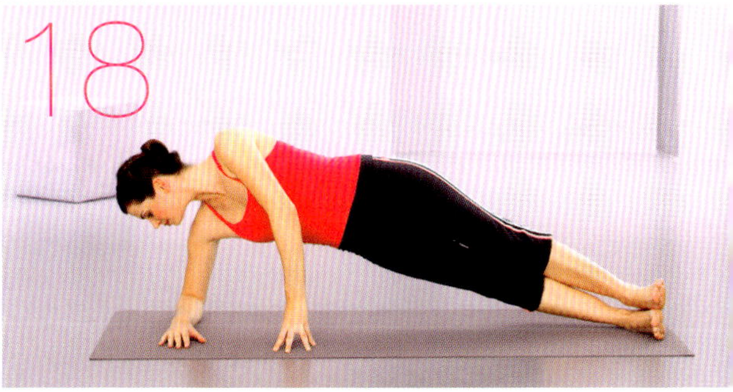

▲ **Soulever** les hanches, page 78

>> **Étirement** vers le bas

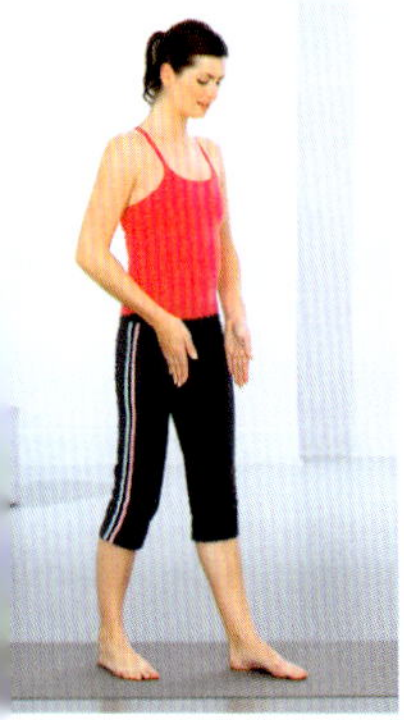

23 Tenez-vous debout, les jambes écartées d'environ 8 cm. Avancez le pied gauche en laissant environ la longueur d'un pied entre les jambes. Les orteils pointent vers l'avant. Croisez les bras et tenez vos coudes. Imaginez que vous plaquez le nombril contre la colonne vertébrale (voir p. 17). Penchez la tête et tirez les coudes vers le bas.

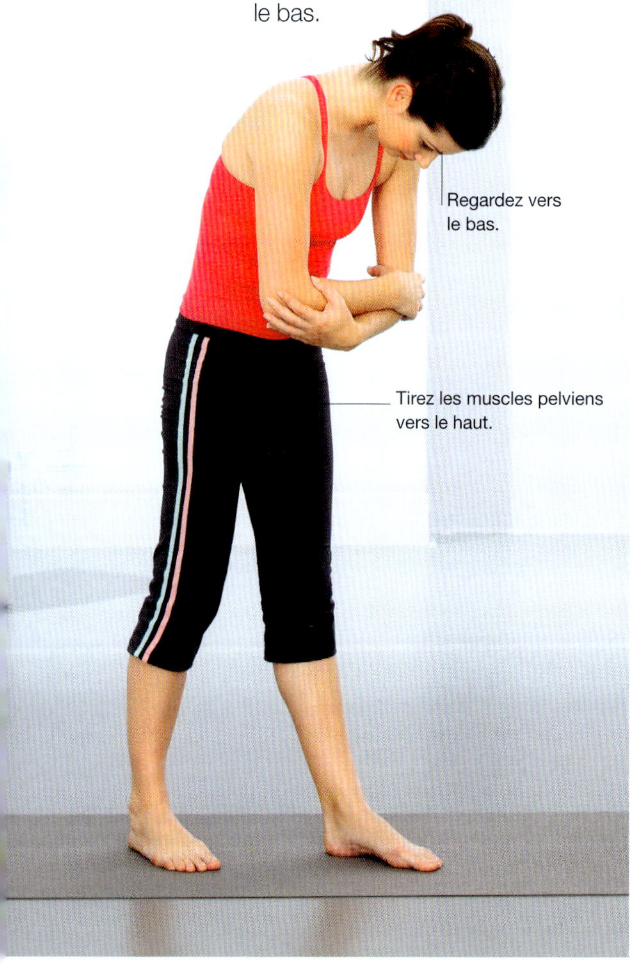
Regardez vers le bas.
Tirez les muscles pelviens vers le haut.

24 Continuez à tirer les coudes vers le sol. Restez dans cette position arrondie et respirez 2 fois en contractant les abdominaux. Remontez lentement en sentant que les abdominaux se déroulent sur le devant de votre corps. Recommencez avec la jambe droite devant. Remontez et détendez-vous.

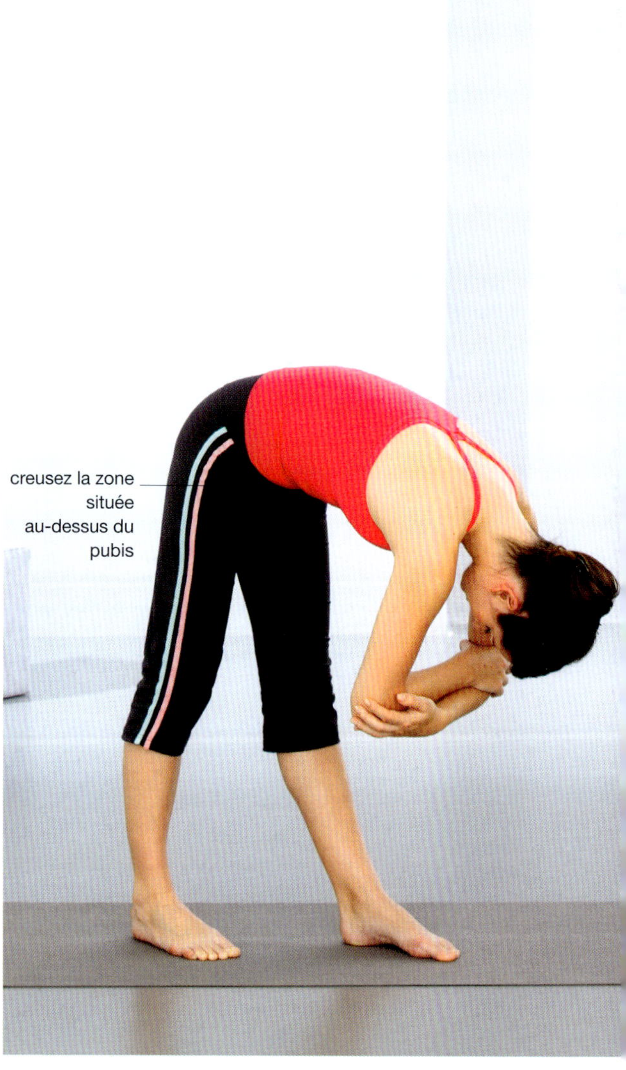
creusez la zone située au-dessus du pubis

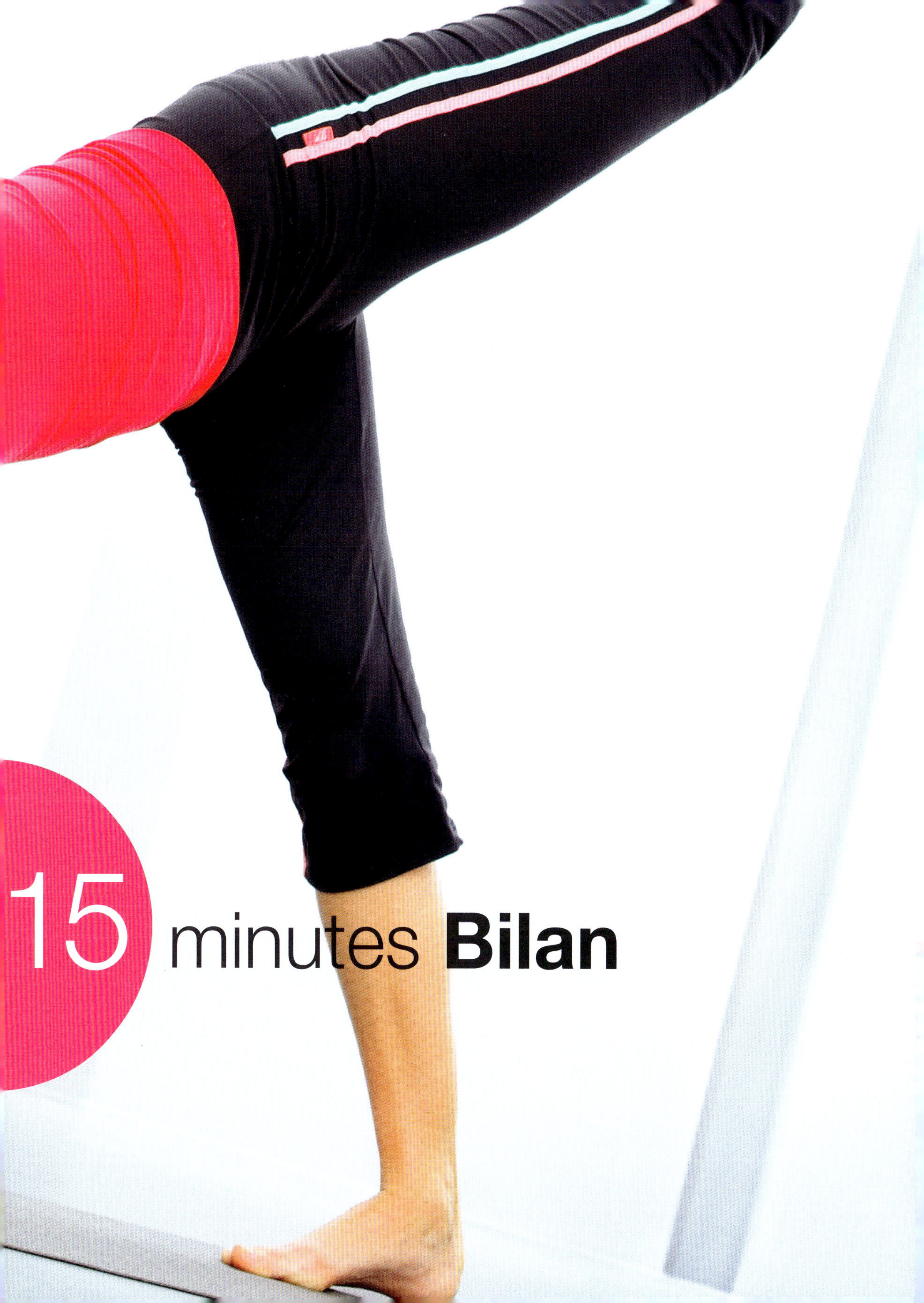

15 minutes Bilan

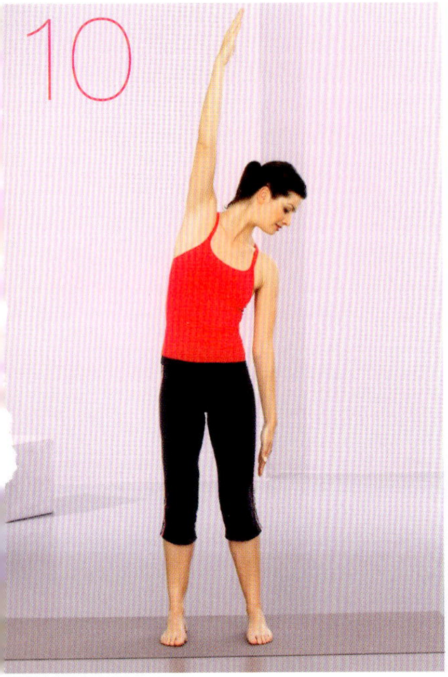

▲ **Étirement** latéral 3, page 74

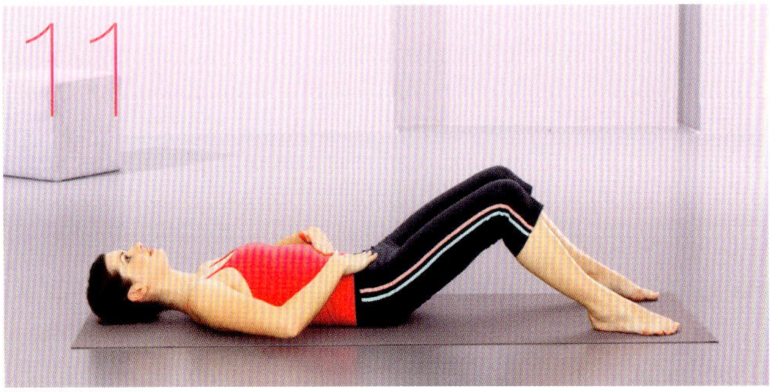

▲ **Compressions**, page 75

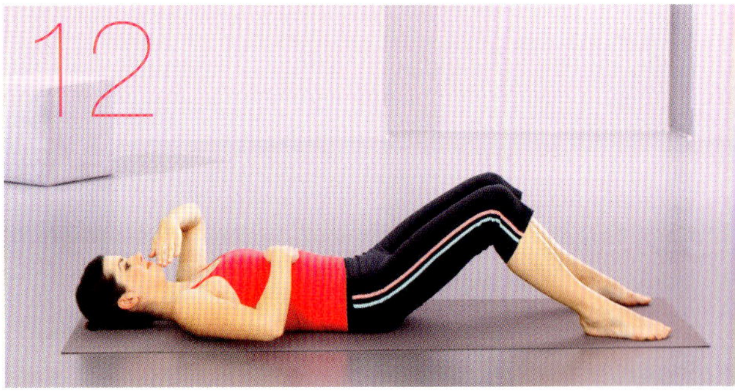

▲ **Compressions**, page 75

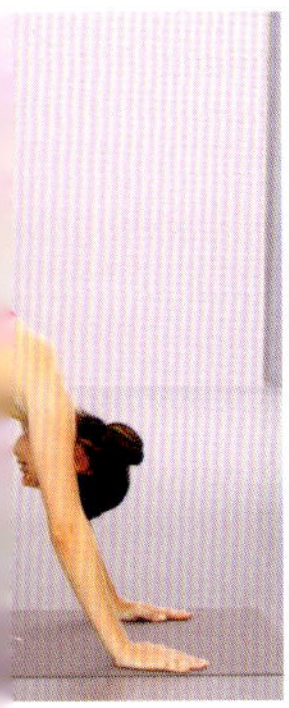

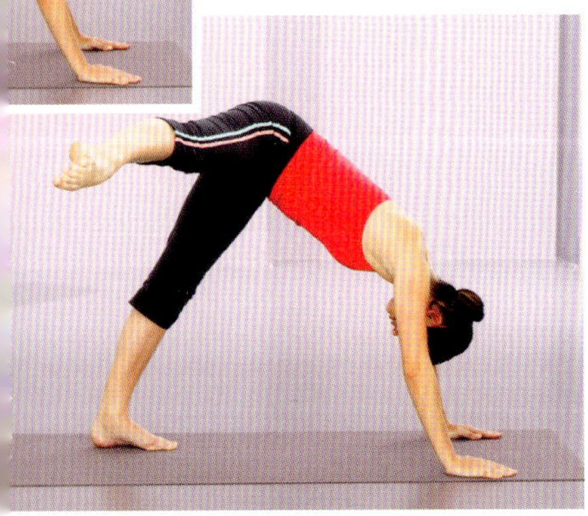

page 80

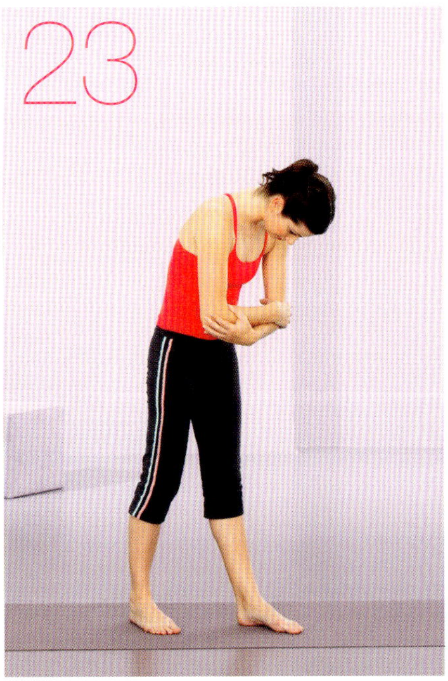

▲ **Étirement** vers le bas, page 81

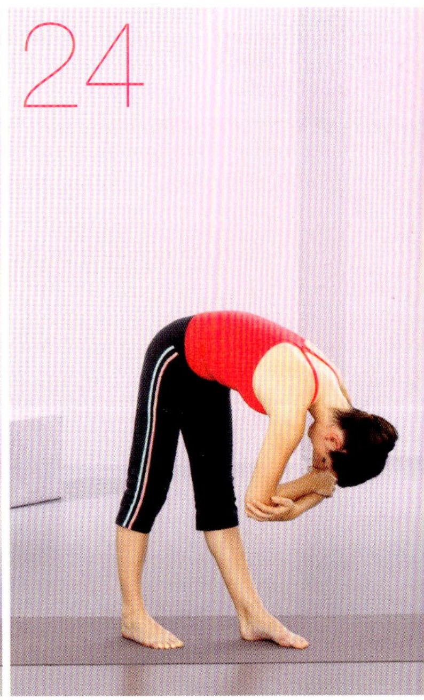

▲ **Étirement** vers le bas, page 81

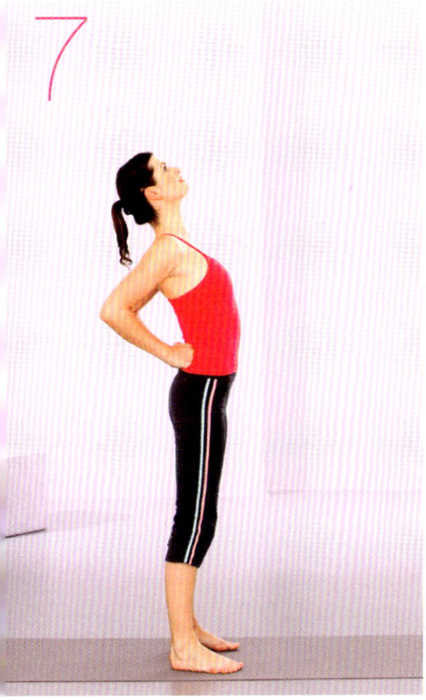

▲ **Extension** du dos, page 73

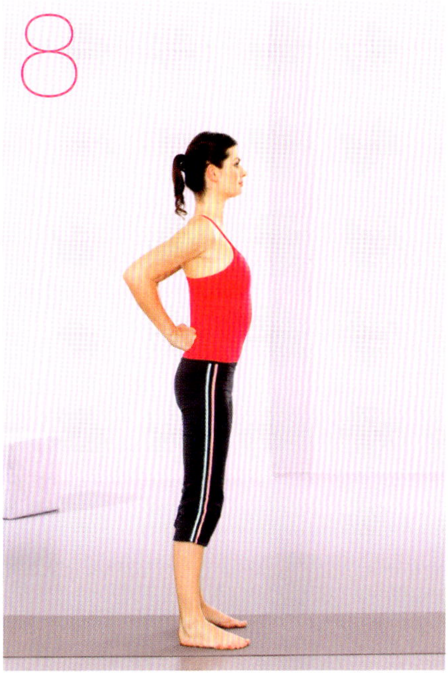

▲ **Extension** du dos, page 73

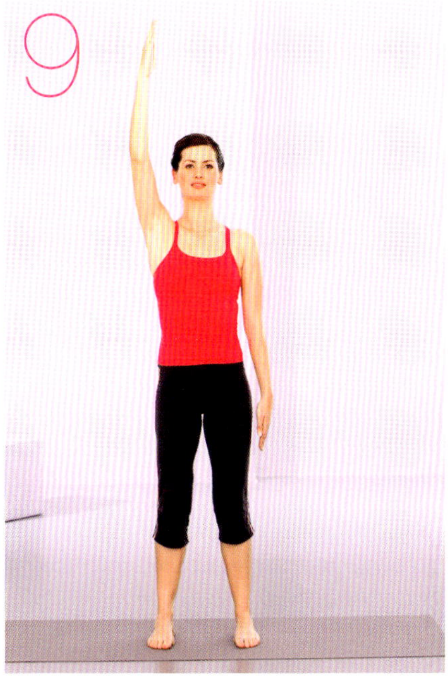

▲ **Étirement** latéral 3, page 74

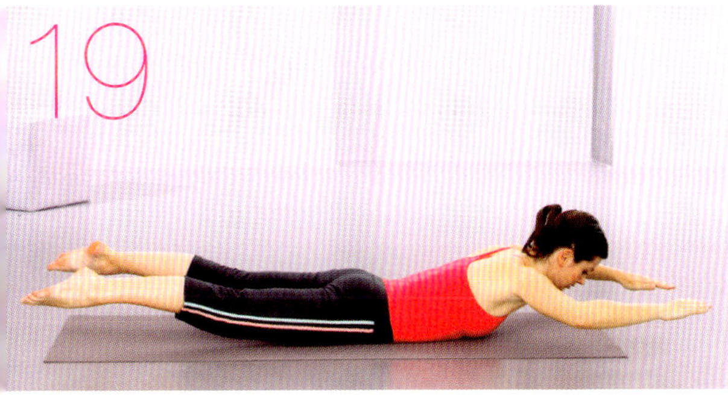

▲ **Natation,** page 79

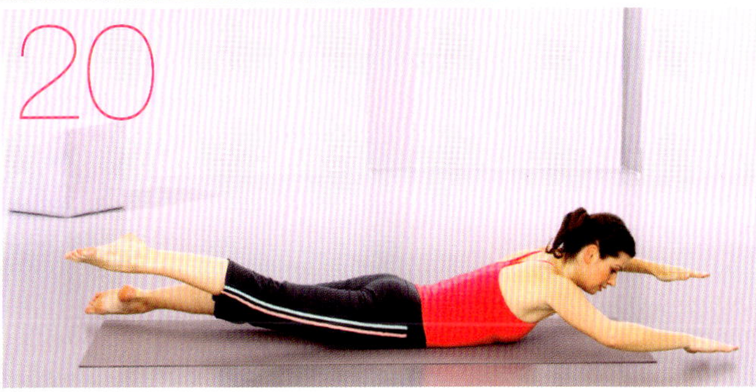

▲ **Natation,** page 79

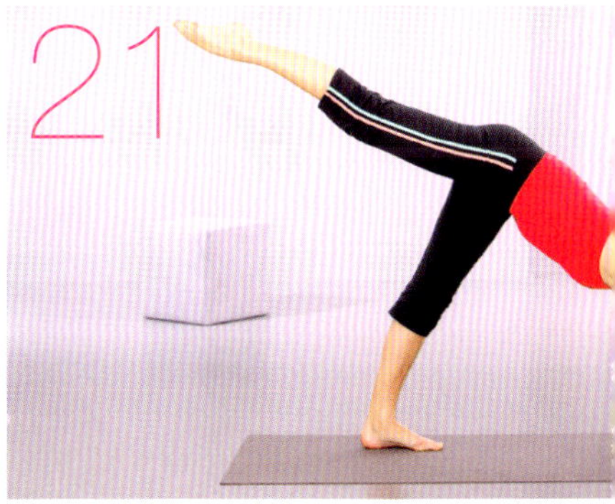

▲ **Étirement** inversé, page 80

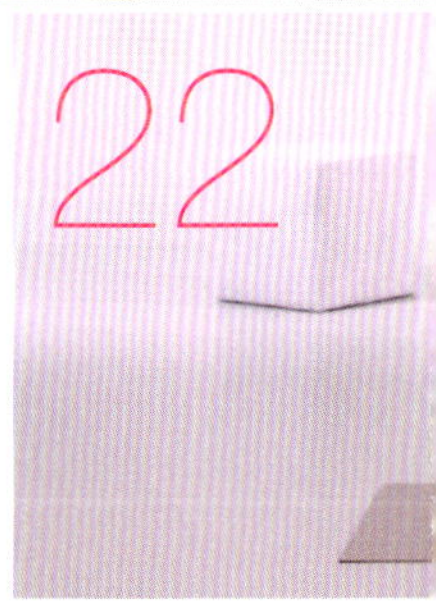

▲ **Étirement** inversé,

>> Foire aux questions

Le programme « Tonifier le dos » contient certains des exercices les plus difficiles de ce manuel. Souvent, les débutants n'arrivent pas à faire assez travailler leurs muscles pour réaliser que les mouvements sont difficiles. Voici des réponses à certaines questions courantes, qui vous aideront à mieux exécuter les exercices et qui vous expliqueront comment modifier les plus ardus ou comment réussir à les faire.

>> En quoi les **cercles** tonifient-ils le corps ?

Les Cercles des bras demandent de l'énergie pour stabiliser le tronc. Remarquez la différence entre décrire des cercles avec la cage thoracique relâchée et en décrire après avoir « verrouillé » les hanches, la taille et les côtes. Plus vous vous étirez vers le plafond, plus l'exercice sera efficace. Il en va de même pour les Cercles des hanches. Bouger les hanches aide à trouver, dans le cercle, les zones de raideur, moins fluides. Notez-les et efforcez-vous de les assouplir. Les Cercles du poignet et de la cheville renforcent les muscles nécessaires pour garder l'équilibre, ainsi que ceux des zones peu utilisées, comme les avant-bras et les jarrets.

>> Je ne comprends pas ce que signifie « **Compressions** ». En quoi cela consiste-t-il exactement ?

Le devant du corps est plus souple que le dos, qui est sous-tendu par la cage thoracique, la colonne vertébrale et la partie postérieure du bassin. La plupart des gens qui font des abdominaux se contentent de raccourcir la cage thoracique en la baissant vers les genoux, mais les abdominaux possèdent des couches profondes et il y a d'autres muscles qui contribuent à la concavité du torse. Les Compressions vont au-delà des exercices classiques pour les abdominaux, parce qu'elles font travailler ces muscles en profondeur.

>> Que faire si mon cou devient raide dans les **Abdos en position du chiot ?** Je trouve cela très douloureux.

La plupart du temps, cela se produit parce que le haut des abdominaux ne travaille pas suffisamment pour arriver à soulever la partie supérieure du tronc et la tête. L'exercice Compressions vous aidera, mais si votre cou continue à être raide, cela peut être dû à la fatigue. Mieux vaut alors laisser tomber la tête en avant et détendre le cou. Essayez de nouveau après avoir fait le programme « Tonifier le dos » deux semaines de plus : vous serez plus endurant.

>> Quand je fais **Abdos en première position parallèle,** mon dos devient raide. Comment éviter cela ?

Le but de cet exercice est de garder une courbure lombaire naturelle, c'est-à-dire avec le bas du dos légèrement décollé et l'arrière des cuisses plaqué contre le sol. Si vous vous cambrez trop, si les lombaires sont trop soulevées et si vous serrez les jambes, cela risque de raidir excessivement le bas du dos. Veillez à ce que l'arrière de la cage thoracique reste plaqué au sol. Il est aussi important, quand vous serrez les jambes, de bien tendre l'intérieur des jambes près des fesses, et pas seulement sur le devant des cuisses. Cela stresse ainsi moins les lombaires.

>> Comment puis-je éviter d'avoir des crampes aux mollets quand je fais **Natation** ?

Le corps est intelligent : il accomplit souvent une tâche en mettant à contribution plus de parties que celles qui étaient prévues pour cela, notamment lorsqu'il exécute un mouvement inhabituel ou qui demande plus de force. Avant de commencer à faire cet exercice, tenez bien compte des indications préparatoires. Exécutez des petits battements, bougez à partir des hanches et gardez les genoux droits. Imaginez que vous avez des pieds de bébé et essayez de les garder constamment souples.

>> Au secours ! Je n'arrive pas à faire **Soulever les hanches**.

Beaucoup de gens ont du mal à effectuer les exercices latéraux. Modifiez celui-ci jusqu'à ce qu'il vous semble facile. Le plus simple est de ramener les genoux vers la taille, de prendre appui sur l'avant-bras, puis de soulever les hanches. Tendez ensuite les jambes et ouvrez-les. Généralement, j'avance la jambe inférieure et je mets la jambe du haut en arrière, en veillant à ce que la hanche soit tournée vers le haut, pas vers l'arrière. Il faut ensuite garder les jambes tendues, se pencher sur la main de devant, puis soulever les hanches. Vous pouvez aussi mettre la main supérieure sur la hanche ou, mieux encore, derrière la tête, puis vous soulever.

15 minutes

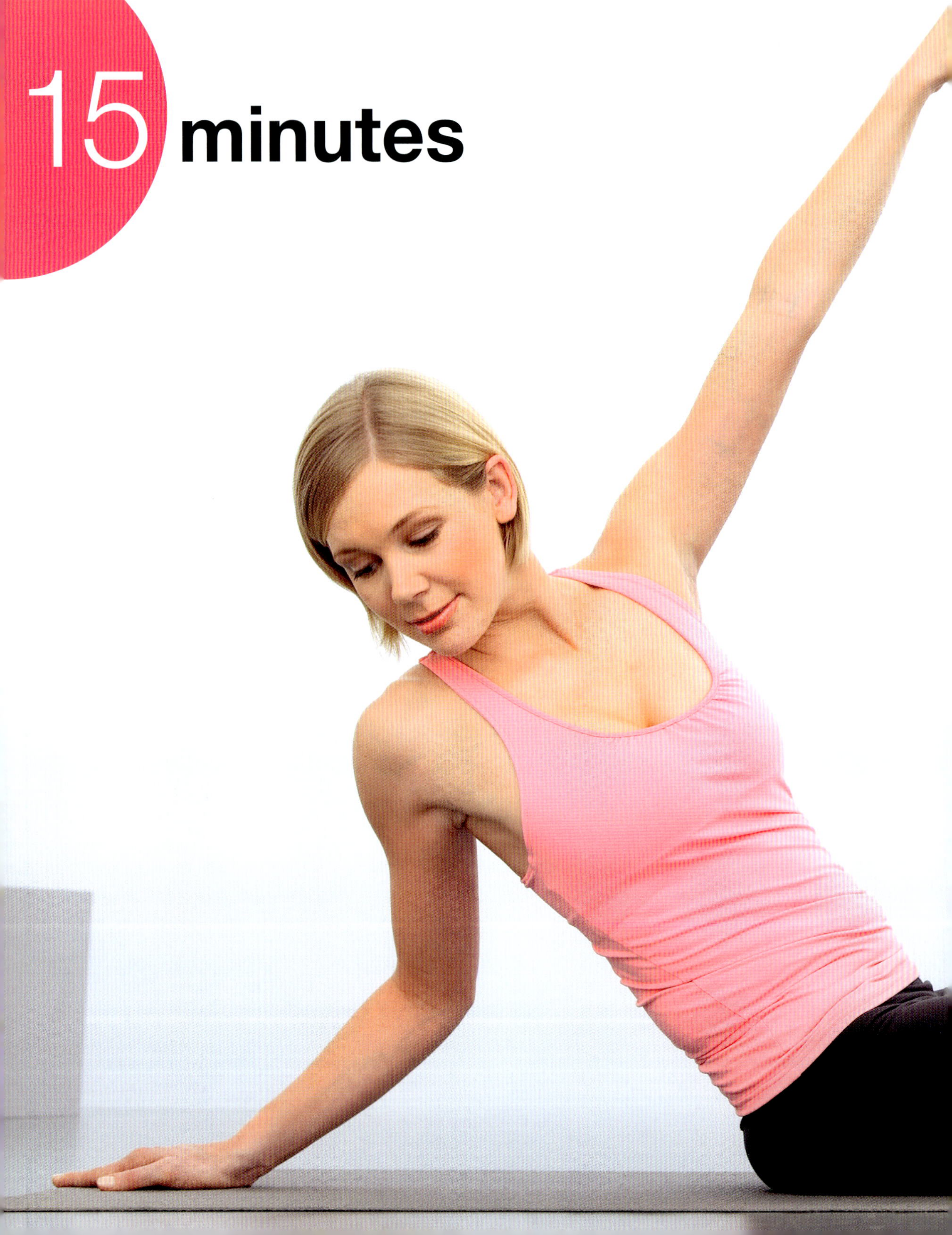

Pensez souple, élancé, fluide et libre. La fluidité est synonyme de grâce et d'aisance.

Détendre le dos >>

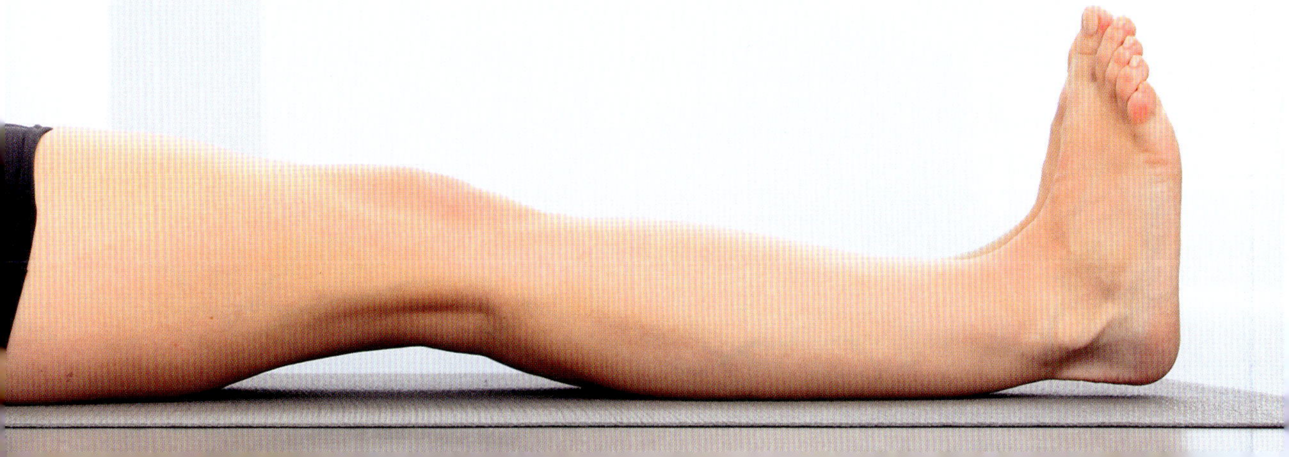

>> **Détendre** le dos

Il est faux de croire que c'est seulement quand on fait travailler exagérément son dos que cela lui est bénéfique. Les athlètes savent bien que le meilleur moyen de progresser est d'alterner les périodes d'entraînement intensif et les périodes de récupération. Ce programme final vise à détendre et à soulager, faisant ainsi travailler le dos de façon complète.

« Détendre le dos » est le dernier des quatre programmes de cet ouvrage, et il apporte au dos l'équilibre dont il a besoin. Il est possible, et, même recommandé, de détendre régulièrement son dos avec certains mouvements. L'idéal, pour rester en forme, est de combiner activité et repos. Par « détendre le dos », nous n'entendons pas des expériences passives telles que la méditation, le repos ou le sommeil. Les mouvements apaisants que nous proposons sont doux mais actifs. Ils améliorent la mobilité, et donc le fonctionnement général des vertèbres, car si on a l'âge de ses artères, on a aussi celui de sa colonne vertébrale. Une colonne vertébrale jeune et saine doit être souple sur toute sa longueur. Les exercices de ce programme sont spécialement prévus pour augmenter cette souplesse. Ils nous aideront, dans nos tâches journalières, à bouger avec aisance, grâce et fluidité.

>> **Conseils pour** détendre le dos

- **Pensez que votre colonne vertébrale est** souple et élancée, comme un long serpent, et gardez cette image à l'esprit.
- **Quand vous effectuez ces exercices,** essayez de remarquer s'il y a des mouvements saccadés ou incomplets. Veillez à ce que tout soit fluide.
- **Quand vous recommencez à faire un exercice,** exécutez les mouvements encore plus souplement.
- **Dans L'alligator arrondi ou Roulades de bébé,** notez, en particulier, combien vous vous sentez à l'aise quand vous passez d'un côté sur l'autre.

Les exercices

Dans ce programme, prenez le bon rythme en commençant par Le chat et le chameau, qui est un exercice classique pour le dos. Sentez l'efficacité des mouvements en vous concentrant sur les étirements. Évitez l'erreur qui consiste à ne courber la colonne vertébrale qu'au niveau de la taille, son premier point d'ancrage. Imaginez que la tête tire vers l'avant tandis que le coccyx tire vers l'arrière. Arrondissez le sternum et éloignez toutes les parties saillantes de la colonne vertébrale du sol. Une fois que vous aurez pris conscience des différentes parties de cette dernière, pensez-y quand vous ferez les exercices suivants. Imaginer que votre colonne vertébrale s'étire vous aidera pour L'Enroulé combiné, qui est plus difficile. Si votre cou devient raide, baissez-le et allongez-le comme si quelqu'un tirait doucement dessus pour l'éloigner de votre buste. Le « U » assis étire aussi la colonne vertébrale en position droite et penchée, et les Battements des talons l'allongent lorsque vous êtes à plat ventre. Pour modifier la Planche sur les avant-bras, laissez les genoux par terre au lieu de les tendre complètement.

Détendez votre dos avec ce programme relaxant. Si vous n'avez pas fait d'exercice depuis longtemps, commencez par ce programme, ou servez-vous-en pour varier vos séances, ou encore pour récupérer, quand vous en éprouvez le besoin.

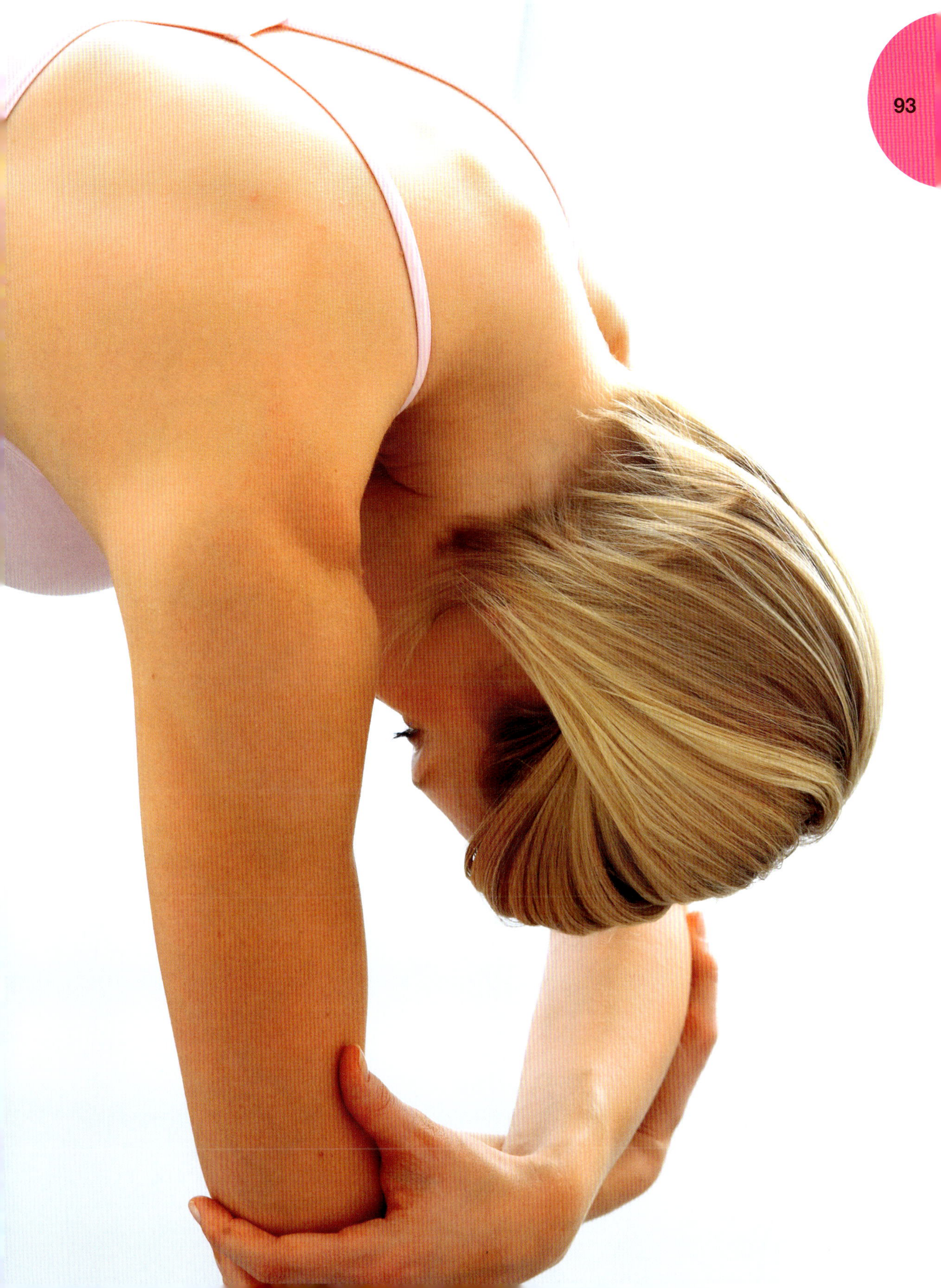

>> **Le chat** et le chameau

1 Mettez-vous à quatre pattes en gardant le dos plat. Imaginez que des mains vous prennent en sandwich (voir p. 17).Tirez le coccyx vers l’arrière. Baissez le menton et le coccyx en même temps. Arrondissez le dos et regardez votre nombril, comme un chat apeuré.

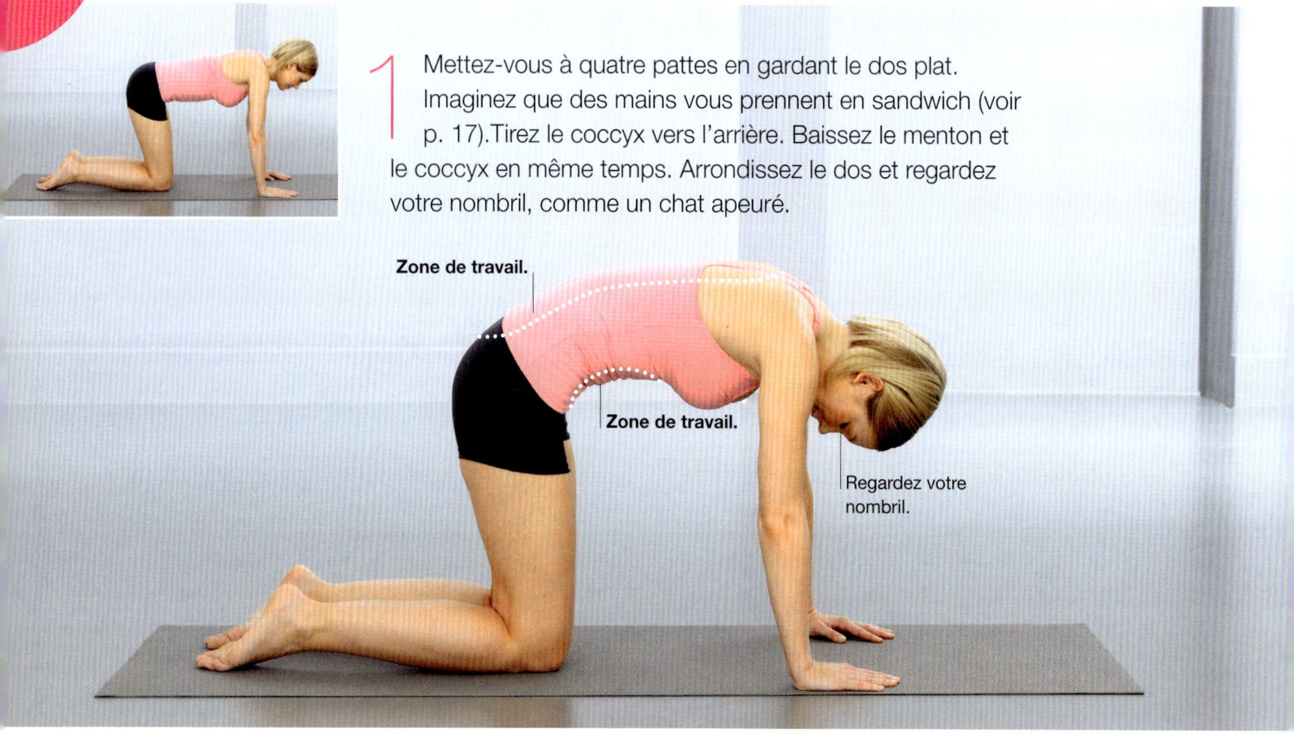

2 Expirez et reprenez la position initiale de dos plat. Regardez vers l’avant et creusez le dos en tirant la tête vers l’avant et le haut. Imaginez que votre coccyx atteint le sommet de votre tête. Vous êtes en position du chameau. Refaites l’exercice une fois de plus. Reprenez la position de départ avec le dos droit et détendez-vous.

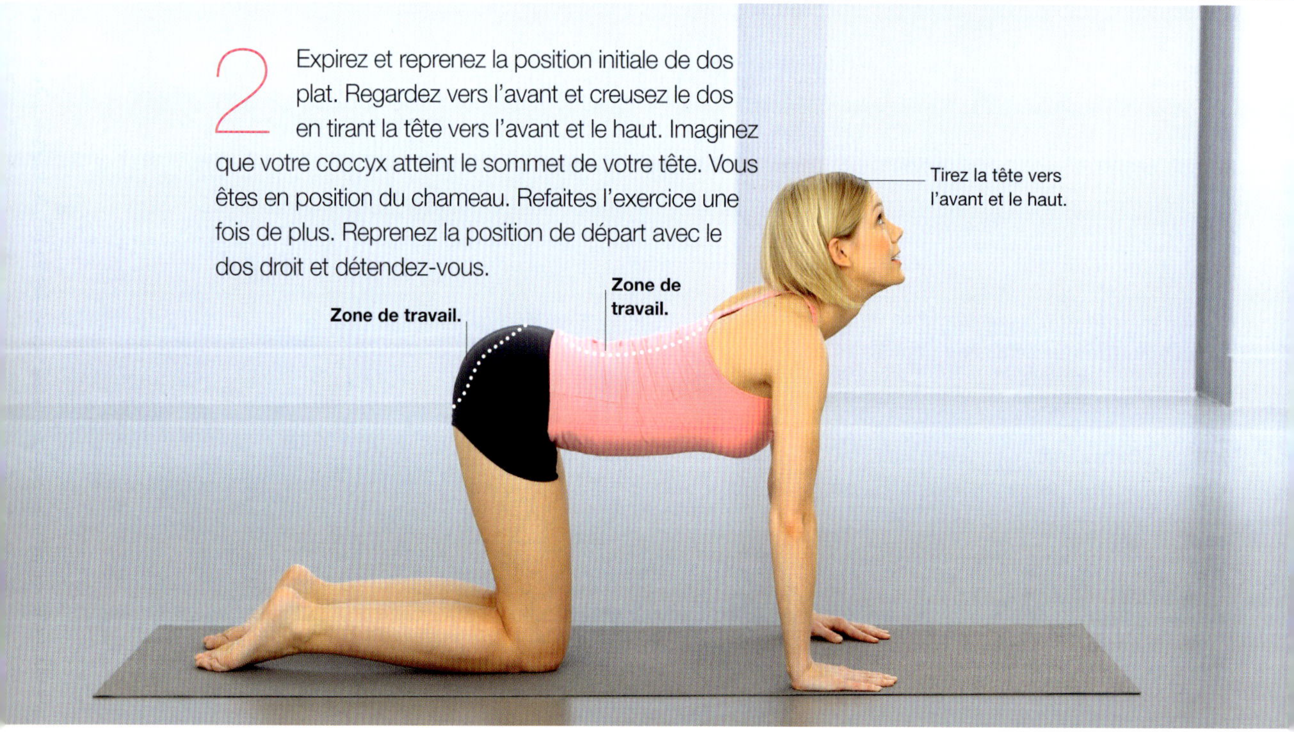

>> L'alligator arrondi

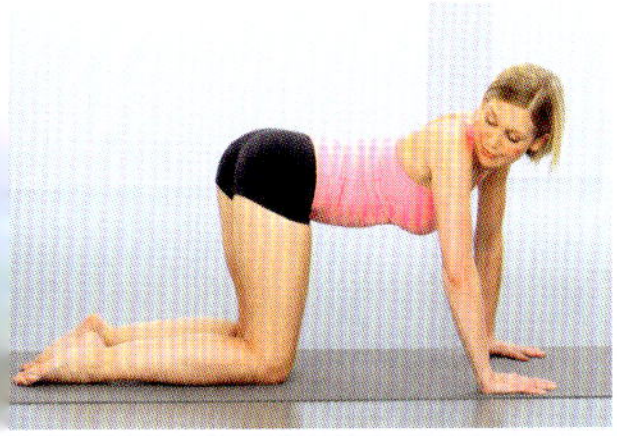

3 Restez à quatre pattes. Regardez votre hanche droite et rapprochez-la de l'épaule droite. Puis arrondissez le dos et regardez votre nombril dans la position du chat apeuré (voir page ci-contre).

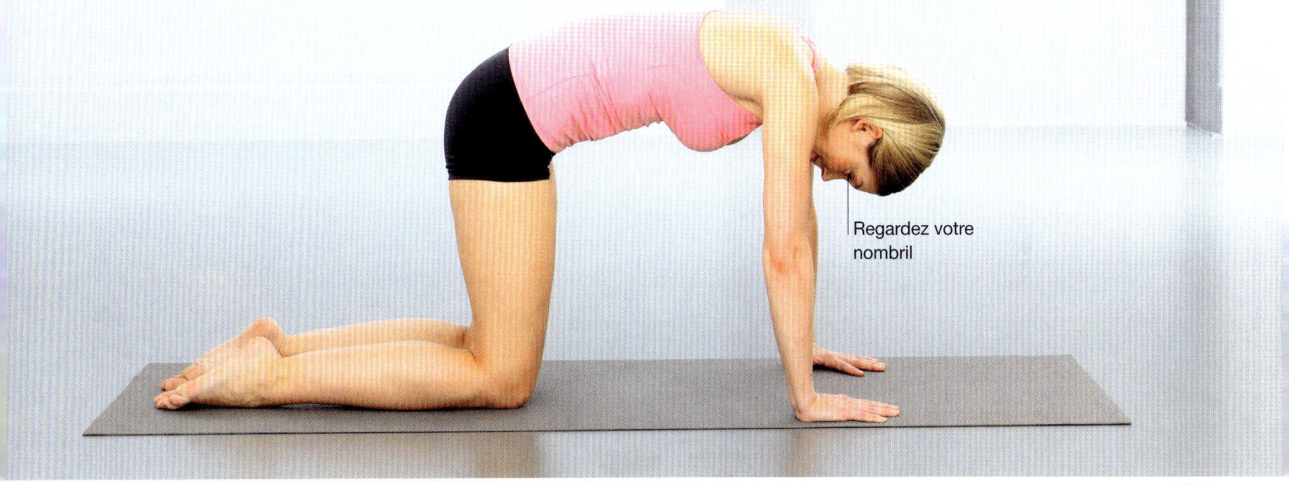

4 Recommencez en regardant cette fois votre hanche gauche tout en la rapprochant de l'épaule gauche. Arrondissez de nouveau le dos et regardez votre nombril. Faites l'exercice 3 fois de chaque côté.

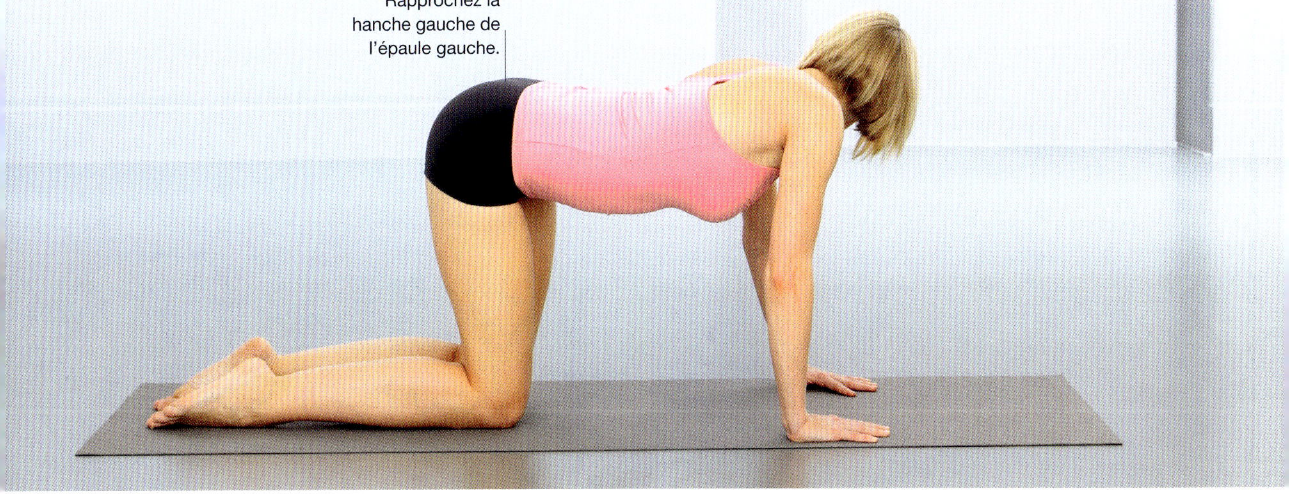

>> **Roulades** de bébé

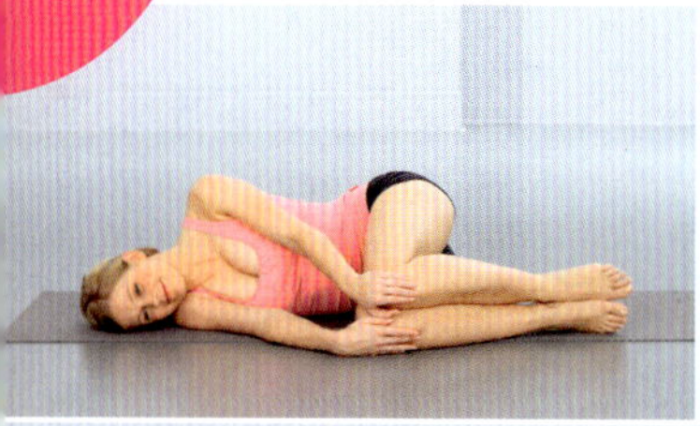

5 Commencez par vous étendre sur le côté droit avec les jambes fléchies au niveau de la taille. Posez vos mains sur vos genoux. Si vous avez besoin d'être mieux soutenu, mettez une serviette sous votre cou. Roulez sur le dos en essayant de le plaquer au sol le plus possible.

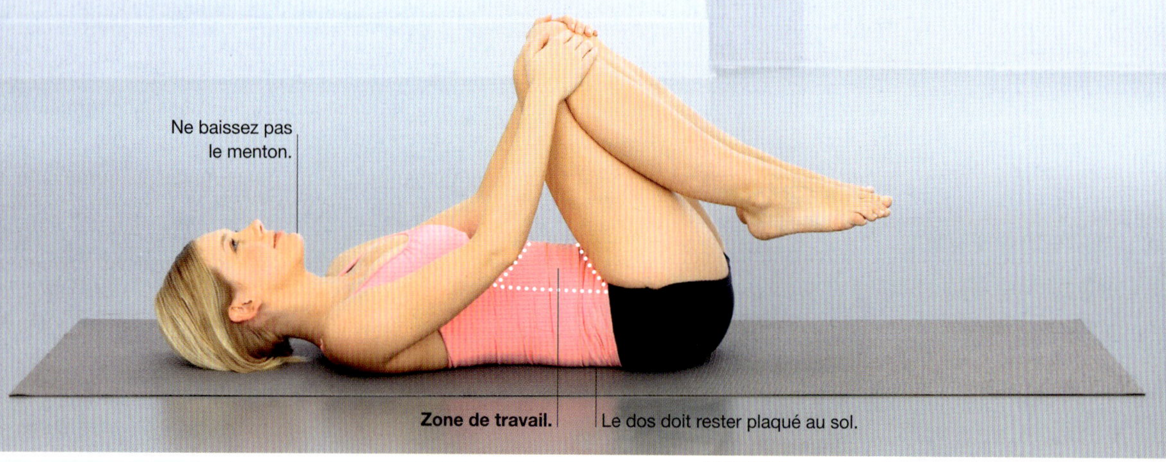
Ne baissez pas le menton.
Zone de travail.
Le dos doit rester plaqué au sol.

6 Roulez sur le côté gauche en gardant la tête et le regard à droite. Pensez : jambes d'abord, puis tête. Revenez sur le dos, puis roulez à droite en maintenant le regard vers la gauche. Faites 4 roulades de chaque côté.

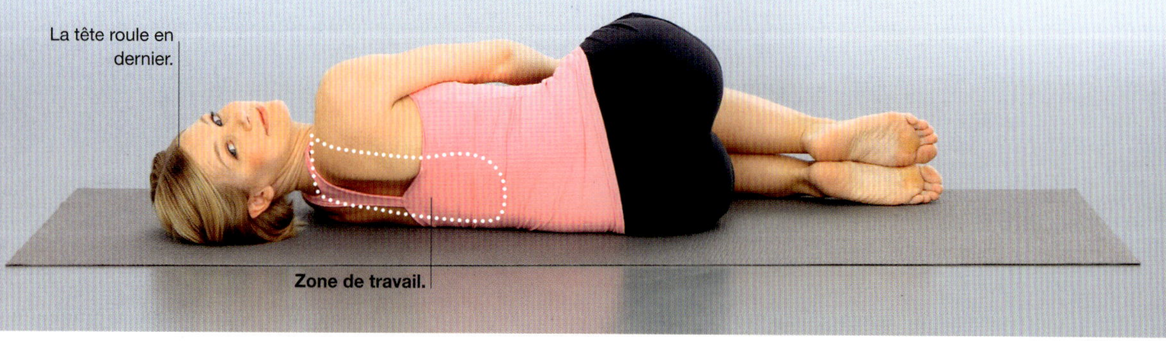

>> **Cercles** du bassin

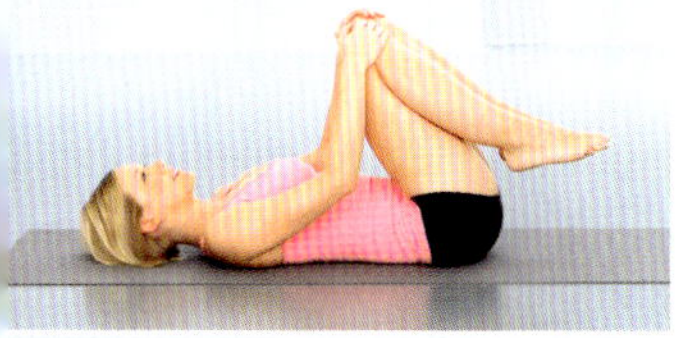

7 Restez allongé sur le dos et tenez vos genoux fléchis vers la poitrine. Rentrez bien le ventre pour plaquer tout le dos contre le sol. En vous aidant de vos bras, faites des petits cercles avec les deux genoux ensemble. Imaginez que votre bassin décrit des cercles sur le rebord d'une tasse. Faites-en 4 dans un sens, 4 dans l'autre.

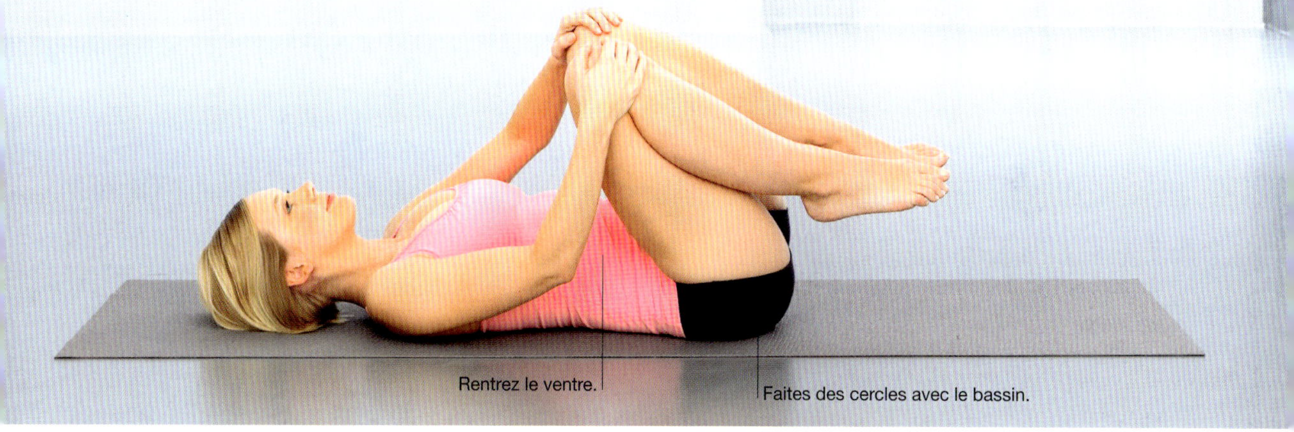

8 Les genoux toujours fléchis, posez les pieds par terre. Placez les mains sur les os des hanches pour bien sentir ce qui se passe. Comme auparavant, décrivez des cercles avec le bassin : 4 dans un sens, puis 4 dans l'autre. Refaites 4 cercles dans chaque sens.

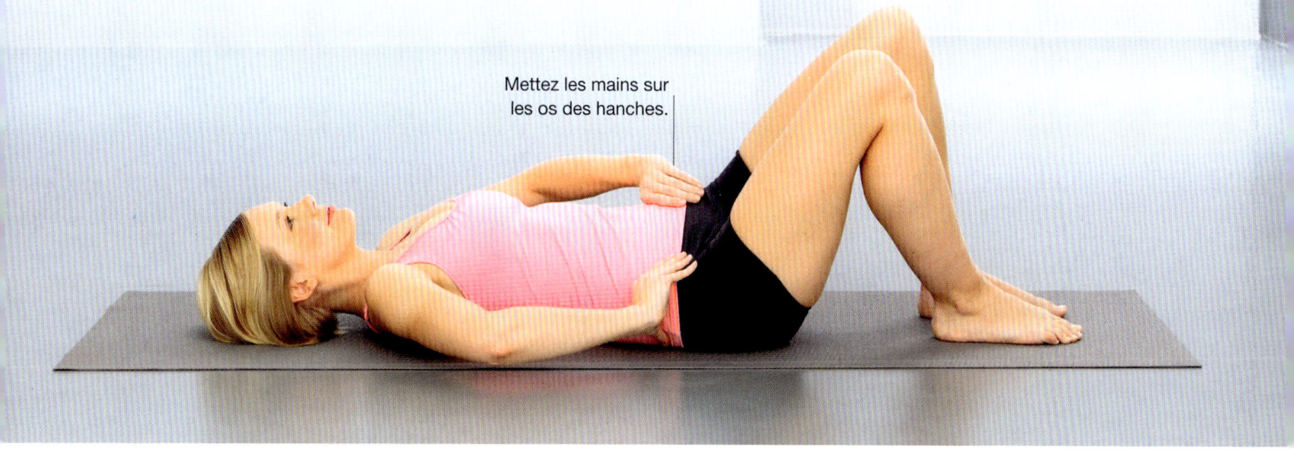

>> Pédalage

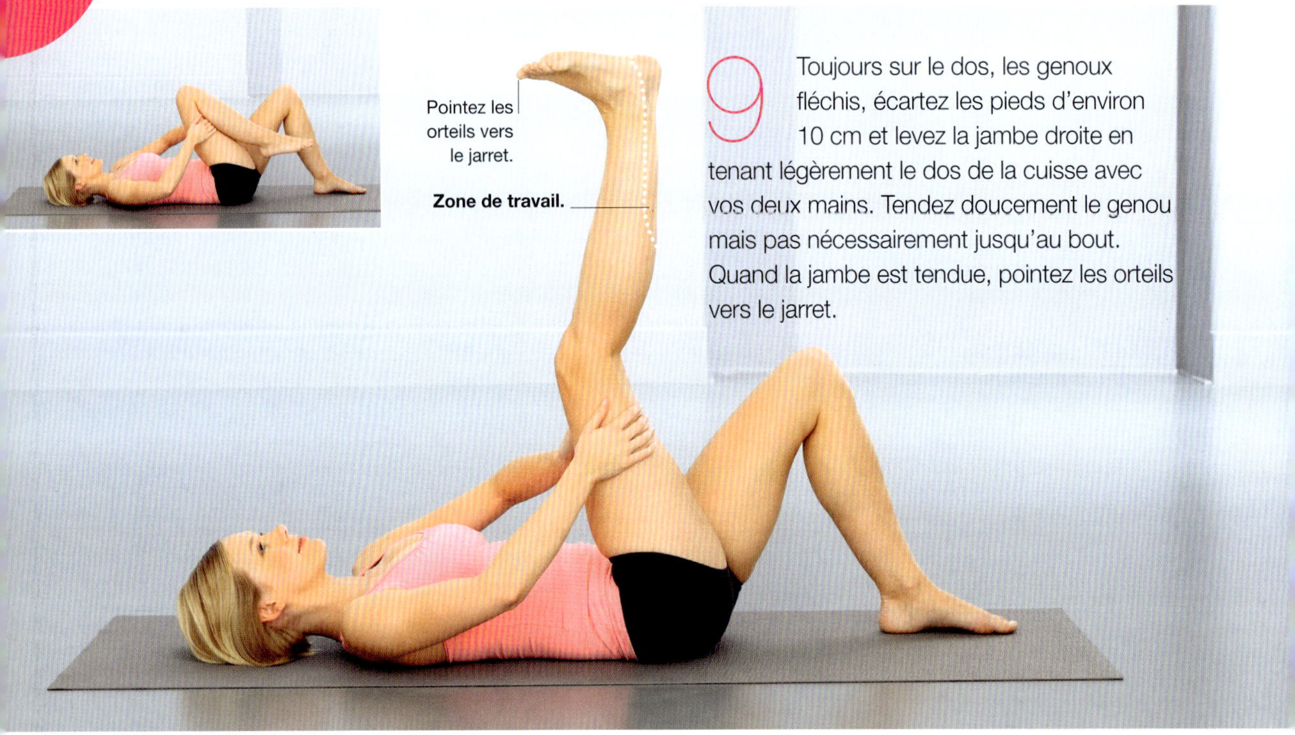

9 Toujours sur le dos, les genoux fléchis, écartez les pieds d'environ 10 cm et levez la jambe droite en tenant légèrement le dos de la cuisse avec vos deux mains. Tendez doucement le genou mais pas nécessairement jusqu'au bout. Quand la jambe est tendue, pointez les orteils vers le jarret.

10 Toujours en tenant votre cuisse, pliez le genou en laissant le pied descendre de façon que le mollet soit parallèle au sol. Faites 10 fois ce mouvement de pédalage. Recommencez l'exercice en tenant la jambe gauche. Détendez-vous.

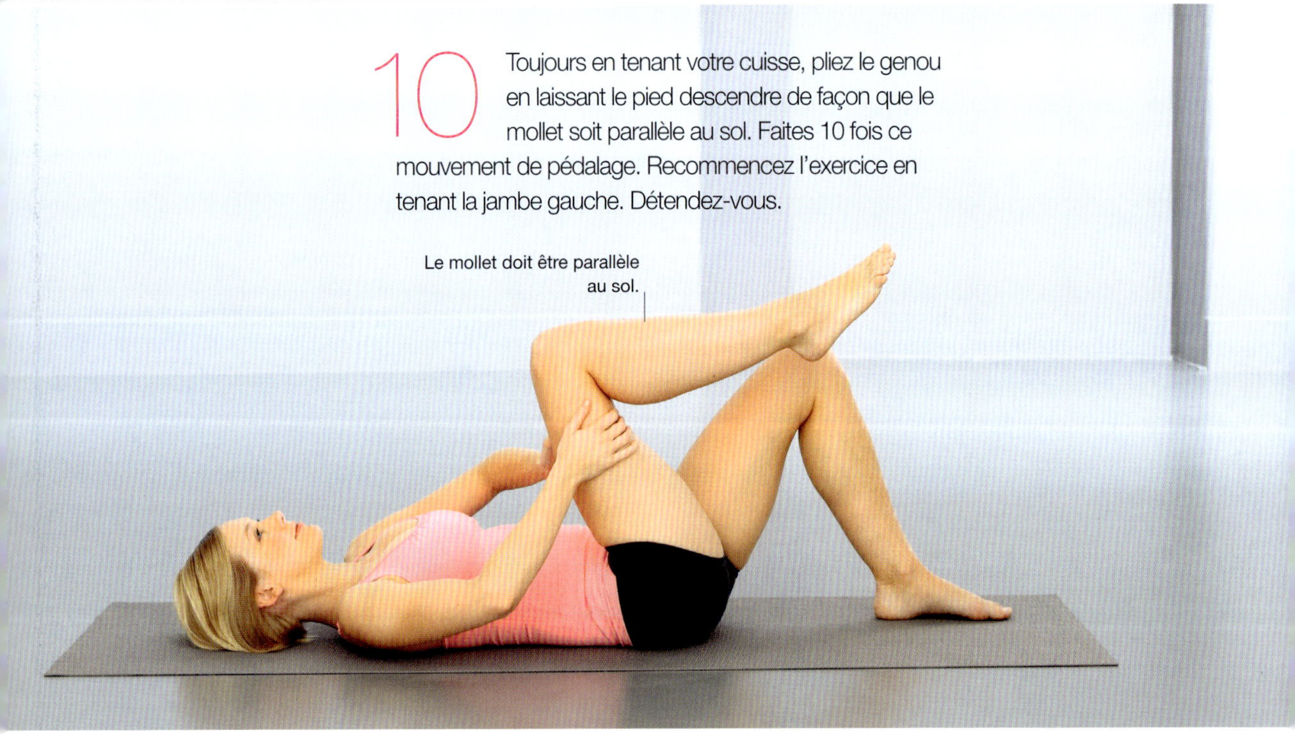

>> La grenouille inversée

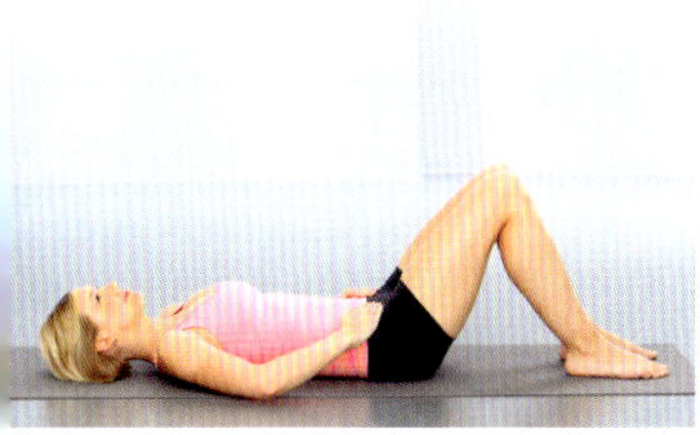

11 Restez sur le dos, les genoux fléchis, pieds posés à plat. Enfoncez le dos dans le sol et posez les mains sur les hanches pour bien sentir ce qui se passe. Gardez le dos plaqué au sol en ouvrant les deux genoux latéralement vers le sol, comme une grenouille. Mettez les plantes de pied l'une contre l'autre.

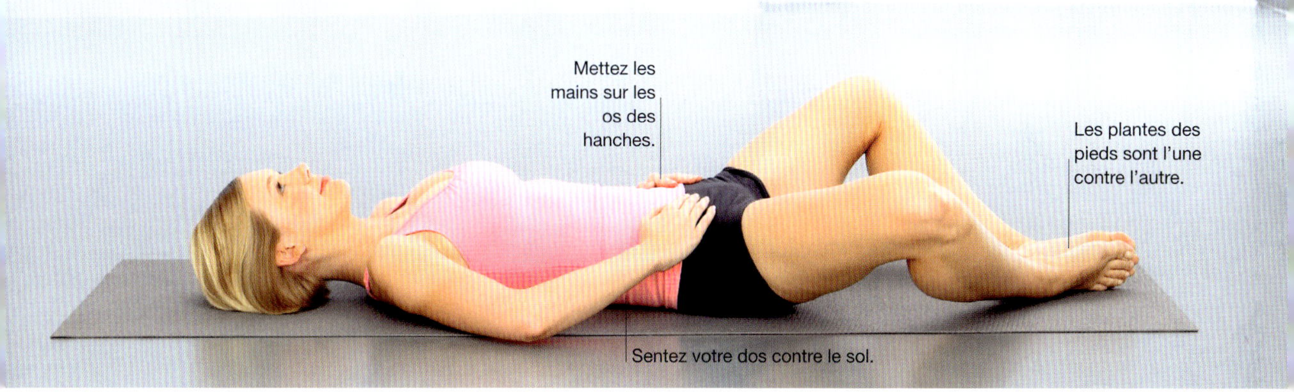

12 Expirez et contractez encore plus les abdominaux en ramenant les deux genoux. Faites 4 fois la Grenouille inversée, en ouvrant et en fermant les jambes. Détendez-vous.

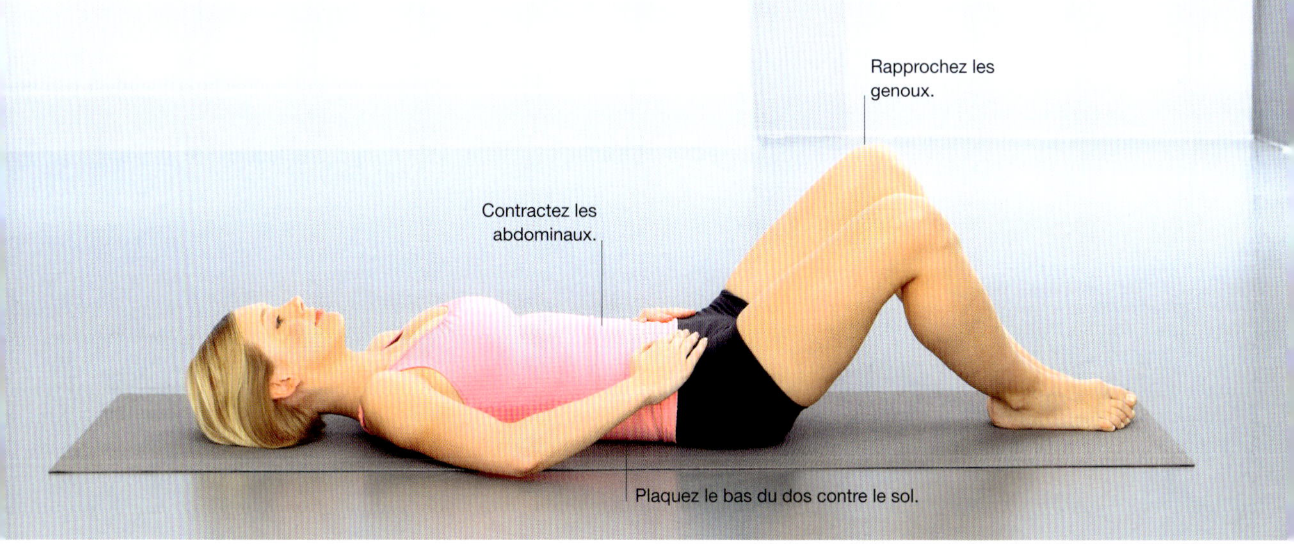

>> Le ballon

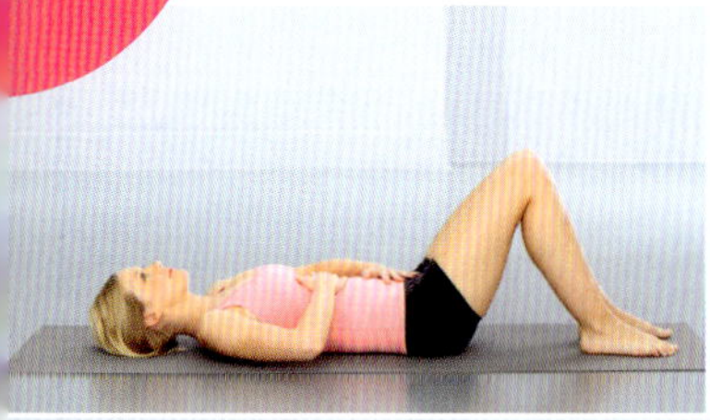

13 Restez sur le dos avec les genoux fléchis. Laissez tout le dos s'enfoncer dans le sol. Mettez la main gauche sur le ventre et la main droite sur la cage thoracique, le pouce entre les seins. Inspirez par le nez, gonflez la poitrine et contractez les abdominaux.

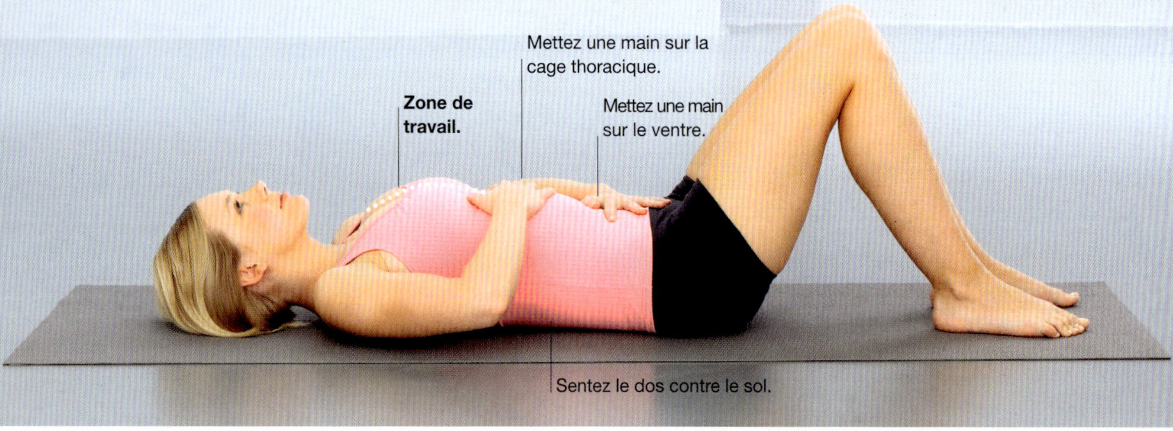

14 Maintenant, faites l'inverse : expirez par la bouche, comprimez la poitrine et gonflez le ventre. Inspirez en gonflant la poitrine et expirez en la comprimant. Respirez 6 fois. Pendant cet exercice, imaginez que le mercure d'un thermomètre monte et descend sur le devant de votre colonne vertébrale.

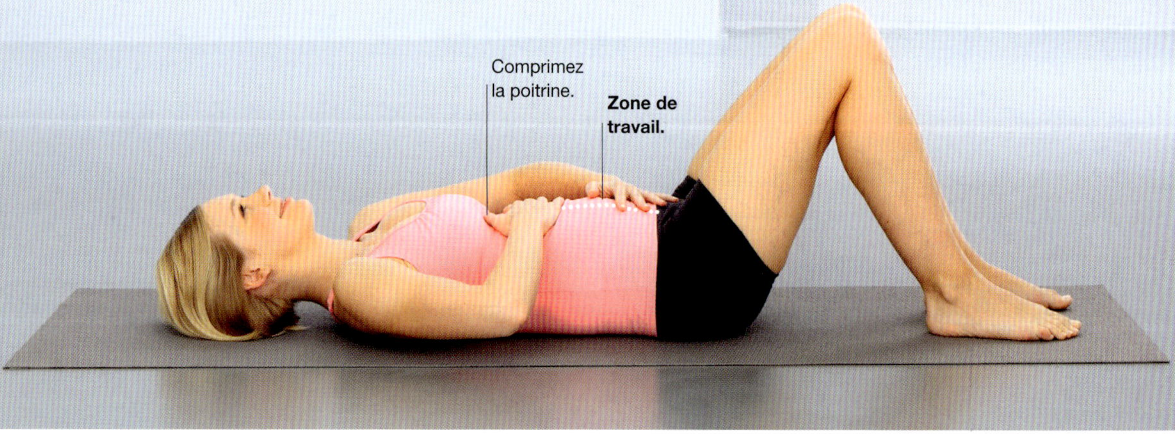

>> **Enroulé** combiné

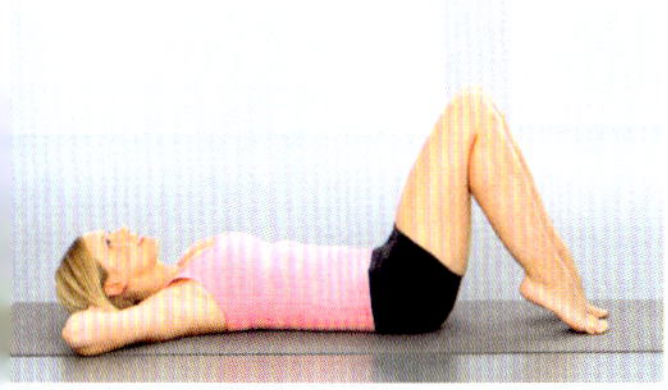

15 Restez sur le dos, les genoux fléchis et les talons soulevés, légèrement séparés. Croisez les mains derrière la tête. Expirez, décollez le haut du dos, regardez vers le pubis et soulevez le coccyx et la colonne vertébrale.

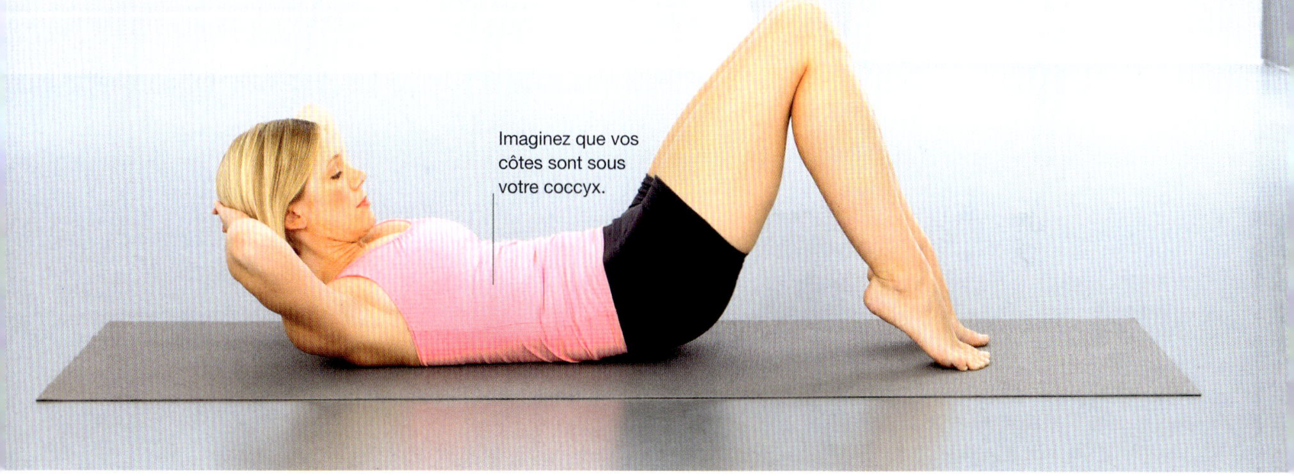
Imaginez que vos côtes sont sous votre coccyx.

16 Inspirez tout en ramenant les épaules, la tête et le coccyx par terre. Gardez les talons soulevés. Plaquez bien votre colonne vertébrale au sol. Faites 3 fois l'exercice.

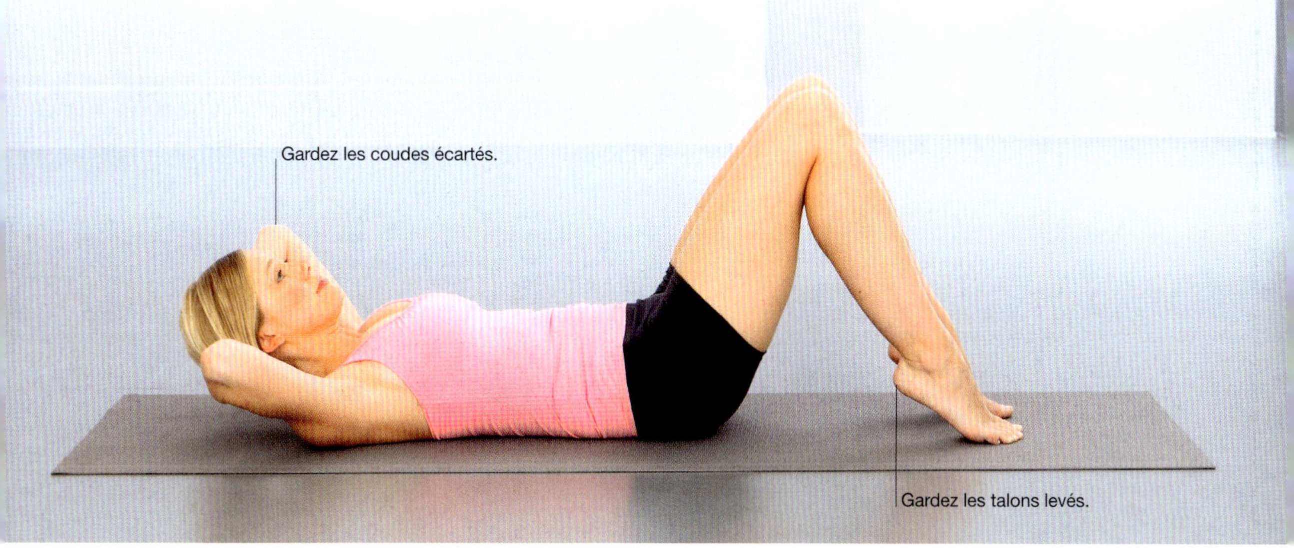
Gardez les coudes écartés.
Gardez les talons levés.

>> « U » assis

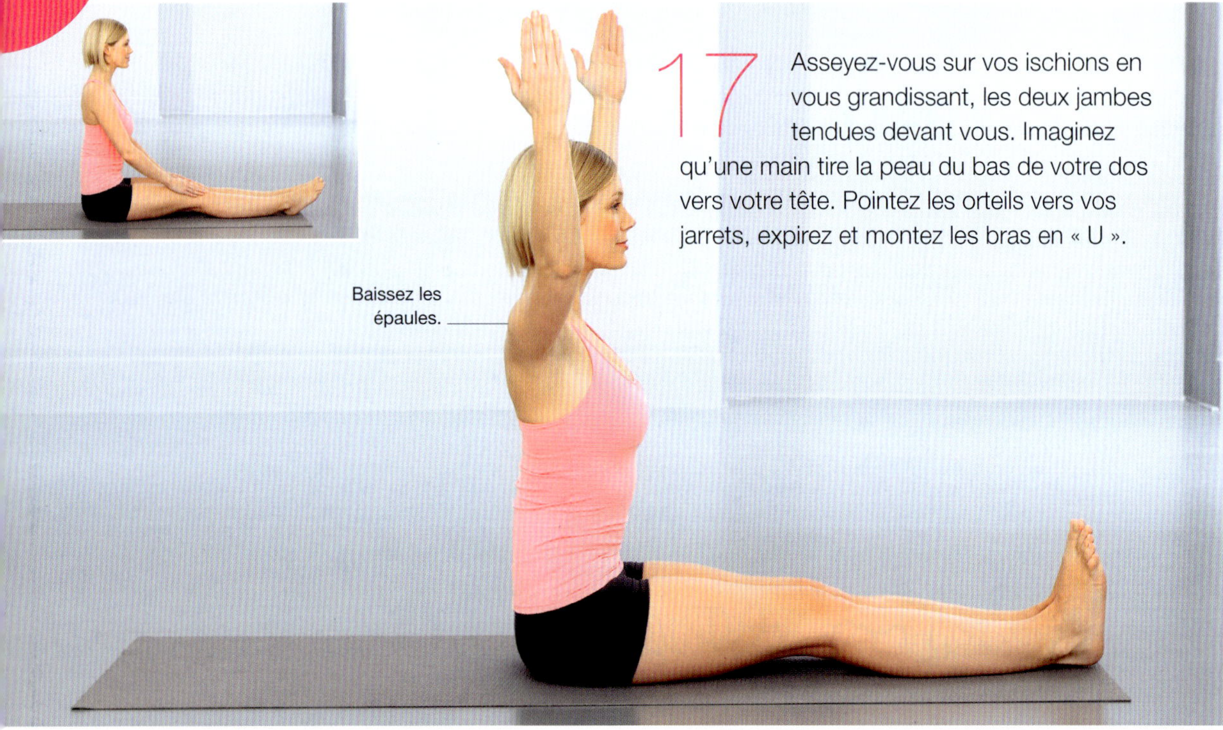

Baissez les épaules.

17 Asseyez-vous sur vos ischions en vous grandissant, les deux jambes tendues devant vous. Imaginez qu'une main tire la peau du bas de votre dos vers votre tête. Pointez les orteils vers vos jarrets, expirez et montez les bras en « U ».

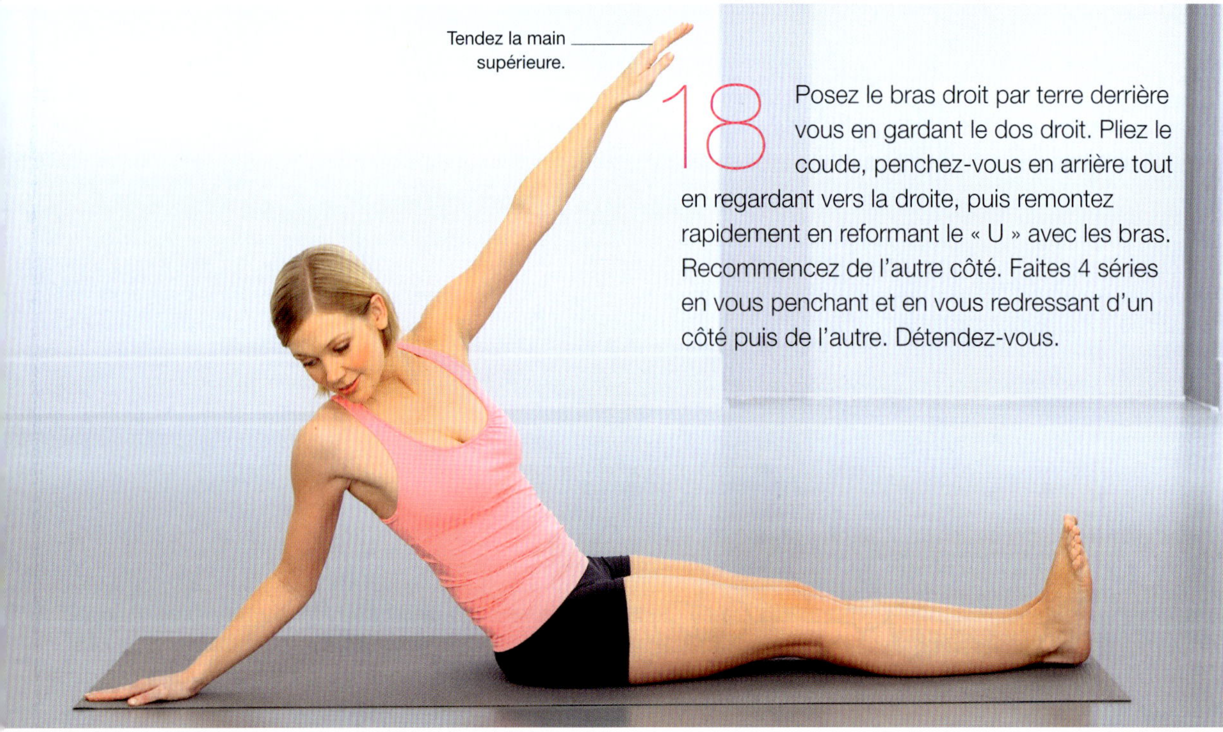

Tendez la main supérieure.

18 Posez le bras droit par terre derrière vous en gardant le dos droit. Pliez le coude, penchez-vous en arrière tout en regardant vers la droite, puis remontez rapidement en reformant le « U » avec les bras. Recommencez de l'autre côté. Faites 4 séries en vous penchant et en vous redressant d'un côté puis de l'autre. Détendez-vous.

>> **Battements** des talons

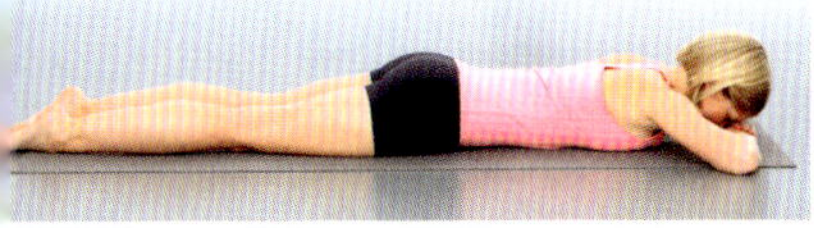

19 Allongez-vous à plat ventre, les jambes tendues. Mettez les mains à plat et posez le front dessus, imaginez l'eau d'une piscine (voir p. 17). Formez un « V » avec les pieds, les talons joints et les pointes écartées. Expirez en levant la tête, les mains et les pieds à environ 5 cm du sol. Faites des « sourires » (voir p. 16). Regardez vers le bas.

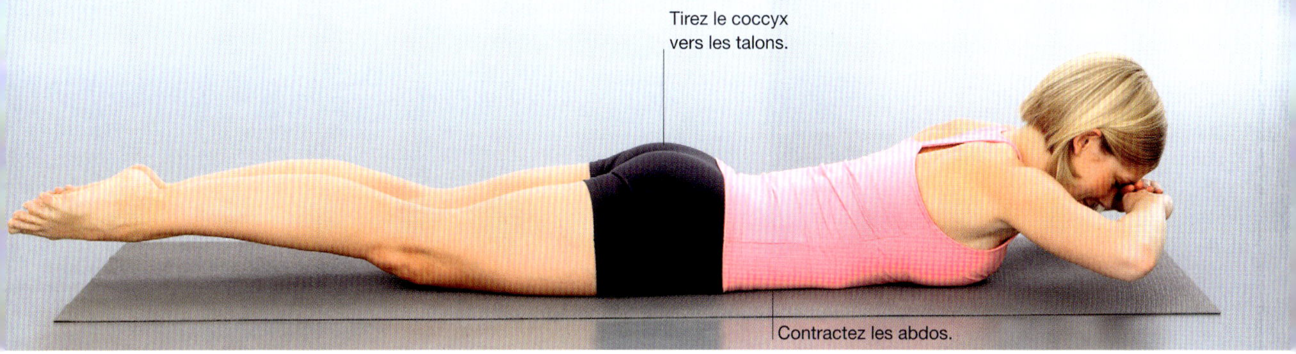
Tirez le coccyx vers les talons.
Contractez les abdos.

20 Battez des talons 32 fois en 4 séries de 8. Intensifiez cet exercice en contractant les abdominaux, en rentrant bien le coccyx pour maintenir les hanches en place et en regardant par terre. Terminez en verrouillant les hanches, puis relâchez et détendez-vous.

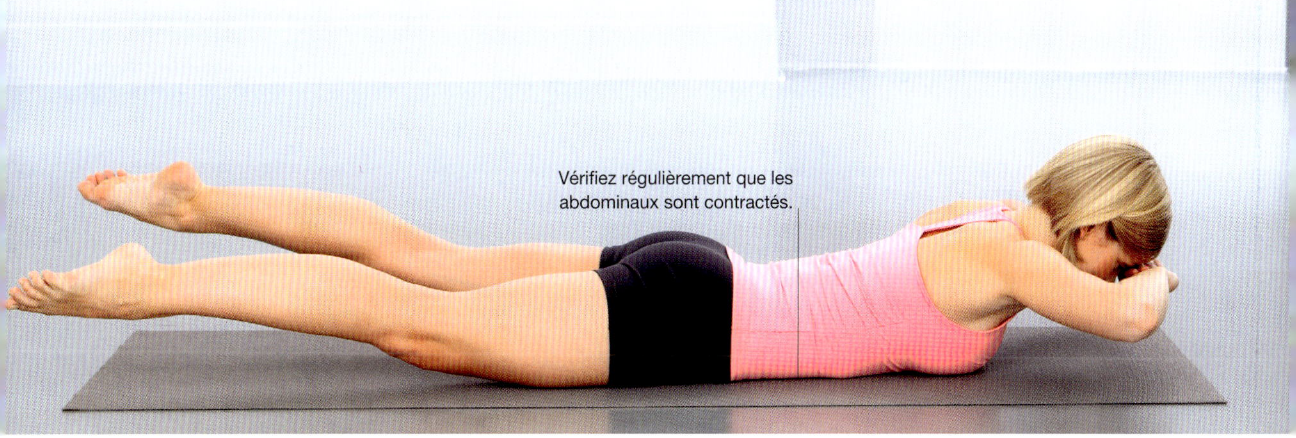
Vérifiez régulièrement que les abdominaux sont contractés.

>> **Planche** sur les avant-bras

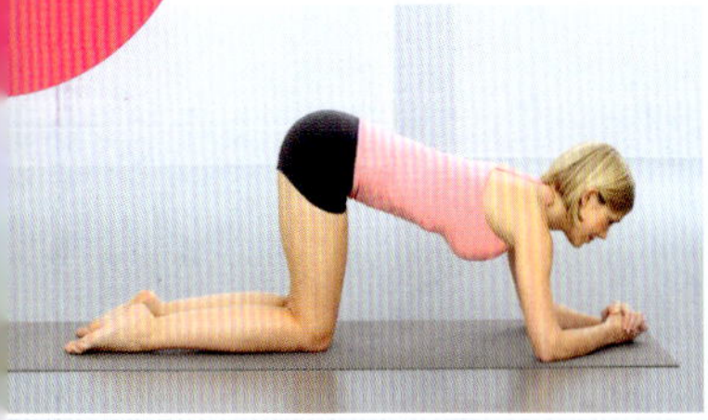

21 Mettez-vous en équilibre sur les avant-bras et les genoux. Tenez vos mains devant vous. Imaginez que des mains vous prennent en sandwich (voir p. 17). Inspirez, expirez et tendez la jambe droite puis la jambe gauche derrière vous : vous êtes en planche sur les avant-bras.

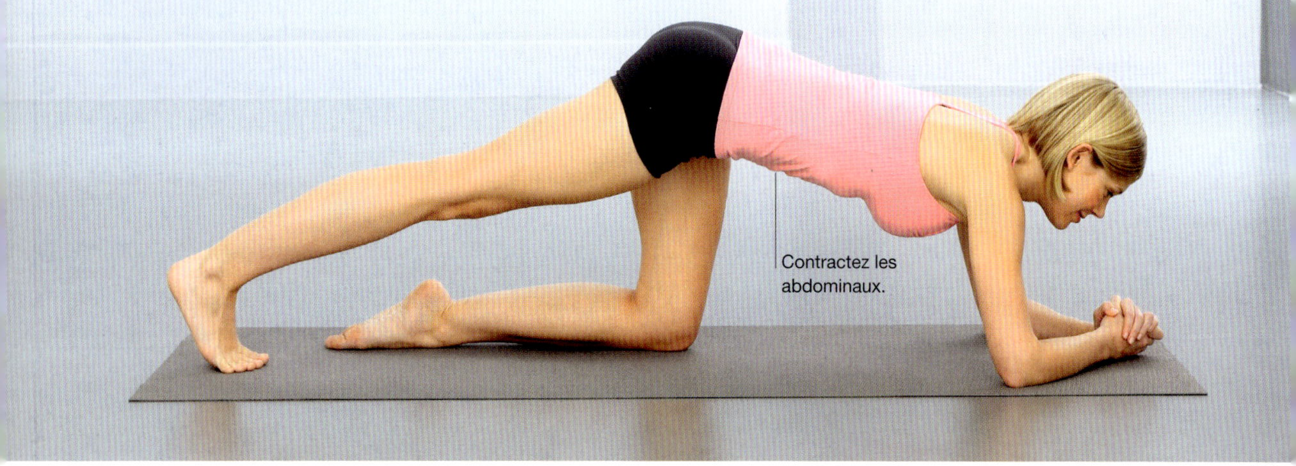

22 Contractez les abdominaux et descendez le pubis vers le sol. Rentrez fermement le coccyx afin de bloquer les hanches. Faites des « sourires » (voir p. 16). Respirez 2 fois. Reposez les genoux, puis refaites l'exercice. Détendez-vous.

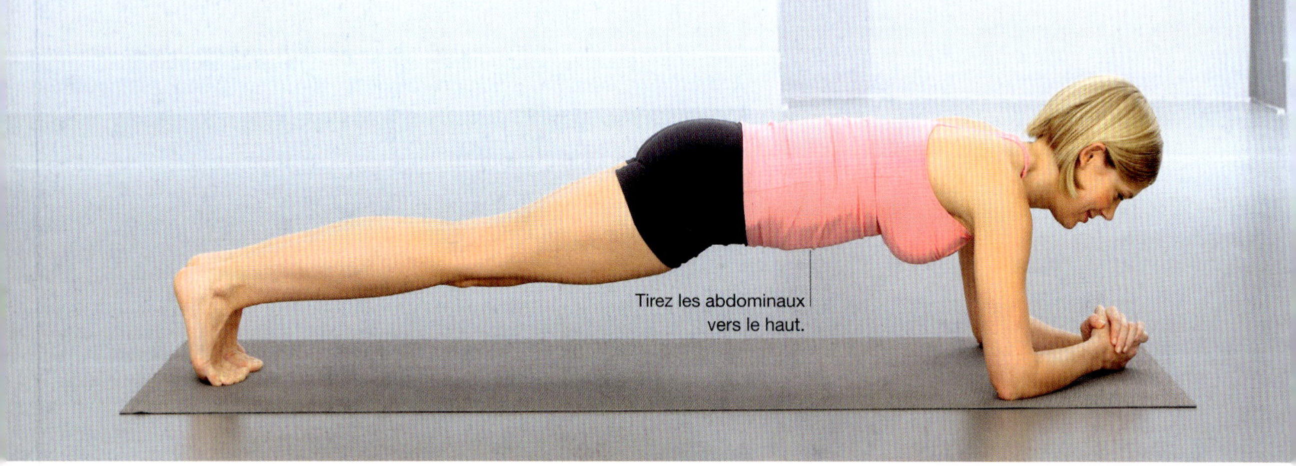

>> **Enlever** sa chemise

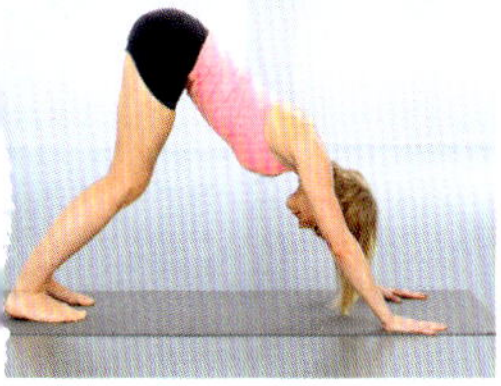

23 En partant à quatre pattes, expirez, montez les hanches en poussant sur les pointes de pied, et imaginez que vous plaquez le nombril contre la colonne vertébrale (voir p. 17). Rapprochez progressivement les mains des pieds et gardez les genoux légèrement fléchis. Respirez 2 fois et commencez à vous redresser progressivement. Quand vous arrivez à la hauteur des cuisses, croisez les poignets et imaginez que vous allez enlever une chemise.

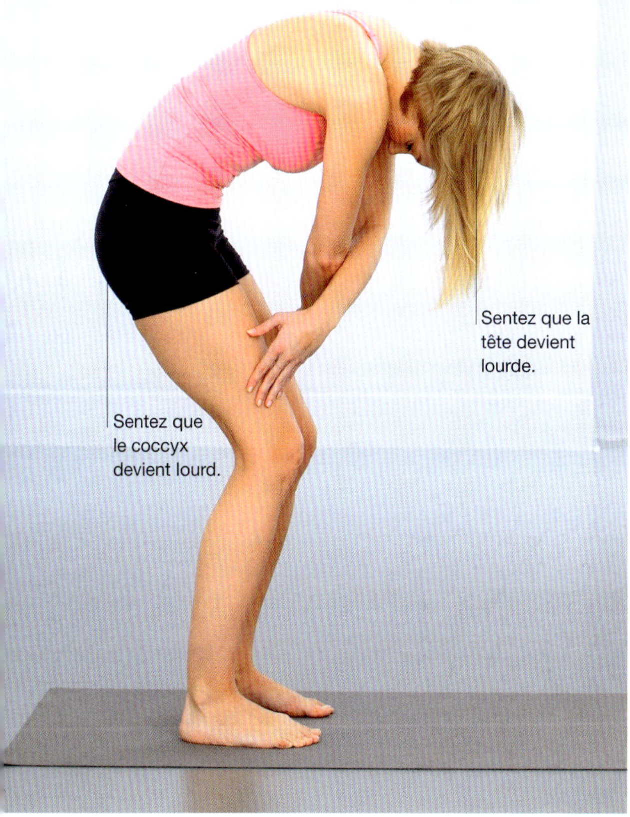
Sentez que la tête devient lourde.
Sentez que le coccyx devient lourd.

24 Continuez à dérouler le dos en imaginant que vos vertèbres s'empilent verticalement dans les lombaires, le milieu du dos, la cage thoracique et les épaules. Allongez la tête et le bassin (voir p. 16). Les bras croisés sont maintenant au-dessus de la tête ; baissez-les en décrivant un cercle. Détendez-vous.

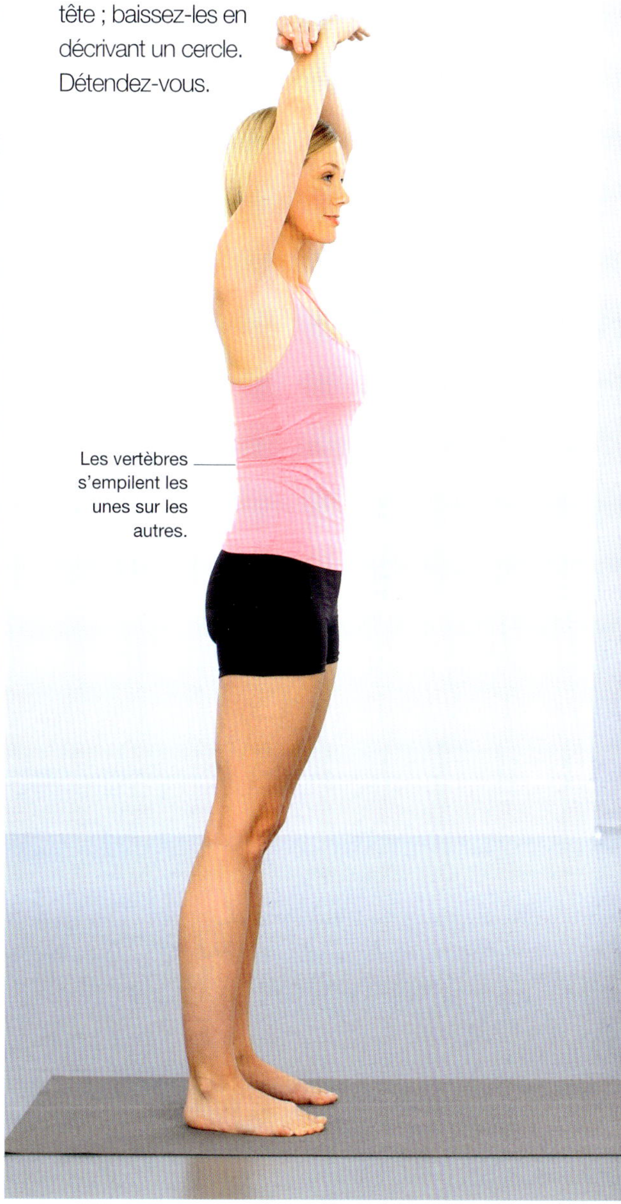
Les vertèbres s'empilent les unes sur les autres.

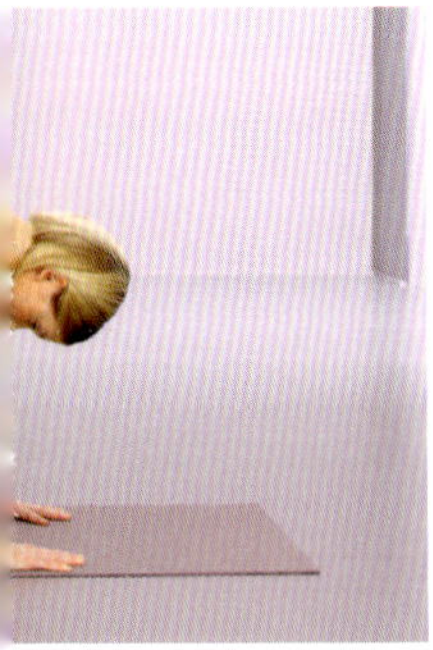

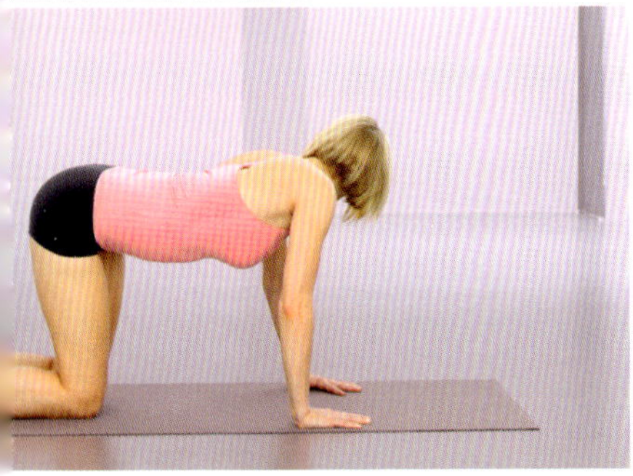

page 95

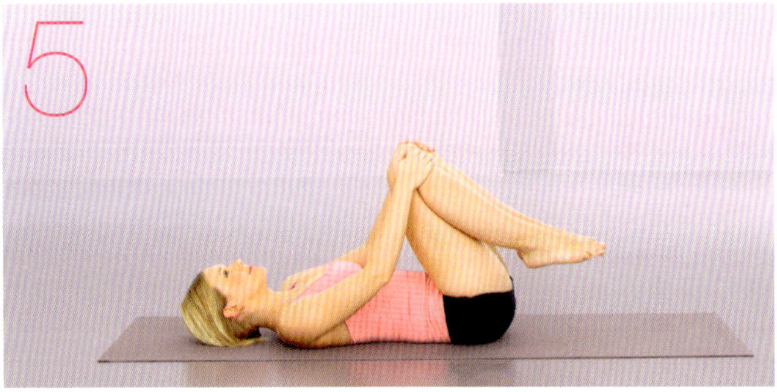

▲ **Roulades** de bébé, page 96

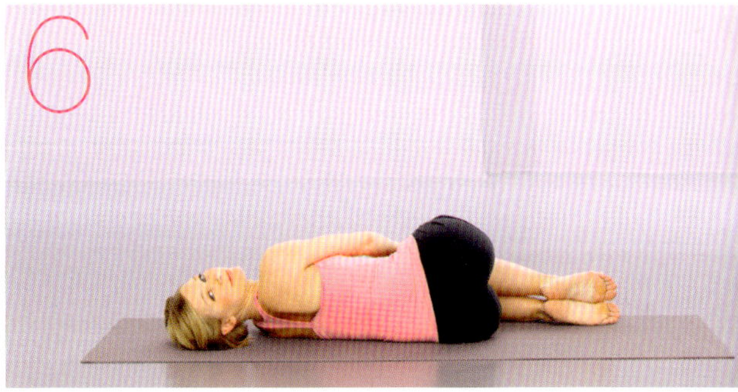

▲ **Roulades** de bébé, page 96

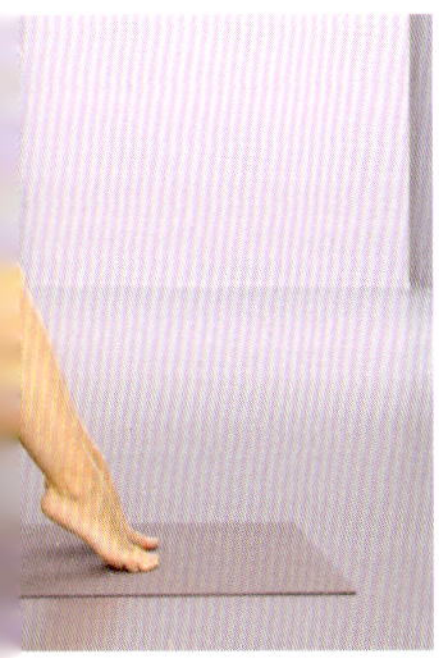

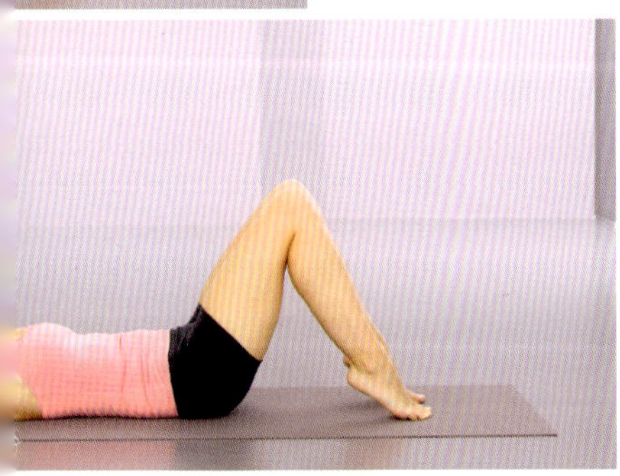

page 101

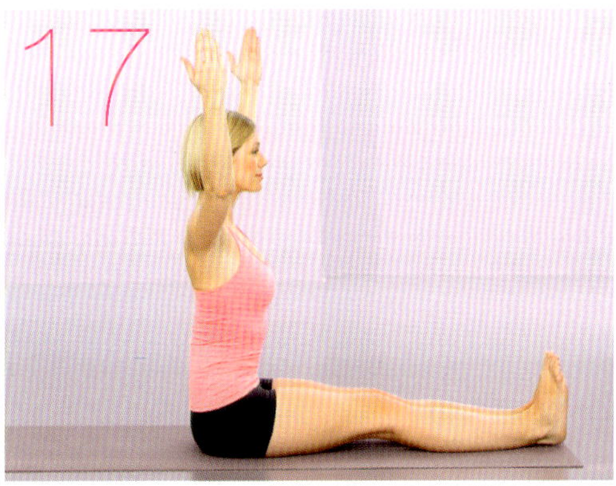

▲ « **U** » assis, page 102

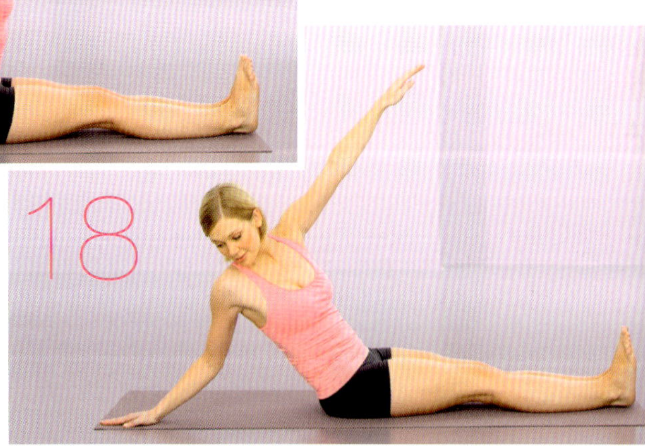

▲ « **U** » assis, page 102

Détendre le dos en un coup d'œil

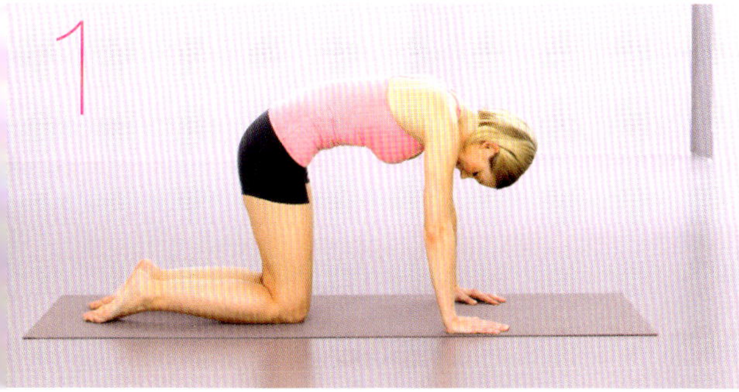

▲ **Le chat** et le chameau, page 94

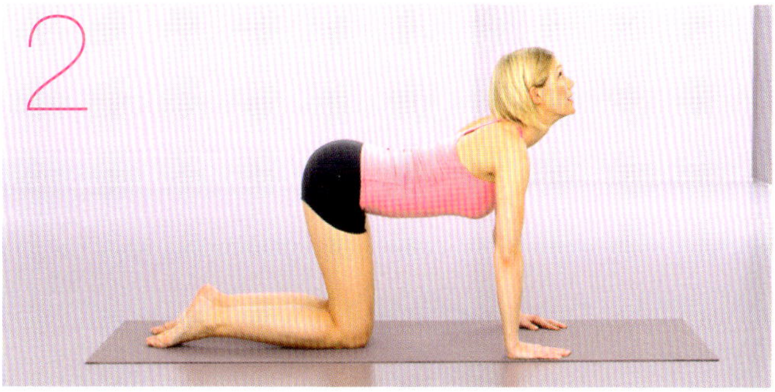

▲ **Le chat** et le chameau, page 94

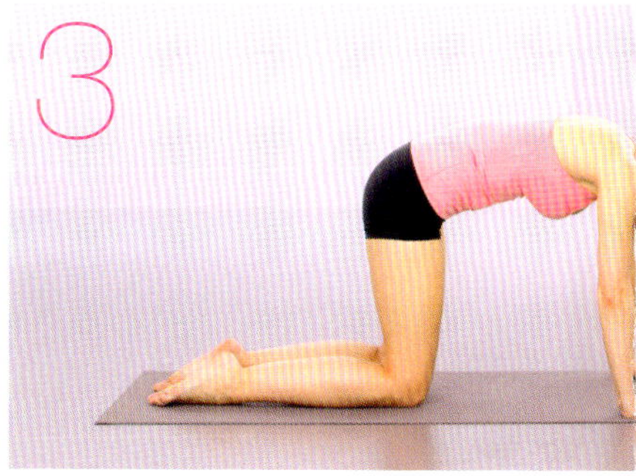

▲ **L'alligator** arrondi, page 95

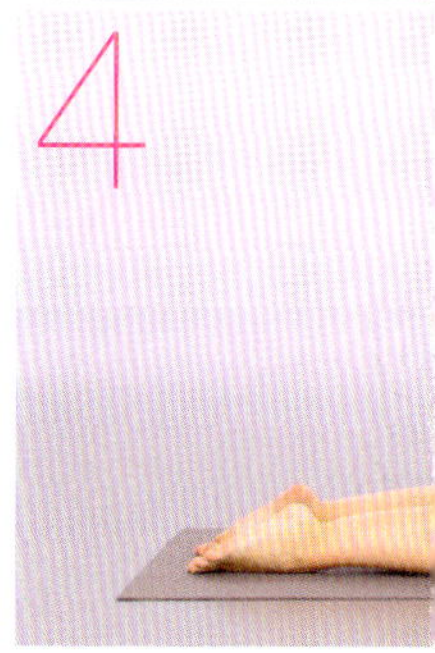

▲ **L'alligator** arrondi,

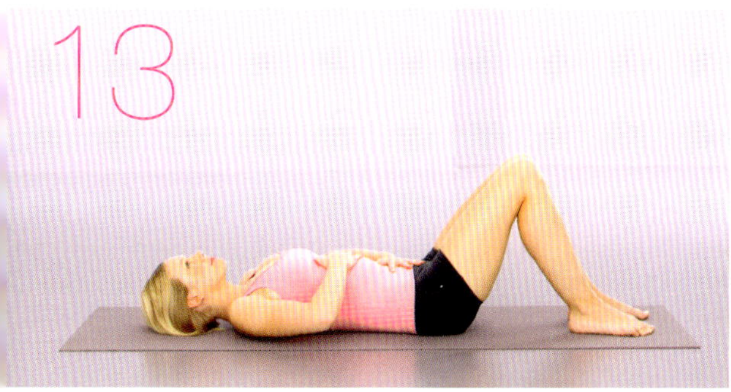

▲ **Le ballon**, page 100

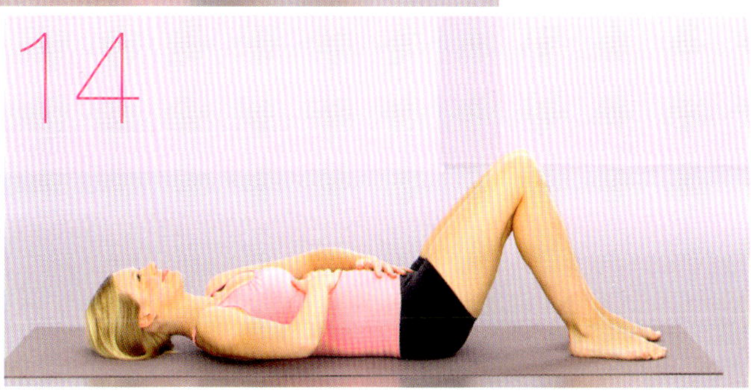

▲ **Le ballon**, page 100

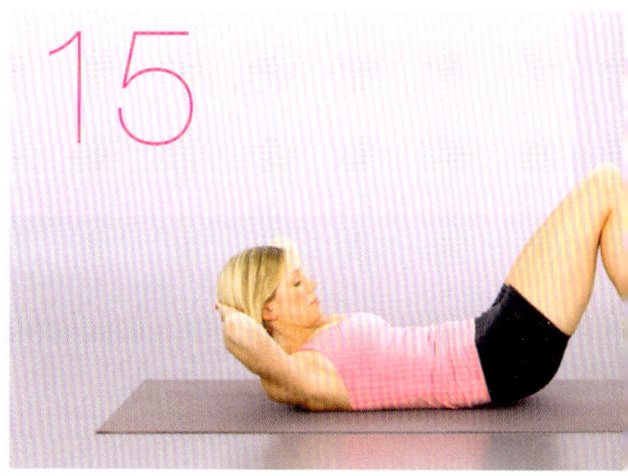

▲ **Enroulé** combiné, page 101

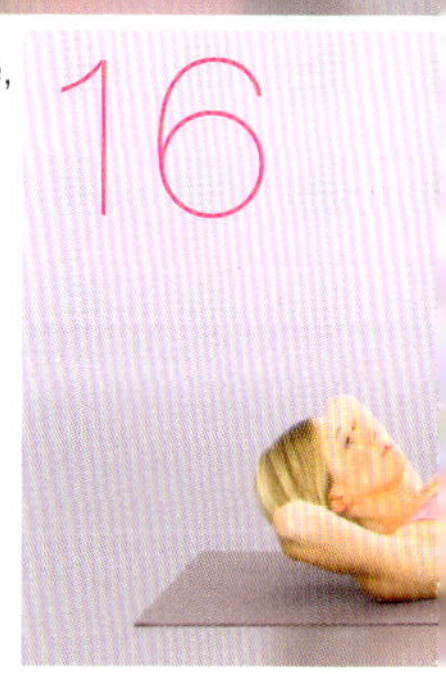

▲ **Enroulé** combiné,

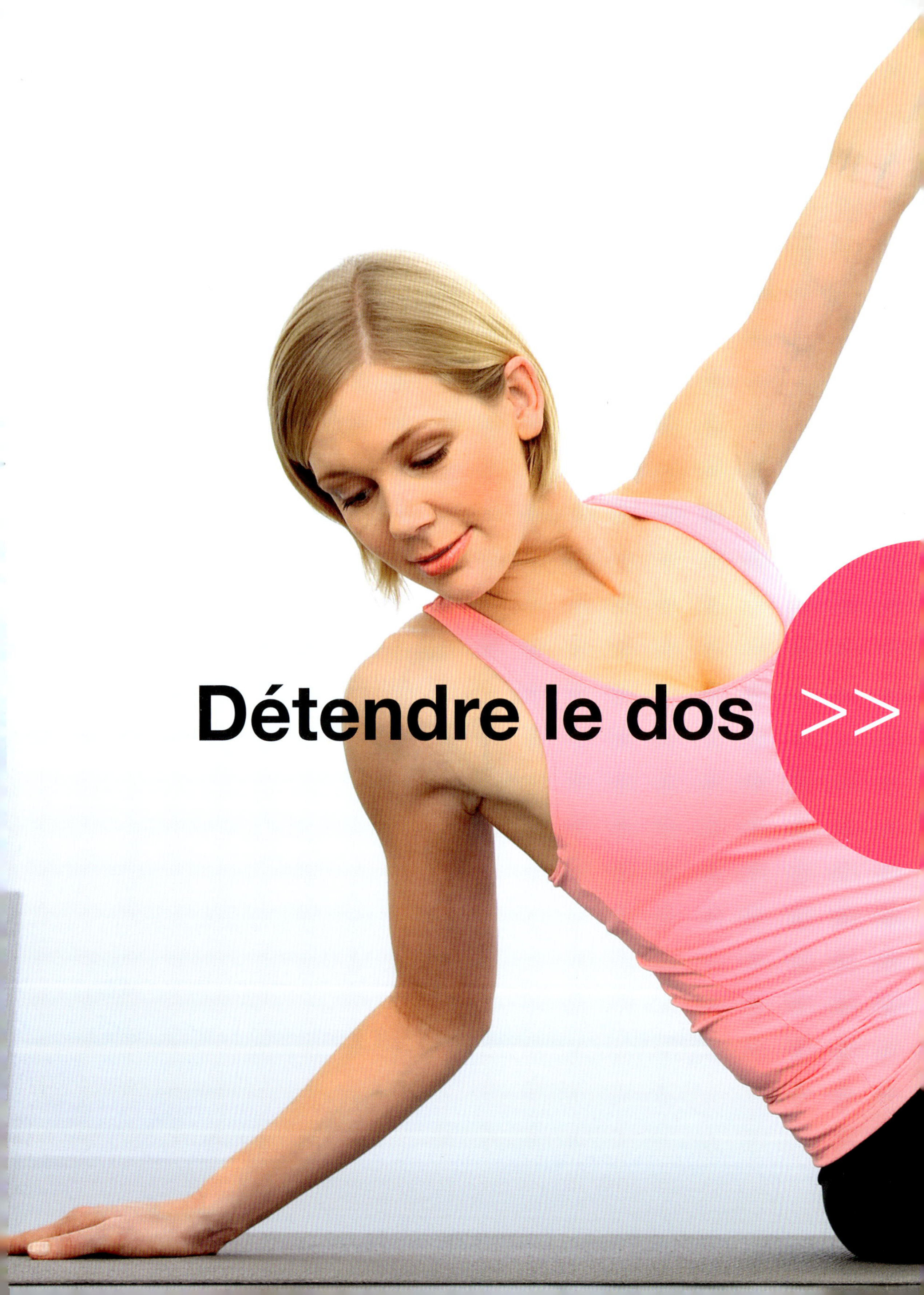

Détendre le dos

15 minutes

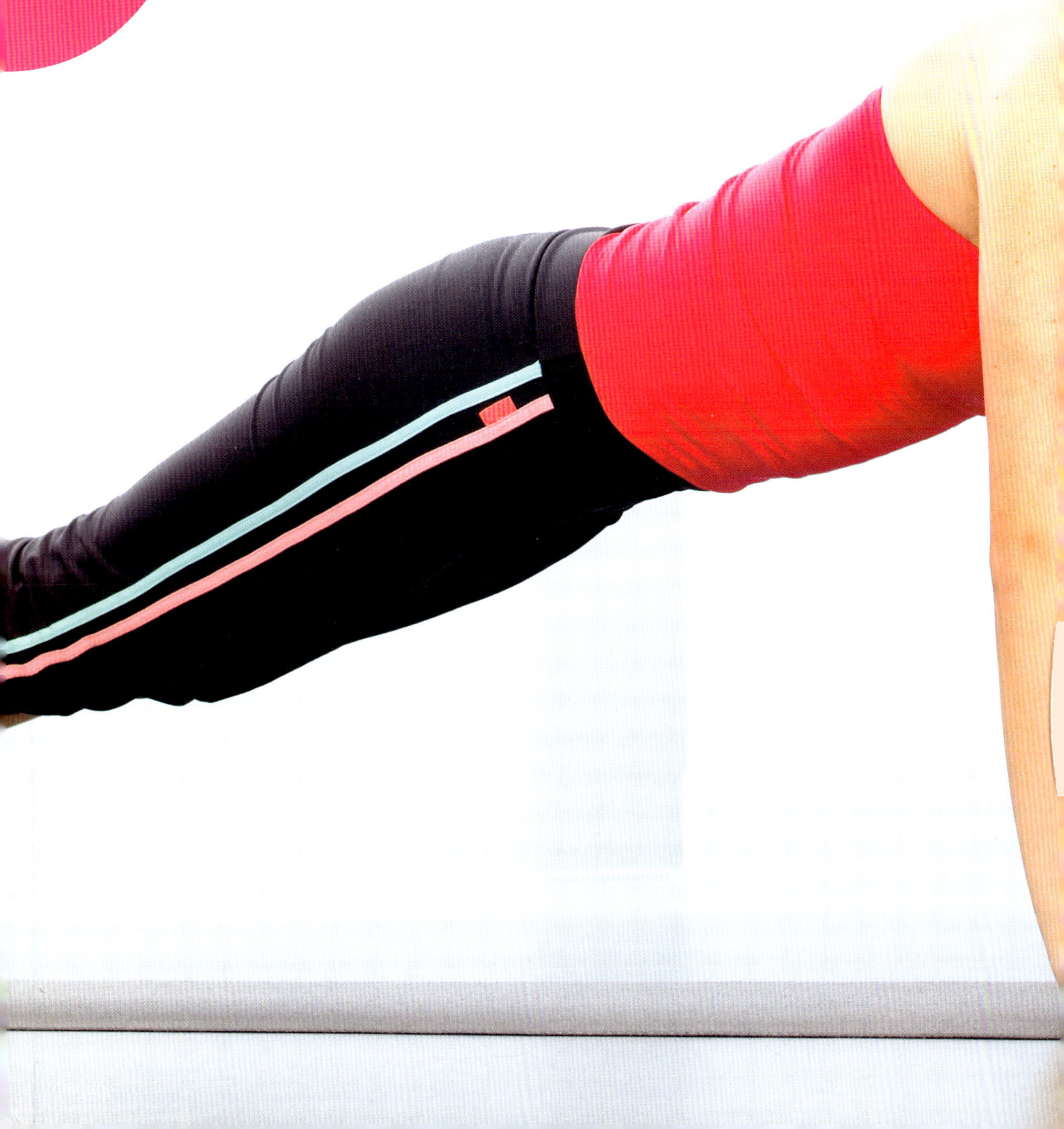

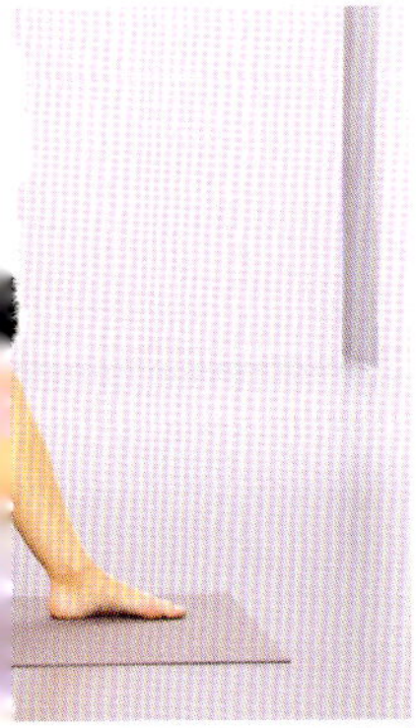

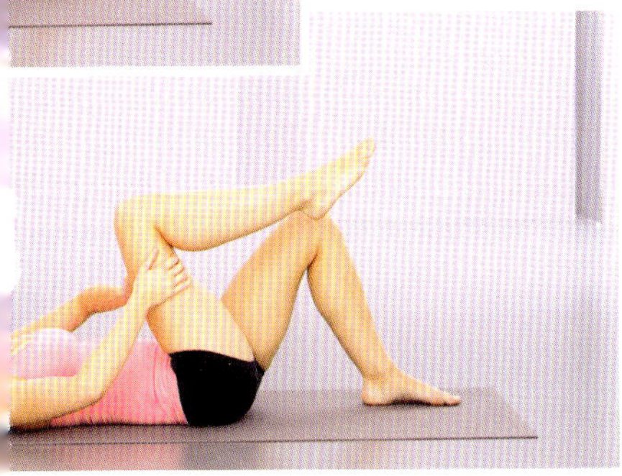

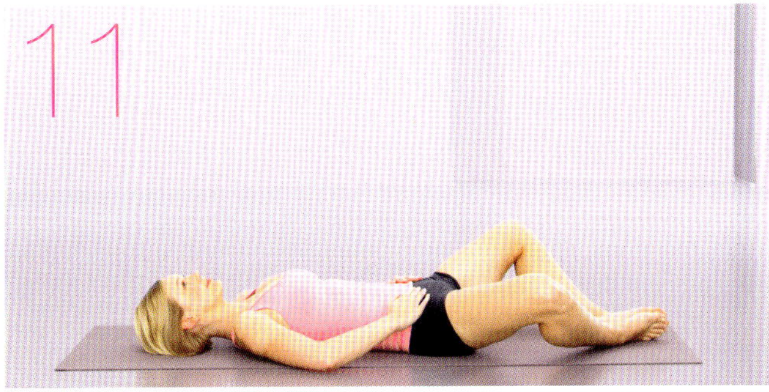

▲ **La grenouille** inversée, page 99

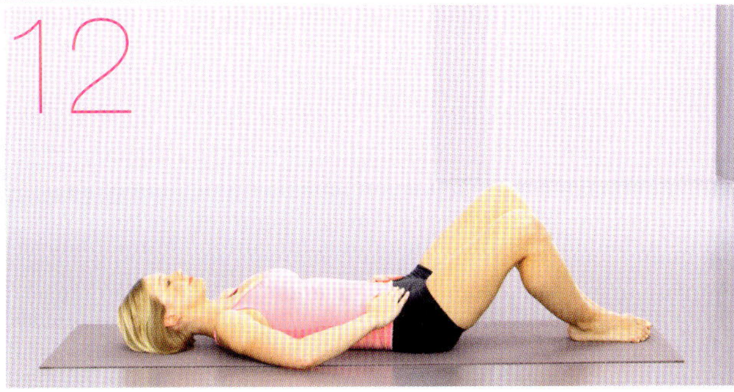

▲ **La grenouille** inversée, page 99

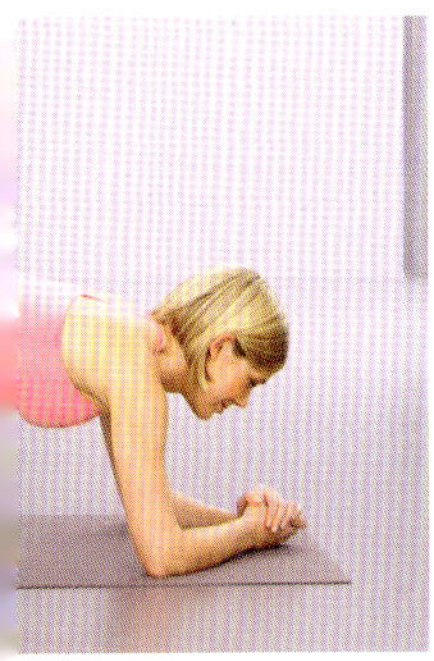

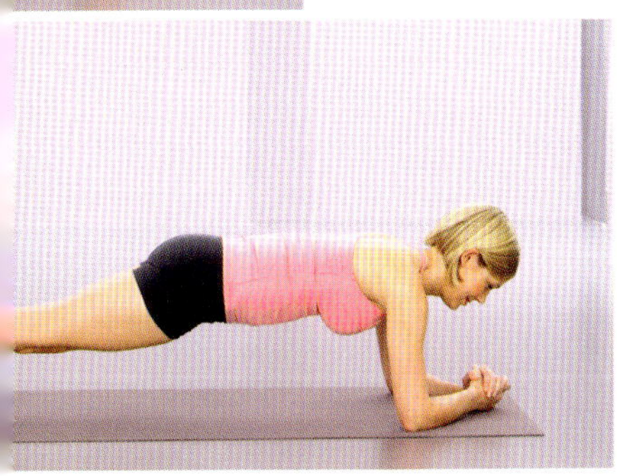

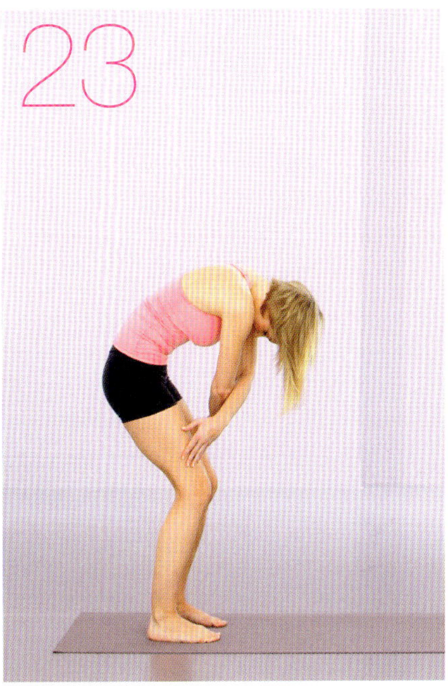

▲ **Enlever** sa chemise, page 105

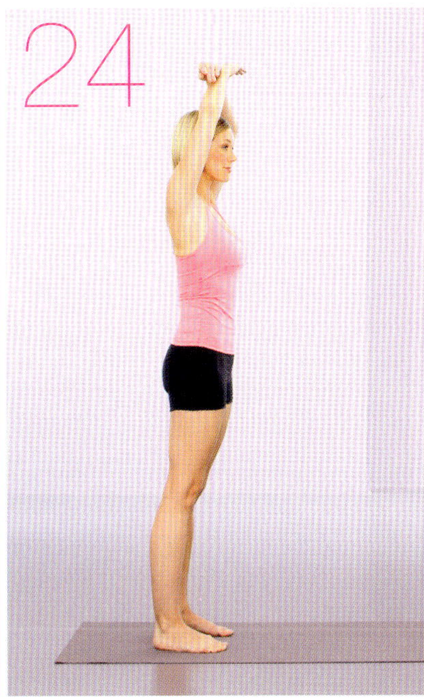

▲ **Enlever** sa chemise, page 105

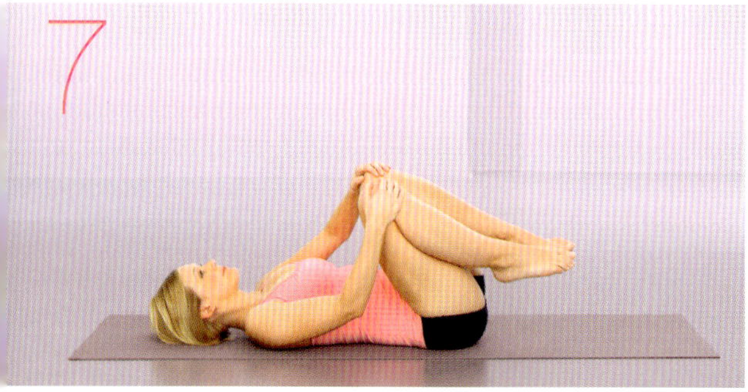

▲ **Cercles** du bassin, page 97

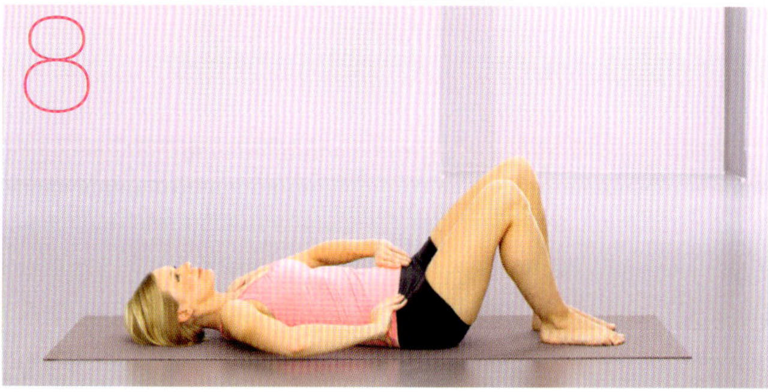

▲ **Cercles** du bassin, page 97

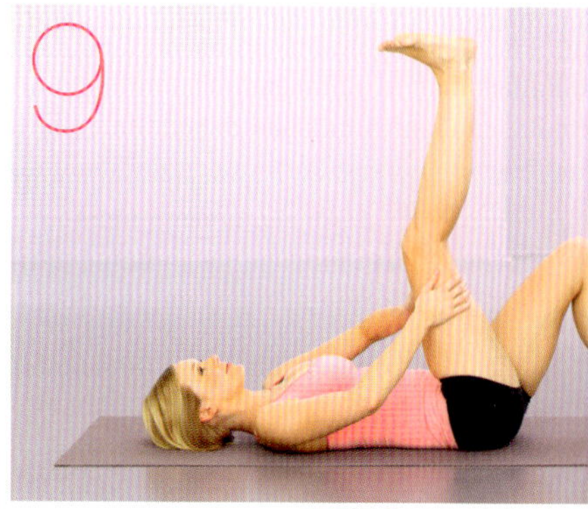

▲ **Pédalage,** page 98

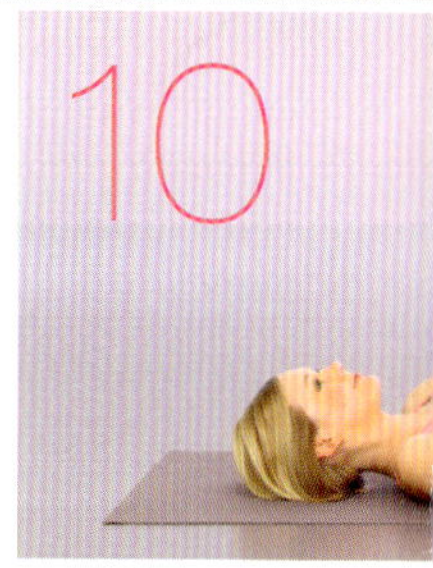

▲ **Pédalage,** page 98

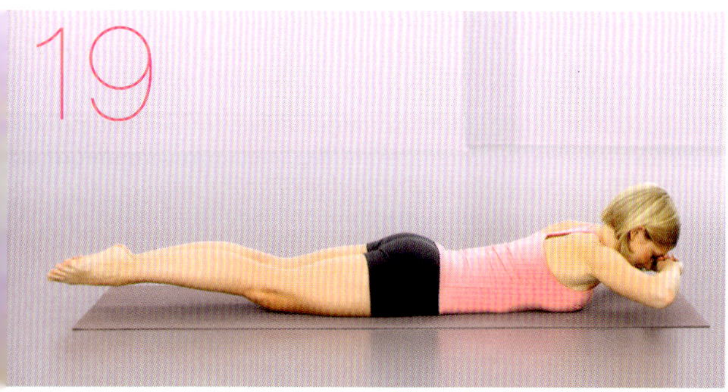

▲ **Battements** des talons, page 103

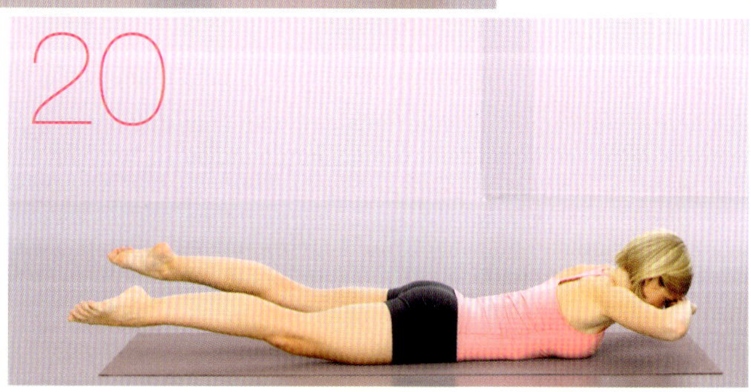

▲ **Battements** des talons, page 103

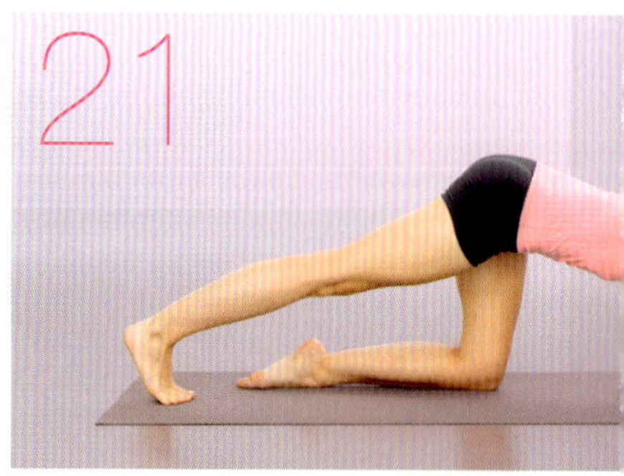

▲ **Planche** sur les avant-bras, page 104

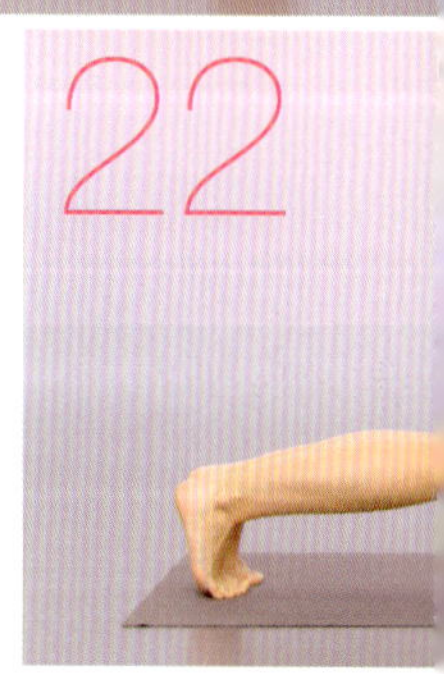

▲ **Planche** sur les avant-bras, page 104

>> Foire aux questions

On peut détendre le dos en effectuant certains mouvements. Le corps est conçu pour bouger d'innombrables façons, et afin d'équilibrer l'organisme il est recommandé de varier les exercices. Ce programme, destiné à détendre le dos, propose des mouvements plus doux que les autres. Ses exercices, apaisants, améliorent la mobilité, avec des mouvements fluides et gracieux.

>> En quoi les **Roulades de bébé** peuvent-elles être bénéfiques pour le dos ?

Elles développent la mobilité de toute la colonne vertébrale. Un corps souple est capable de bouger dans tous les sens. Quand on roule d'un côté sur l'autre, avec la tête qui revient en dernier, toute la colonne vertébrale tourne, ce qui permet donc de la délier entièrement. Je fais moi-même cet exercice tous les jours afin de maintenir mon dos en bonne santé.

>> À quoi servent les **Cercles du bassin** ?

À plusieurs choses : ils étirent d'abord toute la région de la taille, surtout dans le dos ; ils agissent sur les tissus résistants situés entre les côtes et le bassin, qui sont souvent déséquilibrés, une partie devenant trop courte et l'autre, trop longue ; et ils tonifient les abdominaux en profondeur.

>> En quoi le **Pédalage** améliore-t-il le dos ?

Il étire le nerf sciatique – ce gros nerf qui part des lombaires et descend derrière la jambe. Si le bassin est dégagé, tout le dos s'en trouve soulagé. Les nerfs s'étirent différemment des muscles. Parfois, les raideurs de la jambe ne sont pas dues à des contractures musculaires, mais à une contracture du nerf sciatique. Le Pédalage soulage aussi les tensions du dos et il « lubrifie » les articulations des genoux, qui fonctionnent alors mieux.

>> À quoi sert **Le ballon** ?

Bien qu'il s'agisse d'un exercice pour le torse, Le ballon sollicite également les abdominaux et le diaphragme. Le diaphragme divise le torse en deux cavités : thoracique et abdominale. Le ballon étire ces deux régions de l'intérieur vers l'extérieur, comme si l'on appuyait sur le côté d'un ballon, faisant alors gonfler l'autre côté.

>> En quoi le **« U » assis** est-il bon pour le dos ?

Il le fait travailler en déplaçant le centre de gravité habituel. Les exercices d'équilibre et ceux qui sollicitent le torse modifient notre principal point d'appui, ici, les hanches. Quand on se penche en arrière, les muscles essaient spontanément de retenir le corps, qui perd l'équilibre. Le dos possède plus de muscles que n'importe quelle autre partie du corps, et il est difficile de tous les faire travailler et de tous les tonifier. Le « U » assis en met un bon nombre en jeu.

>> L'exercice **Battements des talons** me paraît bizarre et mes jambes ne reviennent pas bien ensemble. Comment cela se fait-il ?

Beaucoup de gens ont du mal à rester à plat ventre parce qu'on est généralement assis ou debout toute la journée. Les bébés passent par une phase où ils s'allongent sur le ventre afin que leurs muscles dorsaux se développent suffisamment pour leur permettre de se tenir debout. La position à plat ventre aide aussi notre dos. Les programmes complets de renforcement du dos doivent toujours inclure des exercices sur le ventre. Battre des talons corse la difficulté parce qu'il faut faire bouger les membres ; cela permet aussi de corriger des problèmes qui risquent de survenir lors de mouvements latéraux du dos ou de mouvements sollicitant l'intérieur des cuisses.

15 minutes **Bilan**

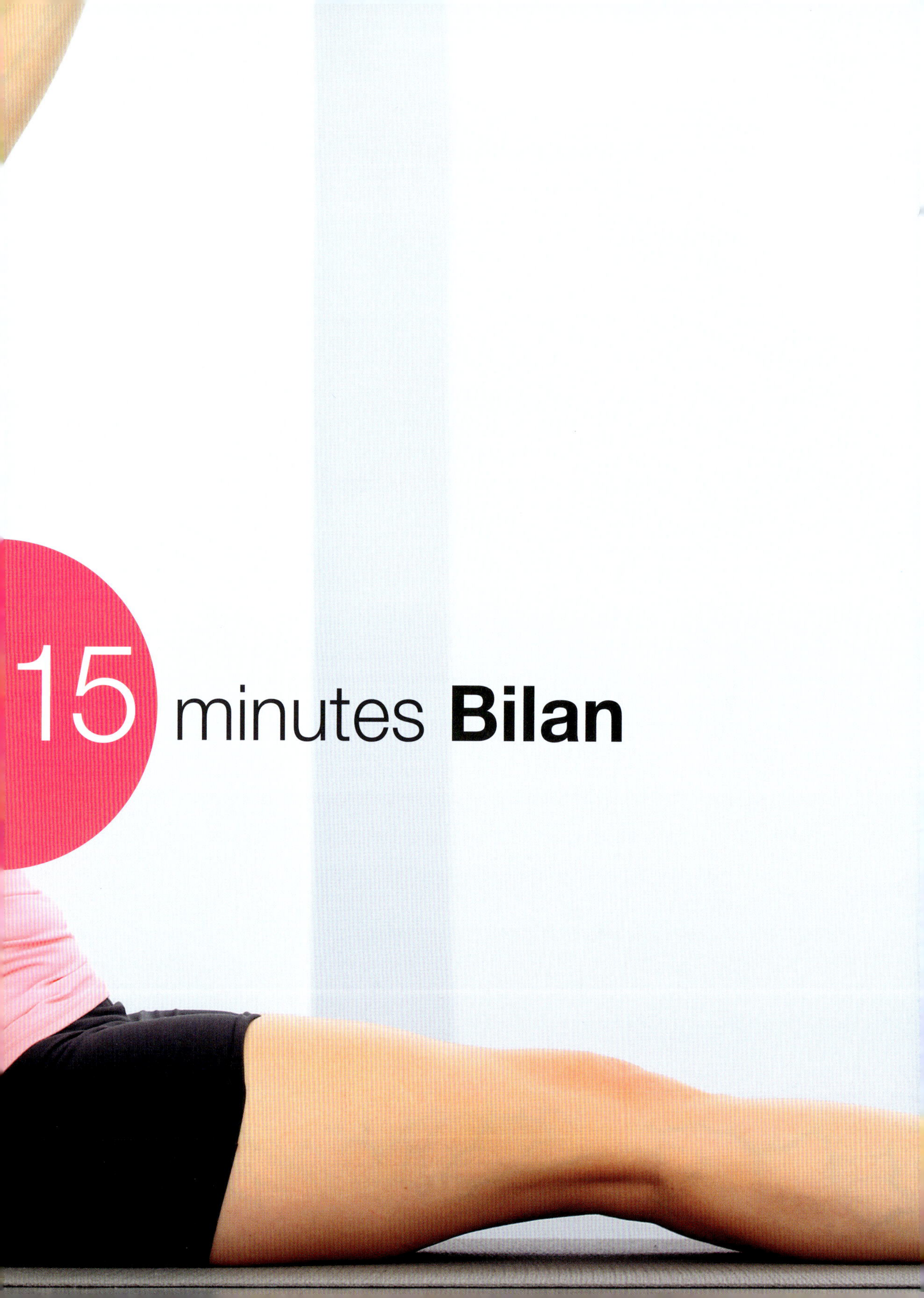

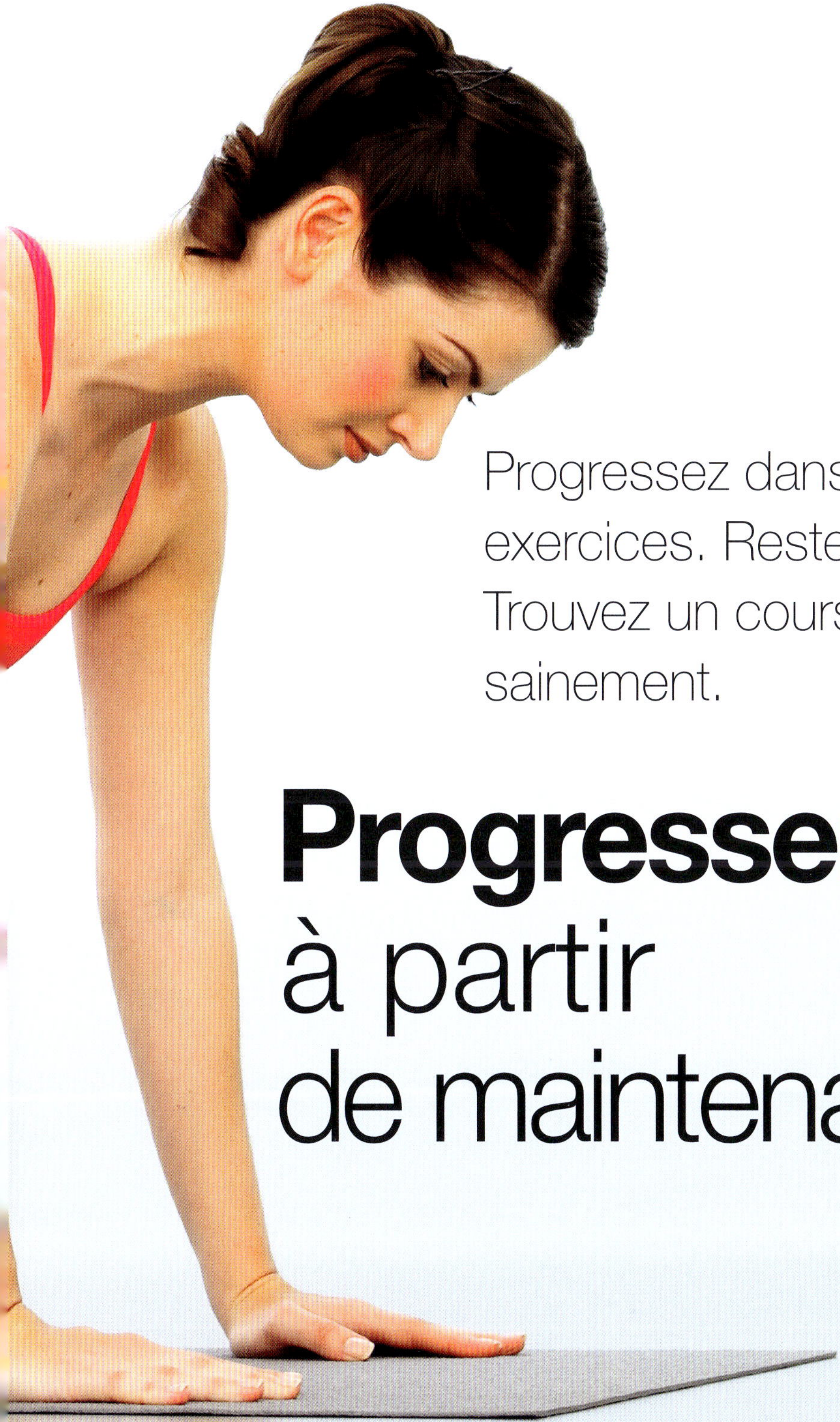

Progressez dans vos exercices. Restez motivé. Trouvez un cours. Vivez sainement.

Progresser à partir de maintenant >>

>> **Comment** progresser

Progresser nous paraît souvent difficile, mais il suffit de s'y mettre et de ne pas juger ce que l'on fait. Essayez de suivre les instructions aussi fidèlement que possible en gardant à l'esprit les images, les rythmes et les indications. Une fois que vous connaîtrez bien les exercices, vous pourrez corser votre programme.

Avant d'effectuer un exercice, familiarisez-vous avec les quatre programmes. Ils sont tous conçus de façon progressive et ils débutent en douceur. Si vous êtes complètement novice, commencez par « Détendre le dos ».

Quel que soit votre niveau, vous devriez pouvoir faire la plupart des douze exercices de chacun des programmes, surtout ceux de « Détendre le dos ». Si certains vous paraissent encore difficiles, soyez fier de ce que vous avez déjà accompli. Sauter un exercice qui vous donne trop de mal ou que votre corps se refuse à effectuer n'est pas grave.

Pour rendre éventuellement certains exercices plus faciles, pliez les genoux ou n'en faites qu'une partie. Autorisez-vous certaines variantes jusqu'à ce que vous vous sentiez capable d'exécuter les mouvements tels qu'ils sont montrés. Essayez de prévoir trois séances par semaine et attendez-vous à avoir quelques courbatures. Se sentir un peu fourbu le lendemain du jour où on a entrepris de nouveaux exercices est naturel, et cela s'accentue le jour suivant. Bientôt, cependant, votre corps aura l'habitude de faire des efforts quotidiens. Progressez ensuite en suivant les conseils ci-dessous, destinés à ceux qui ne s'entraînent qu'occasionnellement.

L'exercice occasionnel

Si vous ne faites qu'occasionnellement de l'exercice, commencez par effectuer le programme « Développer le dos » trois fois par semaine pendant quinze jours. Passez ensuite aux programmes « Revitaliser le dos », « Tonifier le dos » et « Détendre le dos » en consacrant deux semaines à chacun. Vous habituerez alors votre corps à effectuer différents mouvements et à supporter diverses tensions venant de directions différentes. Et lorsque vous aurez terminé le programme de deux mois, attendez-vous à des compliments sur votre silhouette. Même si vous ne pouvez vous entraîner qu'occasionnellement, ne perdez pas confiance et persévérez. Quand vous verrez votre dos s'assouplir et se fortifier, et votre posture s'améliorer, vous deviendrez accro !

>> **Conseils pour** faire des progrès

- **Les débutants** et les personnes convalescentes doivent commencer par effectuer « Détendre le dos » trois fois par semaine.
- **Les personnes qui ne font qu'occasionnellement de l'exercice** doivent commencer par effectuer « Développer le dos » trois fois par semaine pendant quinze jours, puis passer aux autres programmes en un cycle de six semaines.
- **Ceux qui font régulièrement de l'exercice** peuvent choisir les programmes au hasard, en commençant toutefois par « Développer le dos ».
- **Pour passer à une séance d'une heure,** faites d'abord « détendre votre dos » puis, ajoutez les autres programmes.

L'exercice régulier

Si vous faites régulièrement de l'exercice, choisissez les programmes au hasard. Je recommande néanmoins de commencer par « Développer le dos ». Effectuer un programme une fois par jour vous donnera de formidables résultats. Vous pouvez sans danger faire tous ces exercices trois jours de suite.

Effectuer deux programmes au lieu d'un est un excellent moyen de progresser rapidement. Essayez de combiner « Développer le dos » et « Détendre le dos » trois fois par semaine pendant quinze jours, puis combinez les programmes « Revitaliser le dos » et « Tonifier le dos » avec « Détendre le dos » – dans cet ordre – pendant un mois de plus.

Une séance d'une heure

Petit à petit, vous pourrez passer à quatre programmes d'affilée, à faire en une heure. Utilisez la stratégie de l'exercice régulier mentionnée ci-dessus, puis passez progressivement à deux ou trois programmes, jusqu'à ce que vous parveniez à les effectuer tous les quatre en une fois. Prévoyez cependant des périodes de récupération, avec deux jours consécutifs de repos toutes les deux semaines.

Les problèmes de dos

Si vous venez d'avoir des problèmes de dos ou une grave maladie, consultez votre médecin avant de faire les exercices. Le mieux sera de commencer par « Détendre le dos ». Débutez par plusieurs répétitions de Le chat et le chameau, de L'alligator arrondi et des Cercles du bassin, puis passez peu à peu au programme complet. Même si vous aviez un niveau avancé avant votre maladie, allez-y lentement, en choisissant les exercices qui vous paraissent les plus faciles. Si vous ne parvenez pas à en terminer certains, essayez d'imaginer avec autant de détails que possible que vous faites des exercices. Les recherches ont montré que l'activité cérébrale peut avoir des répercussions sur le plan physique.

Si vous souffrez du dos, faites quelques répétitions de Le chat et le chameau. Cet exercice, doux et sans danger, vous habituera à faire travailler votre dos.

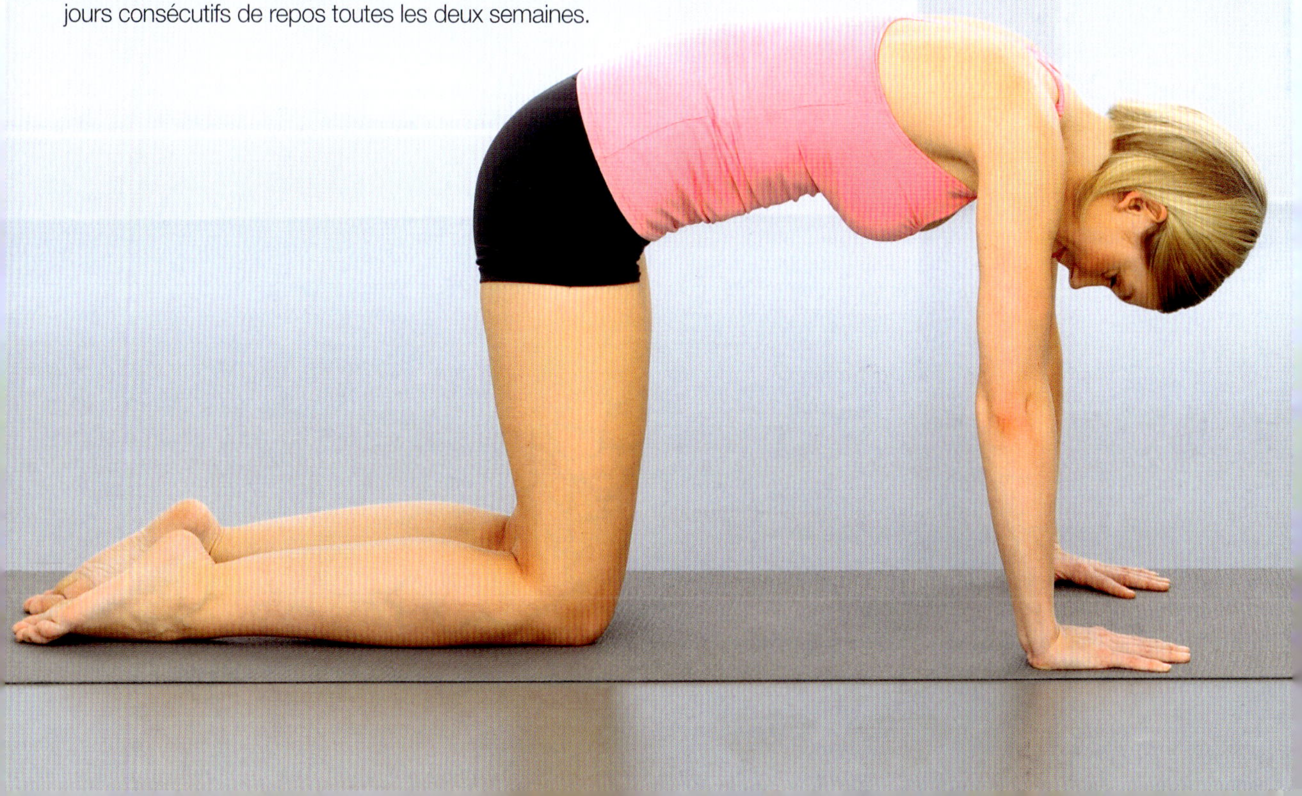

>> Rester motivé

Tout le monde sait que pour atteindre ses objectifs il est indispensable de persévérer. Pendant environ trois ou quatre semaines, faites des efforts pour vous entraîner. Après cela, vous vous y mettrez sans doute automatiquement, et cela finira à coup sûr par engendrer des changements dans votre mode de vie.

Au début, comptez trois semaines pour vous familiariser avec les programmes : cela en vaudra la peine. Les exercices vous seront encore plus profitables si vous effectuez un programme au moins trois jours par semaine. Si vous le souhaitez, vous pouvez toutefois faire les quatre programmes de ce livre chaque jour, ou même plusieurs fois par jour. Pour entretenir mon dos, j'effectue moi-même de nombreux exercices environ cinq jours par semaine.

Après les trois premières semaines

Après les trois premières semaines, vous rencontrerez peut-être des résistances. C'est là qu'introduire de la variété devient important. Un programme complet de fitness inclut des exercices cardio-vasculaires tels que la marche, le vélo et la natation, excellents pour le cœur et les poumons. En alternant les programmes de cet ouvrage avec ce genre d'activités, vous serez en pleine forme.

Un autre moyen de bien avancer est de se fixer des repères en chemin. Cela peut consister à effectuer un programme quatre fois par semaine pendant les trois premières semaines, ou à réaliser qu'être assis devant votre ordinateur est soudain devenu plus facile. Mes patients tiennent souvent un journal de leurs séances de gymnastique afin d'en noter la fréquence et de voir ce qu'ils ont accompli.

Vous ne perdrez en aucun cas à vous exercer : prendre régulièrement soin de soi ne peut qu'avoir des résultats positifs. Au début, certains mouvements risqueront de vous paraître étranges ou difficiles ; peut-être même n'arriverez-vous pas à faire un ou plusieurs des exercices.

N'abandonnez surtout pas. Visualisez votre corps en pleine forme, et servez-vous des photos et du DVD pour essayer de faire les exercices le mieux possible.

Certains jours, vous vous sentirez mieux que d'autres. Si vous persévérez, vous vous rendrez souvent compte que, même les jours où vous n'êtes pas en grande forme, vous aurez plus de tonus après une séance d'entraînement. Une fois que l'exercice physique fera pleinement partie de votre vie, vous ne pourrez plus vous en passer.

>> Conseils pour rester motivé

- **Donnez-vous trois semaines** pour vous familiariser avec les exercices.
- **Introduisez un peu de variété** en alternant les programmes avec d'autres formes d'exercice faciles à intégrer à votre emploi du temps telles que la marche ou le vélo.
- **Fixez-vous des objectifs pour mesurer vos progrès :** effectuer un programme quatre soirs par semaine pendant les trois premières semaines, par exemple.
- **Tenez un journal de vos séances,** où vous noterez avec quelle fréquence vous vous entraînez, ainsi que les objectifs que vous souhaitez atteindre chaque semaine.

Efforcez-vous si possible d'effectuer votre séance chaque jour à la même heure. Chaque fois, vous éprouverez un sentiment de satisfaction.

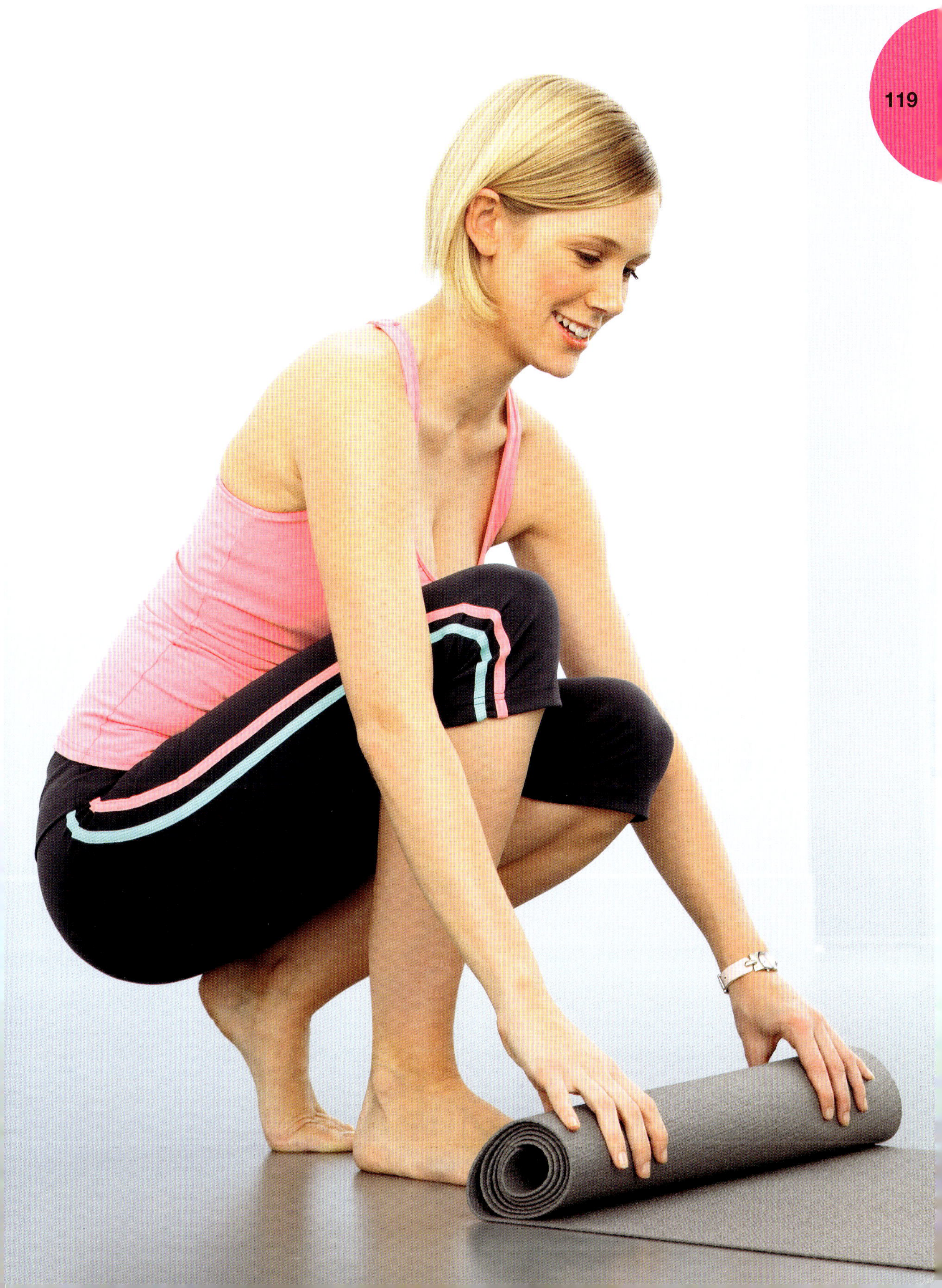

>> **Trouver** un professeur

Félicitations ! Vous voilà pratiquement au bout du programme. Maintenant, vous aurez peut-être envie de savoir comment trouver des cours collectifs ou des professeurs particuliers, qui vous aideront à progresser et qui vous prépareront des objectifs personnels.

Pour trouver un bon professeur, il faut avant tout garder les yeux ouverts. Grâce à cet ouvrage, vous vous êtes familiarisé avec l'exercice physique, ce qui vous permettra de comparer divers cours et la façon dont leurs exercices sont présentés. Ne vous laissez pas seulement attirer par le charisme d'un professeur sympathique et plein de tonus. Décidez avant tout si vous préférez un cours de stretching, un cours plus dynamique, un cours divertissant du genre hip-hop ou street dance, ou un cours plus intériorisé, intégrant le physique et le mental, tel que du yoga.

Le contenu est essentiel, pourtant beaucoup de gens choisissent leurs cours de gymnastique uniquement en fonction de leur intitulé, sans réellement chercher à en savoir plus. Rien ne vaut d'assister à un cours. Voyez si le professeur observe ses élèves ou s'il est simplement amoureux de son image dans la glace. Vérifiez aussi s'il n'est pas trop exigeant, ce qui risquerait de vous causer des problèmes physiques, ou, au contraire, s'il n'est pas trop laxiste, ce qui vous ferait perdre votre temps et votre argent.

Vérifiez les qualifications du professeur

Renseignez-vous sur les qualifications du professeur (certificats, diplômes, etc.). Généralement, aujourd'hui, les professeurs d'éducation physique ont reçu une formation qui inclut des notions de kinésithérapie et des mécanismes corporels de base. Assurez-vous bien que votre professeur ou votre coach possède les compétences nécessaires. Si un instructeur déclare être autodidacte et n'avoir pas besoin de formation professionnelle, fuyez, c'est un charlatan !
Si vous avez des problèmes de dos particuliers, parlez-en à votre professeur avant de suivre son cours. S'il hésite à vous y admettre ou s'il vous prévient que son cours n'est pas pour vous, écoutez-le. Généralement, un professeur sait ce qui vous convient le mieux en fonction de votre physique et de votre forme ou d'éventuels besoins de rééducation.

Suivre un cours avec un ami peut aider au début, mais si, pour une raison quelconque, le cours ne correspond pas à ce dont vous avez besoin, vous

>> **Conseils pour** trouver un professeur

- **Choisissez un cours** en y assistant, et non pas en fonction de son intitulé.
- **Notez si le professeur** observe ses élèves et s'il y a de l'interaction entre eux et lui.
- **Méfiez-vous des professeurs charismatiques** dont l'enseignement repose sur leur personnalité plutôt que sur les exercices et qui ne se soucient guère de la santé de leurs élèves.
- **Suivez régulièrement les cours.** Un professeur sera plus enclin à faire attention à vous et à vous guider s'il vous voit souvent.

régresserez. Si vous décidez de suivre un certain cours parce qu'un ami vous y conduit en voiture, mais que, bien que le contenu du cours vous satisfasse, le courant ne passe pas avec le professeur, ne renoncez cependant pas pour autant. Décidez de ce dont vous avez besoin et essayez de négocier un peu. Expliquez-vous sans agressivité avec votre professeur. Cela vous sera utile et l'aidera lui aussi.

Une fois que vous avez commencé un cours, consacrez-y du temps, car ce n'est qu'au bout d'un moment que vous verrez s'il vous convient. Il faut parfois passer par dix professeurs avant de découvrir le bon. Toutefois, si le professeur vous manque de respect ou s'il ne vous encourage pas, changez de cours, même si le groupe vous plaît. Bien sûr, la dynamique d'un cours varie d'une fois à l'autre, mais vous devriez toujours sortir de la salle en vous disant : « Je sens que je fais des progrès sur tous les plans ! »

L'une des meilleures façons d'avancer rapidement est de prendre des cours particuliers avec votre professeur, même s'il ne s'agit que de quelques leçons. Cela vous aidera à comprendre à quelle vitesse vous progressez, et à démystifier encore plus le langage et les concepts que vous rencontrerez en cours de route.

Trouver le cours et le professeur qui vous permettent d'atteindre vos objectifs peut prendre du temps et demander des d'efforts. Mentionner ce que vous attendez d'un cours la première fois que vous y allez ne garantit pas pour autant que celui-ci réponde à votre attente : souvenez-vous que tout le monde a besoin de quelque chose de différent. Toutefois, découvrir un cours et un professeur faits pour vous vous procurera un sentiment de satisfaction. Vous travaillerez dans une atmosphère de convivialité et progresserez au-delà de ce que vous aviez imaginé.

Trouver le bon professeur requiert de l'énergie. Demandez des références à vos amis et soyez patient pendant que vous examinez différentes possibilités. Un professeur compétent vous aidera à atteindre vos objectifs personnels.

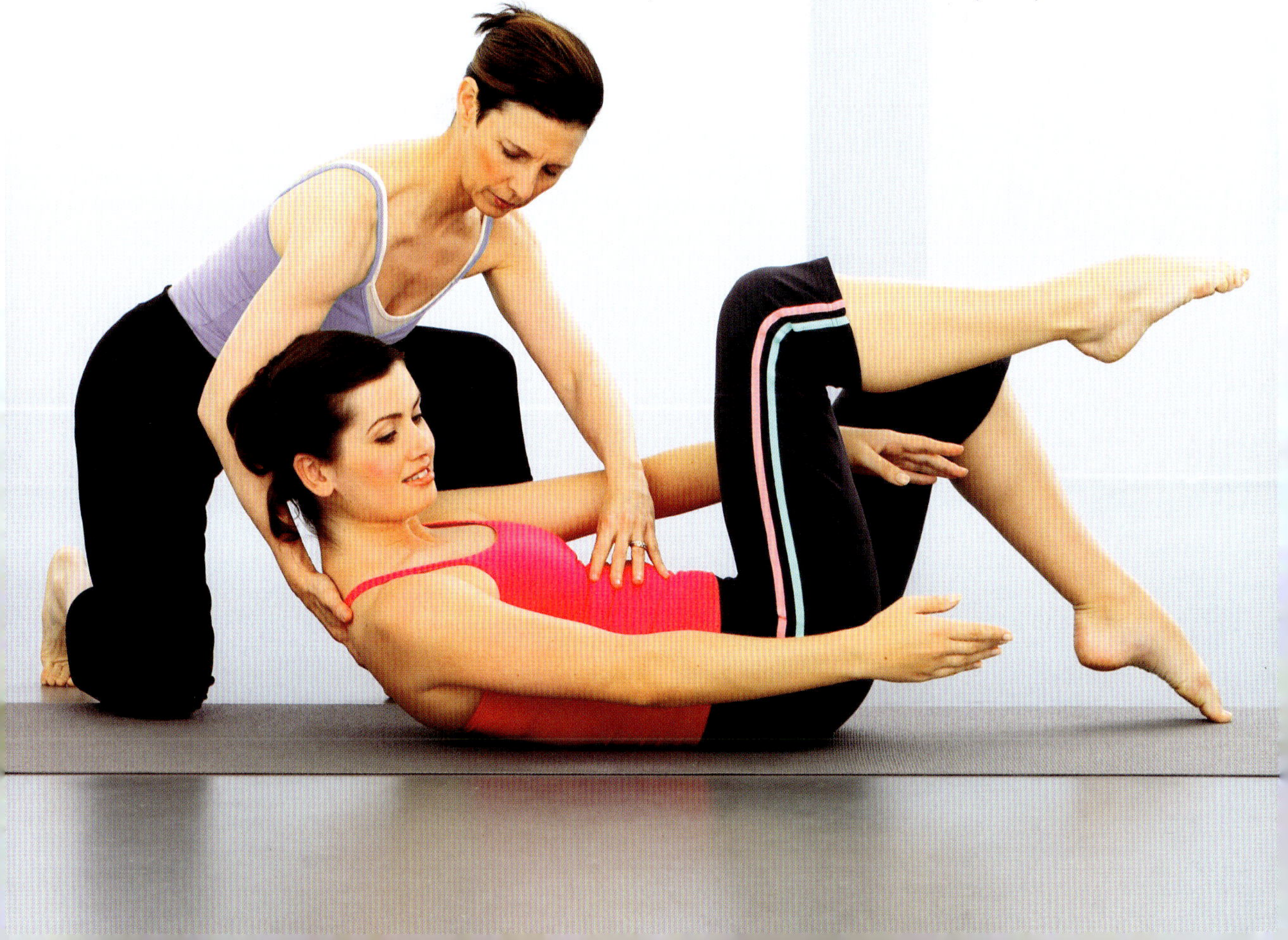

>> **Vivre** sainement

Une fois que vous commencerez à sentir les bienfaits des exercices, vous vous intéresserez certainement à votre corps en général. Outre l'exercice physique, prendre soin de soi inclut bien se nourrir, se reposer et se régénérer. Lorsqu'un bon équilibre est respecté, tout va mieux tant sur le plan physique que moral !

« Reposez-vous, digérez et guérissez » est l'un de mes mantras préférés. Tout le monde a besoin de se reposer, de bien s'alimenter et de se régénérer, qu'il s'agisse des athlètes et des travailleurs manuels les plus actifs, ou des employés de bureau les plus occupés et stressés. Invariablement, les périodes d'activité et de stimulation doivent alterner avec des périodes de détente et de récupération. Bien manger, en quantités appropriées, et dormir à des heures régulières aide aussi considérablement à garder la forme et le moral.

Nous vivons à une époque merveilleuse où, dans les pays développés, la nourriture abonde. Jeunes et moins jeunes ont aujourd'hui accès à toutes sortes d'informations sur les nutriments, sur le métabolisme et sur les produits qui sont sains. Consommer des aliments frais et antioxydants et vérifier la teneur en sucre de nos fruits et légumes, ainsi que les quantités d'eau que nous absorbons chaque jour contribue à la santé de notre dos. Bien nous nourrir nous aide à garder un poids correct en fonction de notre taille, ce qui est essentiel pour ne pas trop fatiguer le dos. L'excès de poids, dans le ventre notamment, fatigue inutilement et dangereusement la colonne vertébrale.

>> **Conseils pour** vivre sainement

- **Consommez chaque jour** cinq portions de fruits et de légumes.
- **Pour garder la forme et avoir un dos sain**, mangez des aliments riches en protéines.
- **Limitez votre consommation** d'alcool, de sucres rapides et de graisses.
- **Buvez au moins** six verres d'eau par jour.
- **Ajustez vos quantités d'hydrates de carbone** en fonction de votre niveau d'activité.
- **Alternez des périodes d'activité avec des périodes de repos,** même si ces dernières ne peuvent être que brèves.

Souvenez-vous de la règle des 80/20 : si vous vous alimentez bien et si vous vous reposez bien 80 % du temps, vous pouvez manger ce que vous voulez les autres 20 %.

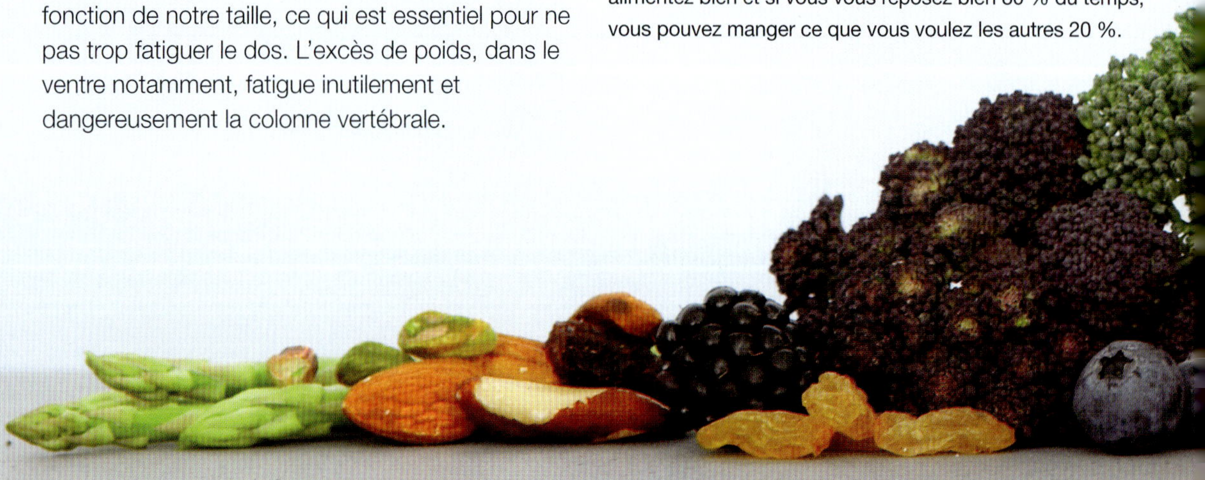

Données essentielles sur la nutrition

Notre organisme a besoin des nutriments de base que sont les hydrates de carbone, les lipides et les protéines. Il est également indispensable pour tous les êtres vivants de s'hydrater.

Les hydrates de carbone se trouvent dans les légumes, les fruits et les féculents (pain, pommes de terre, pâtes) ; ils fournissent tous de l'énergie et des vitamines. Les bons lipides, tels que les graisses mono-insaturées et les oméga 3, sont nécessaires pour les hormones – messagers chimiques qui régulent notamment la reproduction, le métabolisme et les fonctions osseuses – et pour la peau, qui constitue notre premier système de défense immunitaire.

Viennent enfin les protéines – éléments constitutifs des systèmes ligamenteux et musculaire qui maintiennent les articulations. Pour avoir un dos sain – le dos possède à lui seul plus de cinquante articulations –, il faut consommer suffisamment de protéines. Veillez donc à absorber assez de protéines pour pouvoir régénérer votre colonne vertébrale, qui est un organisme vivant. Les aliments riches en protéines sont les noix, les viandes maigres, les poissons, les crustacés, les céréales complètes et les légumineuses telles que les pois et les haricots.

Le sommeil

Souvent, avec la vie moderne, nous manquons de sommeil. Pour certains d'entre nous, nouveaux parents, étudiants, employés ayant de longs trajets pour aller au travail ou fanas de télévision, dormir régulièrement pendant 6 ou 8 heures peut se révéler difficile. Le quatrième stade du sommeil est le plus important : c'est là que nos tissus se régénèrent après les chocs et l'usure du quotidien, et c'est lui qui nous permet d'affronter les difficultés. Le dos est particulièrement sensible au stress, à la fatigue et à la position debout ou assise pendant de longues périodes. Bien se reposer, en position horizontale, diminue l'emprise de la gravité sur les articulations et permet d'être plus fort émotionnellement.

Trop d'activité physique et de stimulation est également néfaste. L'excès d'activité physique empêche de dormir, et le manque de sommeil provoque une augmentation spectaculaire des traumatismes. Tout le monde aime sortir de temps en temps, mais une excitation continuelle finit par épuiser. Notre corps et notre dos en particulier ne sont pas inusables : comme nous, ils ont besoin de se reposer et de se régénérer régulièrement.

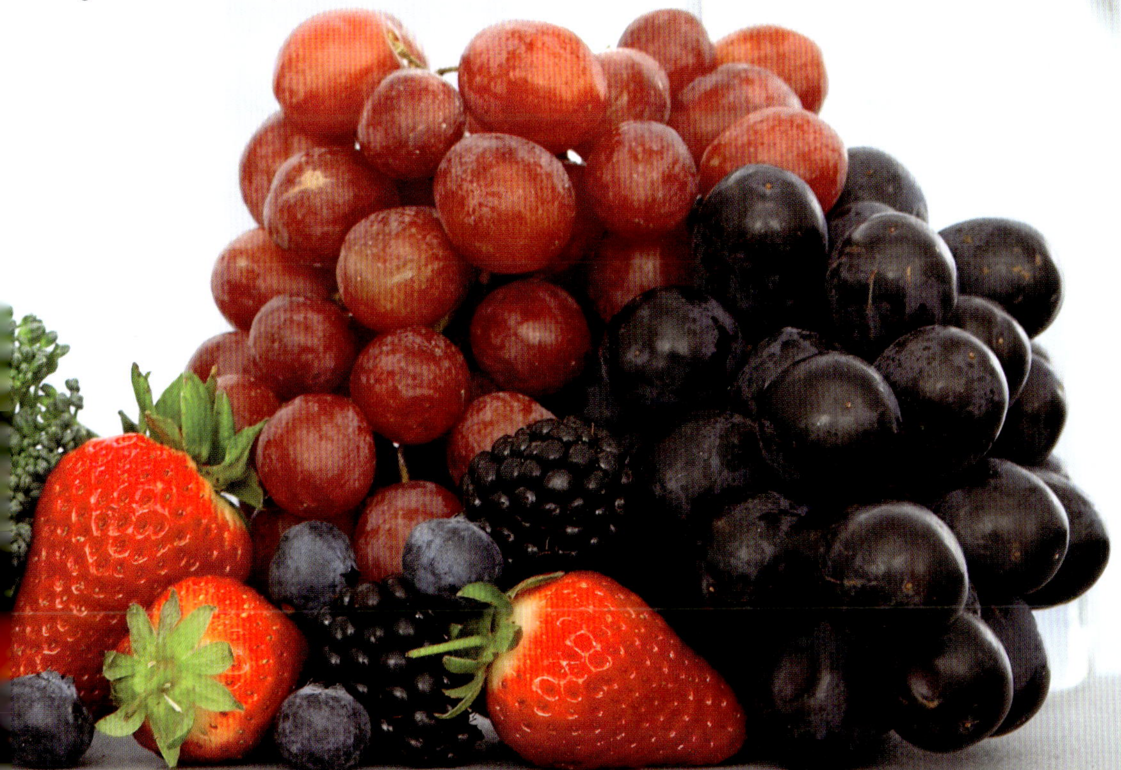

index

Remerciements

Remerciements de l'auteur

Merci aux nombreuses personnes qui ont rendu ce projet possible : Miranda Harvey et son merveilleux sens artistique, Hilary Mandleberg, si attentive à tout, Ruth Jenkinson, photographe de talent, et surtout Penny Warren et Mary-Clare Jerram, grâce à qui cet ouvrage a pu voir le jour. Ma gratitude la plus profonde aux mannequins Rhona et Sam pour leur concentration et leur endurance, et à toute l'équipe de DK, avec son sens aigu du détail. Félicitations ! Merci aussi pour les idées de questions aux membres du Smuin Ballet : Joellen Arntz, Vincent Avery, Kaleena Opdyke, et au danseur Aaron Thayer. Je tiens également à remercier Leilani Lau pour ses divertissantes images et son aide technique. Enfin, toute ma tendresse et ma gratitude à Tom Martin, mon si affectueux et patient époux.

Remerciements de l'éditeur

L'éditeur tient à remercier la photographe Ruth Jenkinson et ses assistants : James McNaught et Vic Churchill ; sweatyBetty pour les vêtements de sport prêtés ; Viv Riley de Touch Studios ; les mannequins Rhona Crewe et Sam Johannesson ; Roisin Donaghy et Victoria Barnes pour les coiffures et le maquillage ; YogaMatters pour le tapis de sol.

Suzanne Martin

Suzanne Martin est diplômée en kinésithérapie et experte certifiée de la méthode Pilates. Ancienne danseuse, elle est professeure de gymnastique agréée par l'American Council on Exercise. Elle a notamment écrit pour *Dance Magazine*, Dorling Kindersley et le *Journal of Dance Medicine and Science,* et c'est une pédagogue et conférencière réputée dans les domaines de la méthode Pilates et de la kinésithérapie. Suzanne Martin est la principale kinésithérapeute du Smuin Ballet de San Francisco et elle a un studio privé, Total Body Development, à Alameda, en Californie.
Pour plus d'informations, consultez son site Internet : www.totalbodydevelopment.com

Notes

Notes